Endocrine Diseases in Pregnancy and the Postpartum Period

妊娠及产后内分泌疾病

原著 [美] Nadia Barghouthi

[美] Jessica Perini

主审 杨慧霞

主译 樊尚荣 孙伟杰

中国科学技术出版社

·北 京·

图书在版编目（CIP）数据

妊娠及产后内分泌疾病 /（美）纳迪亚·巴尔古提（Nadia Barghouthi），（美）杰西卡·佩里尼（Jessica Perini）原著；樊尚荣，孙伟杰主译．—北京：中国科学技术出版社，2024.10

书名原文：Endocrine Diseases in Pregnancyand the Postpartum Period

ISBN 978-7-5236-0609-4

Ⅰ.①妊… Ⅱ.①纳… ②杰… ③樊… ④孙…… Ⅲ.①妇产科病－诊疗 ②内分泌病－诊疗 Ⅳ.① R71 ② R58

中国国家版本馆 CIP 数据核字（2024）第 071192 号

著作权合同登记号：01-2023-1663

策划编辑　靳　婷　延　锦
责任编辑　靳　婷
文字编辑　张　龙
装帧设计　华图文轩
责任印制　徐　飞

出　　版　中国科学技术出版社
发　　行　中国科学技术出版社有限公司
地　　址　北京市海淀区中关村南大街 16 号
邮　　编　100081
发行电话　010-62173865
传　　真　010-62179148
网　　址　http://www.cspbooks.com.cn

开　　本　889mm×1194mm　1/16
字　　数　255 千字
印　　张　9.5
版　　次　2024 年 10 月第 1 版
印　　次　2024 年 10 月第 1 次印刷
印　　刷　北京盛通印刷股份有限公司
书　　号　ISBN 978-7-5236-0609-4/R・3216
定　　价　128.00 元

版权声明

Endocrine Diseases in Pregnancyand the Postpartum Period / ISBN: 978-1-032-19835-4

译校者名单

主　审　杨慧霞　北京大学第一医院

主　译　樊尚荣　北京大学深圳医院

　　　　孙伟杰　北京大学第一医院

译校者　（以姓氏笔画为序）

　　　　冯俏丽　北京大学深圳医院

　　　　刘石萍　北京大学第一医院

　　　　刘春风　北京大学深圳医院

　　　　汪燕兰　北京大学深圳医院

　　　　张淙越　北京大学第一医院

　　　　钟世林　北京大学深圳医院

内容提要

本书引进自 CRC 出版社，由美国内分泌疾病顶级专业学科团队西弗吉尼亚大学医学系内分泌与代谢疾病科 Nadia Barghouthi 博士和 Jessica Perini 博士团队联袂编写。全书共 7 章，从临床实践经验出发，分别从妊娠和哺乳生理、糖尿病、甲状腺疾病、肾上腺疾病、垂体疾病、钙和代谢性骨疾病、特别注意事项等方面，对医学生、住院医师和其他所有医疗保健人员在工作中遇到孕妇时可能面临的主要内分泌疾病相关问题，重点介绍了妊娠及产后内分泌疾病诊断和处理的相关问题。本书内容实用、阐释简洁，适合从事妊娠及产后内分泌疾病诊断与处理的各级妇产科和内分泌科医务人员参考阅读。

主审简介

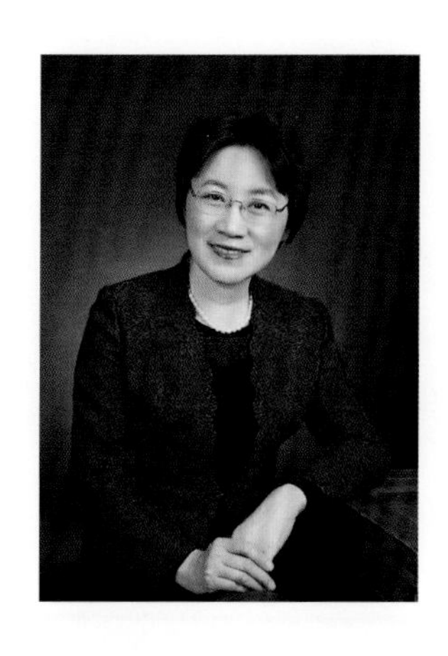

杨慧霞　北京大学第一医院妇产科教授、妇产科主任。1986年毕业于山东医科大学医疗系，1992年毕业于北京医科大学获医学博士学位。2000年5月—2002年2月在美国哈佛大学医学院 Brigham & Women 医院和路易斯安那州大学医学中心任访问学者并从事博士后研究。中华医学会围产医学分会前任主任委员，中华医学会妇产科学分会委员兼秘书，中华医学会妇产科分会全国产科学组组长，中国妇女保健协会妇女保健分会妊娠合并糖尿病专业委员会主任委员。擅长高危妊娠、围产医学、遗传咨询、优生咨询、妊娠合并症及并发症的诊断处理，尤其专长妊娠合并糖尿病等的诊治。

主译简介

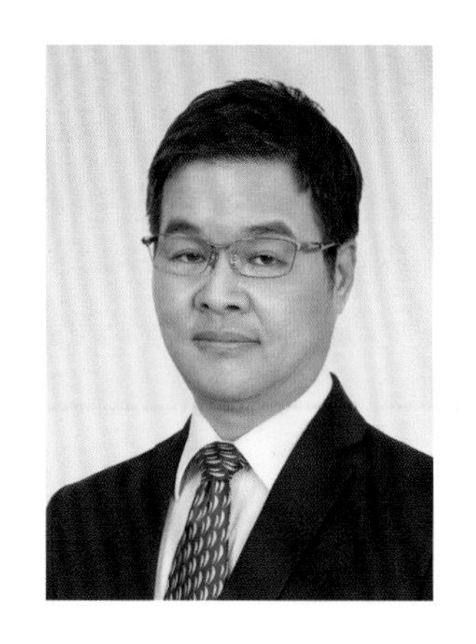

樊尚荣　北京大学深圳医院妇产科教授、主任医师、产科主任、博士研究生导师。中华医学会妇产科学分会产科学组委员，中华医学会围产医学分会新生儿复苏学组委员，中国医师协会妇产科分会母胎医学专委会委员，广东省医师协会母胎医学专委会副主任委员，深圳医学会围产医学分会副主任委员，深圳医学会妇产科分会副主任委员。擅长围产医学和妇产科感染性疾病的诊断和治疗。负责或参加完成了世界卫生组织合作课题、国家科技攻关课题、国家自然科学基金和省市级科研课题30项。任《中华产科急救电子杂志》副主编、《中华围产医学杂志》编委。发表学术文章300余篇，其中SCI收录50篇。

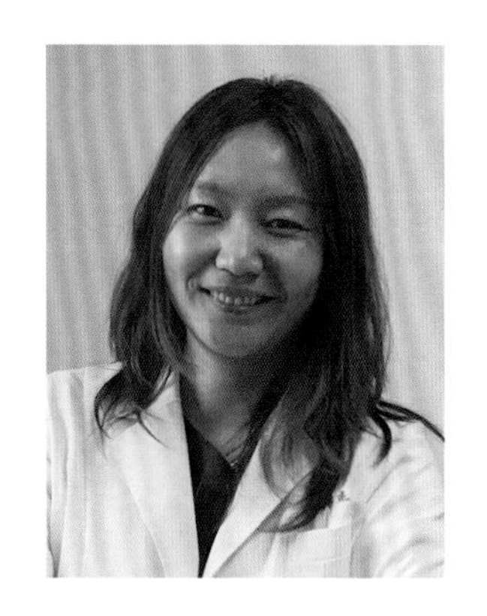

孙伟杰　北京大学第一医院妇产科教授。中华医学会会员，中华医学会围产医学分会第六届委员会青年委员会副主任委员，中华医学会围产医学分会秘书，中华医学会围产医学分会全国妊娠糖尿病协作组秘书，《中华围产医学杂志》通讯编委，《国外医学·妇产科学分册》编委。擅长妊娠合并糖尿病的诊断和处理，妊娠合并甲状腺疾病的诊断处理，产前超声筛查及诊断，获得北京市产前诊断资格证书，是北京大学第一医院产前超声会诊专家之一，对各种高危妊娠的诊断与处理有丰富的临床经验，善于识别和处理难产，手术细致、合并症少，与内分泌科、儿科医生共同开展了妊娠合并糖尿病的产后随访工作，努力减少妊娠合并糖尿病患者及其后代发生糖尿病。作为北京大学第一医院甲状腺疾病会诊中心成员之一，参与妊娠合并甲状腺疾病患者的会诊、咨询，并对准备妊娠的女性给予必要的指导。

原著者简介

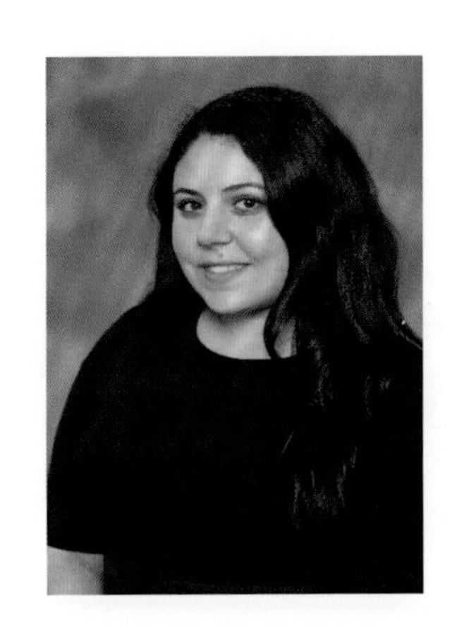

Nadia Barghouthi 医学博士，公共卫生学硕士，是西弗吉尼亚大学内分泌学专家和助理教授，西弗吉尼亚大学医学院内分泌学研究员、项目助理主任。Barghouthi 博士长期居住在山岳州，是西弗吉尼亚大学的一名终身登山运动员，她充满激情地教育下一代临床医生和研究人员，利用她的业界威望为医疗体系内的弱势群体和医疗缺乏群体争取利益。她的学术研究包括糖尿病和嗜铬细胞瘤。她是一位热心的老师，非常喜欢给医学生、住院医师及研究员讲授各种不同的有关内分泌主题的课程，随时准备着帮助学生实现个人的学术水平和专业目标。她在大学里的几个相关委员会任职，其中包括住院患者糖尿病管理、学术标准、核心竞争力、质量改进和变性人健康等。她的临床研究领域包括肾上腺疾病和神经内分泌肿瘤。

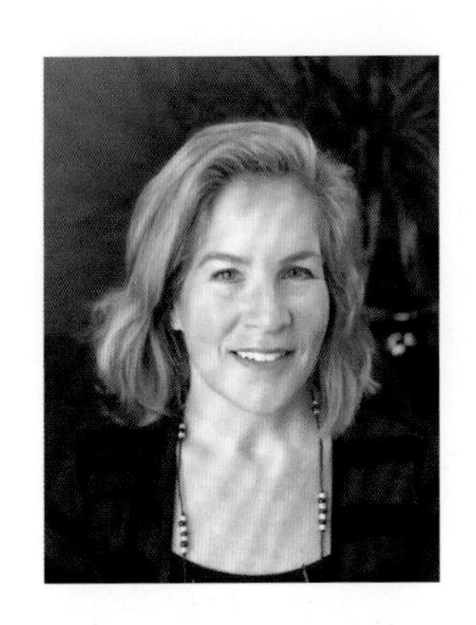

Jessica Perini 医学博士，科学硕士，西弗吉尼亚大学的内分泌学专家和副教授，西弗吉尼亚大学医学院内分泌学研究员、项目主任，西弗吉尼亚大学内分泌科临时分会主席。教学是她众多爱好之一，她喜欢通过美国临床内分泌学协会（American Association of Clinical Endocrinology，AACE）赞助的项目（如他们的网络导师制项目和内分泌大学）来指导未来的内分泌专家。Perini 博士曾从事囊性纤维化病、糖尿病和骨质疏松症等各种研究。她是西弗吉尼亚大学内科学咨询委员会委员，并在西弗吉尼亚大学医学院的一些其他委员会中担任领导职务。在她自己的临床实践中，她特别感兴趣的是支持对阿巴拉契亚地区变性人群的关爱，以及改善西弗吉尼亚州服务水平低下人群的保健质量。

原著编者名单

原著

Nadia Barghouthi, MD, MPH
Assistant Professor, Department of Medicine
Section of Endocrinology & Metabolism and
Assistant Program Director
West Virginia University Endocrinology Fellowship
West Virginia University
Morgantown, West Virginia

Jessica Perini, MD, MS
Associate Professor, Department of Medicine
Section of Endocrinology & Metabolism and
Interim Division Chief, Endocrinology Program Director
West Virginia University Endocrinology Fellowship
West Virginia University
Morgantown, West Virginia

参编者

Vivek Alaigh MD
Stamford Health Medical Group
Stamford, Connecticut

Dushyanthy Arasaratnam MD
Department of Endocrinology
Mount Sinai Beth Israel
New York, New York

Vladimer Bakhutashvili MD
Department of Endocrinology
University of Virginia
Charlottesville, Virginia

Ela Banerjee MD
Department of Endocrinology
Brown University Warren Alpert Medical School
Providence, Rhode Island

Nadia Barghouthi MD, MPH
Department of Medicine
Section of Endocrinology & Metabolism
and
West Virginia University Endocrinology Fellowship
West Virginia University
Morgantown, West Virginia

Harikrashna Bhatt MD
Endocrinology
Brown University Warren Alpert Medical School
and
Providence VA Medical Center
Providence, Rhode Island

Vicky Cheng MD
Endocrinology
Brown University Warren Alpert Medical School
Providence, Rhode Island

Fiona J. Cook MD
Division of Endocrinology
East Carolina University
Greenville, North Carolina

Loren Custer MD
Department of Obstetrics & Gynecology
West Virginia University
Morgantown, West Virginia

Laura Davisson MD, MPH
Department of Medicine
WVU Medicine Medical and Surgical Weight Loss Center
West Virginia University
Morgantown, West Virginia

Sejal Doshi MD
Department of Endocrinology
Brown University Warren Alpert Medical School
Providence, Rhode Island

Rawan El-Amin DO, MPH
Department of Obstetrics & Gynecology
West Virginia University
Morgantown, West Virginia

Shira B. Eytan MD
Department of Medicine
Park Avenue Endocrinology and Nutrition
New York University Grossman School of Medicine
New York, New York

Krystel Feghali MD
Department of Endocrinology
Baystate Medical Center
Springfield, Massachusetts

Amanda Fernandes MD
Endocrinology
Brown University Warren Alpert Medical School
Providence, Rhode Island

Valerie B. Galvan Turner MD
Gynecologic Oncology Department of Women's Health

Dell Medical School
University of Texas
Austin, Texas

Jennifer Giordano DO
Department of Medicine
Section of Endocrinology & Metabolism
West Virginia University
Morgantown, West Virginia

Adnan Haider MD
Department of Medicine
Section of Endocrinology & Metabolism
West Virginia University
Morgantown, West Virginia

Gayatri Jaiswal MD
Center for Diabetes and Endocrine Health
Allegheny Health Network
Pittsburgh, Pennsylvania

Maria Javaid MD
Department of Medicine
Section of Endocrinology, Diabetes, and Metabolism
and
Diabetes and Endocrinology Center
Shalamar Institute of Health Sciences
Lahore, Pakistan

Maitri Shelly Kalia-Reynolds DO, MS
Endocrinology
Blanchard Valley Health System
Findlay, Ohio

Julia C.W. Lake MD
Department of Endocrinology
Dartmouth Hitchcock Medical Center
Lebanon, New Hampshire

Jasmin Lebastchi MD
Endocrinology
Brown University Warren Alpert Medical School
Providence, Rhode Island

Anthony Parravani MD
Department of Medicine
Section of Nephrology
West Virginia University
Morgantown, West Virginia

Bethany Pellegrino MD
Department of Medicine
Section of Nephrology
West Virginia University
Morgantown, West Virginia

Jessica Perini MD, MS
Department of Medicine
Section of Endocrinology & Metabolism
and
West Virginia University Endocrinology Fellowship
West Virginia University
Morgantown, West Virginia

Reshmitha Radhakrishnan MD
Internal Medicine
Brown University Warren Alpert Medical School
Providence, Rhode Island

Tharani Rajeswaran MD
Endocrinology
Brown University Warren Alpert Medical School
Providence, Rhode Island

Beatriz Francesca Ramirez MD
Department of Endocrinology
VMC Medical Director Inpatient Diabetes Program
Brody School of Medicine
East Carolina University
Greenville, North Carolina

Rashi Sandooja MD
Department of Endocrinology, Diabetes, and Nutrition
Mayo Clinic
Rochester, Minnesota

Rohma Shamsi MD
Department of Medicine
Section of Endocrinology & Metabolism
West Virginia University
Morgantown, West Virginia

Jennifer Silk DO
Department of Obstetrics & Gynecology
West Virginia University
Morgantown, West Virginia

Jeremy Soule MD
Physicians of Charleston
West Virginia University School of Medicine, Charleston Campus
Charleston, West Virginia

Oksana Symczyk MD
Department of Medicine
Section of Endocrinology & Metabolism
West Virginia University
Morgantown, West Virginia

Jennifer S. Turner MD
Department of Medicine
Section of Endocrinology & Metabolism
West Virginia University
Morgantown, West Virginia

Robert Weingold MD
Department of Endocrinology
Yale University
New Haven, Connecticut

中文版序

妊娠期母体内分泌功能会发生显著变化。一方面，胎儿与胎盘随妊娠进展，逐步形成了自身的内分泌系统（胎儿－胎盘单位）；另一方面，母体原有内分泌腺体功能增强，两者共同担负整个妊娠期内分泌调控任务。妊娠期功能增加的内分泌腺体包括胰腺、甲状腺、垂体、甲状旁腺和肾上腺等，这些重要内分泌腺功能适应异常将引起相关妊娠合并症或并发症，导致母胎患上严重疾病，并可能累及后代。妊娠期最常见的内分泌疾病是糖尿病，其次是甲状腺疾病，较为少见的是垂体功能障碍、肾上腺和甲状旁腺疾病等。

目前，妊娠期糖尿病（gestational diabetes mellitus，GDM）发病率持续增加，全球 GDM 发病率约为 14%，包含 25 项横断面研究或回顾性研究及 79 064 例我国学者参与研究的 Meta 分析显示，根据国际糖尿病与妊娠研究组（IADPSG）标准，我国孕妇 GDM 的总患病率为 14.8%。一项对 20 项包括 1 332 373 例女性（67 956 例 GDM 和 1 264 417 例对照组）的 Meta 分析显示，有 GDM 病史的女性患 2 型糖尿病（T2DM）风险比妊娠期血糖正常女性约高 10 倍，GDM 孕妇分娩后代患巨大儿、新生儿低血糖、高胆红素血症、新生儿呼吸窘迫综合征，以及儿童期肥胖和成年期心血管疾病风险增加。由此可见，GDM 已成为重要的公共卫生问题，重视 GDM 预防和干预具有重要意义。早期识别 GDM 高危人群有助于采取预防和干预措施，有效降低 GDM 风险和改善不良围产期结局。生活方式干预包括饮食干预和体育锻炼，是 GDM 有效预防及干预的一线策略。北京大学第一医院自 2011 年成立 GDM 一日门诊以来，对 GDM 患者进行 GDM 基础知识、饮食干预、体育锻炼、体重管理、血糖自我监测方法教育，为 GDM 群体管理树立了良好典范，目前已在国内各级医院和妇幼保健院实施。

甲状腺疾病是妊娠期第二常见的内分泌疾病，甲状腺功能减退症发病率为 4%（临床甲状腺功能减退症发病率为 0.5%、亚临床甲状腺功能减退症发病率为 3.5%）、甲状腺功能亢进症发病率为 2.4%（临床甲状腺功能亢进症发病率为 0.6%、亚临床甲状腺功能亢进症发病率为 1.8%）。甲状腺激素在胎儿发育中起着关键作用，甲状腺功能障碍会对产科结局产生不利影响。科学管理妊娠期甲状腺功能亢进症和甲状腺功能减退症对孕妇及其后代健康都很重要。其他种类的甲状腺疾病还包括妊娠期短暂性甲状腺毒症、妊娠期甲状腺自身免疫疾病、产后甲状腺炎等。书中还介绍了其他少见的妊娠及产后内分泌疾病，如肾上腺疾病、垂体疾病，以及钙和代谢性骨疾病等。

随着越来越多女性选择晚孕或需要辅助生殖技术受孕，妊娠及产后内分泌疾病患者数量也在增加。对于相关科室临床医生来说，了解妊娠及产后常见内分泌疾病及这些疾病如何影响妊娠和胎儿发育则变得越来越重要。为改善妊娠结局，各级医生需要了解如何诊断、监测及处理妊娠及产后内分泌疾病。

本书由美国顶级内分泌学科西弗吉尼亚大学医学系内分泌与代谢疾病科 Nadia Barghouthi 博士和 Jessica Perini 博士团队编著，由北京大学深圳医院妇产科樊尚荣教授和北京大学第一医院妇产科孙伟杰教授主译，对妊娠及产后常见内分泌疾病的诊断和处理进行了详细介绍，相信会对从事妊娠及产后内分泌疾病诊断和处理的各级妇产科和内分泌科医务人员有所帮助。

北京大学第一医院

译者前言

妊娠及产后内分泌疾病发病率数十年来迅速增长，其中妊娠期糖尿病发病率为9%～25%，妊娠期甲状腺疾病发病率为6.4%，其中甲状腺功能减退症发病率为4%，甲状腺功能亢进症发病率为2.4%。如果不能恰当处理这些妊娠及产后内分泌疾病，将会给孕产妇及其子代带来严重危害。由于发病人数众多，处理妊娠及产后内分泌疾病已成为每个妇产科医务人员都需要面对的问题。

我们有幸翻译 *Endocrine Diseases in Pregnancy and the Postpartum Period* 一书。妊娠及产后内分泌疾病已成为妇产科和内分泌科临床及科研工作者要面对的重要疾病。基于妊娠期甲状腺疾病和妊娠期糖尿病对母胎的严重危害，目前已将妊娠期甲状腺疾病和妊娠期糖尿病列为临床常规筛查项目。目前广大妇产科医生处理妊娠及产后内分泌疾病的信息来源有限。本书由美国内分泌疾病顶级专业学科团队西弗吉尼亚大学医学系内分泌科编著，代表了国际先进的知识和理念，相信本书的翻译和出版，有助于提升我国相关学科各级医生的临床和理论水平。

由于中外术语规范及语言表达习惯有所不同，中文翻译版中可能遗有疏漏或欠妥之处，恳请读者不吝赐教。同时希望本书对我国从事妊娠及产后内分泌疾病诊疗和科研的同道有所帮助，亦对广大医学生和研究生的学习有所裨益。

北京大学深圳医院

北京大学第一医院

原书前言

很高兴，这部 *Endocrine Diseases in Pregnancy and the Postpartum Period* 能够顺利出版。我们撰写本书的目的是为相关专业人员提供一部全面且方便使用的妊娠及产后内分泌疾病诊断和治疗手册。本书内容涵盖了医学生、住院医师和所有医疗保健人员在工作中可能面临的主要内分泌疾病及相关问题，系统介绍了从评估产前高血糖到管理妊娠期甲状腺危象所常见妊娠及产后内分泌疾病诊断、评估和管理的相关内容。此外，书中所讨论的主题也适用于未孕患者。为了便于使用和参考，本书选择了以要点形式组织信息。我们作为热爱内分泌专业的学者，知道内分泌学有时可能看起来晦涩难懂，所以我们编写这部著作希望使内分泌学变得易懂，同时使内分泌疾病的管理看起来更加简单明了。相信本书会成为诊断和治疗所有妊娠及产后内分泌问题的临床应用手册。

Nadia Barghouthi　Jessica Perini

献　词

致我亲爱的 Luca，致我的爱人 Brandon。献给我的父母和妹妹，他们总是激励着我。

Nadia Barghouthi

致我的孩子 Alessandro、Rafael 和 Natalia，他们是我生命的光；致我的丈夫 Ivan，感谢他给予我永恒的爱与支持；致 Kiki。

Jessica Perini

感谢所有一直爱我们、支持我们、激励我们的家人、朋友和同事。

Nadia Barghouthi & Jessica Perini

致　谢

我们要感谢最可爱的 Brandon R. Roos，感谢他在编辑和校对方面的所有帮助；感谢他在写作和学术研究方面的帮助，使我们顺利出版本书。

目 录

第1章 妊娠和哺乳生理

Physiology of Pregnancy and Lactation

第一节 妊娠生理

Rawan El-Amin Loren Custer Jennifer Silk **著**

刘石萍 **译** 孙伟杰 **校**

要 点

- 妊娠会导致生理性水钠潴留，这一过程主要由垂体后叶和肾素 - 血管紧张素 - 醛固酮系统调节。肾小球滤过率增加会改变电解质和营养物质排泄。
- 妊娠期血压、心输出量和心脏结构可发生改变。
- 妊娠期血液系统生理性变化包括红细胞数量增加、血小板减少和白细胞增多，妊娠期血液系统处于高凝状态。
- 妊娠期可发生慢性过度通气和呼吸性碱中毒。
- 孕激素水平升高可导致平滑肌松弛和胃肠道变化。
- 人绒毛膜促性腺激素在结构上类似于促甲状腺激素，因此其可刺激促甲状腺激素受体，导致生理性促甲状腺激素降低和甲状腺激素（T_4 和 T_3）升高。母体甲状腺激素对妊娠早期的胎儿发育至关重要。
- 妊娠是一种生理性高皮质醇状态。
- 垂体增大主要是产生催乳素的促乳激素细胞增加所致。
- 整个妊娠期胰岛素抵抗增加。

一、妊娠生理

（一）体液平衡

妊娠期由于胎儿、胎盘和羊水增加，使母体总液体量增加。此外，子宫和乳房等器官细胞内液体、母体脂肪组织和母体血容量的增加，也可导致母体液体量增加，以支持发育中的胎儿。

为了支持和适应这些容量变化，机体在垂体后叶和肾素 - 血管紧张素 - 醛固酮系统（renin-angiotensin-aldosterone system，RAAS）的调节下变为活跃的水钠潴留状态，这可导致慢性容量超负荷状态，并造成孕妇体重增加、血液稀释，以及妊娠期生理性贫血和心输出量增加。在此期间，总血容量增加 1500～1600ml[1, 2]。

通过垂体后叶释放的抗利尿激素（anti-diuretic hormone，ADH），也称为精氨酸血管升压素（arginine vasopressin，AVP），使妊娠早期开始出现水潴留。ADH 分泌增加的信号是胎盘释放包括松弛素和一氧化氮在内的妊娠激素。妊娠约 8 周后，ADH 的清除率也会增加，进而使容量达到相对稳定状态。如果 ADH 清除量超过其分泌量，则表现为潜在的亚临床尿崩症，这在临床上具有重要意义[2]。

钠潴留也发生在妊娠早期。在整个正常妊娠期，钠潴留量约为900mEq。大部分钠位于羊水中，并在分娩时丢失。血钠水平由于RAAS系统的作用而升高，而RAAS系统则被垂体后叶和胎盘激素诱发的激素级联反应激活。胎盘释放的一氧化氮能够降低全身血管阻力（systemic vascular resistance，SVR），进而导致平均动脉压（mean arterial pressure，MAP）降低，以及肾素、血管紧张素原和血管紧张素的继发性增加。为了保留钠并维持血容量，这些激素增加4～5倍，并使血清醛固酮水平较非妊娠状态升高至少2倍[1,3]。

（二）心血管系统

妊娠期心血管系统会发生显著变化，涉及血压、心输出量和心脏结构的变化。为了适应增加的液体量，心肌发生离心性肥大，这一改变可能需要长达6个月的时间才能恢复正常[1]。

妊娠期心输出量显著改变，较非妊娠期增加30%～50%。这是由于心率增加到平均90次/分，且每搏量增加约85ml（非妊娠期为65ml）。心输出量急剧上升发生在妊娠早期，在妊娠中期末或妊娠晚期初达到峰值并维持稳定。心输出量增加是向子宫提供更多血流量所必需的。妊娠期子宫将获得10%～20%的心输出量，而非孕状态下为1%～2%。其他重要器官（包括肾脏、大脑、皮肤、乳房和冠状动脉）也受心输出量增加的影响[4,5]。

妊娠期体位改变会影响心输出量，这是由于妊娠晚期增大的子宫压迫下腔静脉所致。在产程早期，宫缩会额外增加10%的心输出量，直到第一产程结束时，这一数值则增加至50%。在分娩后的前30min内，心输出量额外增加10%～20%[5,6]。

尽管心输出量大幅增加，但妊娠早期的血压（blood pressure，BP）是降低的，这是由SVR降低所致（见上文）。这种变化持续至妊娠中期，之后血压缓慢上升。

（三）血液系统

妊娠期血容量从6周左右开始增加，并于30～34孕周达到峰值，之后趋于稳定。妊娠期血容量增加40%～50%［包括血浆容量和红细胞（red blood cell，RBC）数量的增加］。由于血浆容量增加的速度比红细胞数量增加得快，可能导致妊娠期生理性贫血。未口服补铁药者的红细胞可增加20%，而口服补铁药者的红细胞可增加30%。妊娠期（假设妊娠前没有缺铁）铁需求量约1000mg，其中500mg（50%）用于生成RBC，300mg由发育中的胎儿和胎盘利用，200mg用于补偿每天正常的丢失量[7]。

妊娠期血小板和白细胞（white blood cell，WBC）的数量也会发生变化。

- 血液稀释和血小板破坏的增加导致血小板计数减少。高达8%的女性会出现妊娠期血小板减少症。血小板通常在产后1～2周恢复到基线水平。
- 妊娠也会导致WBC增多，产程中WBC计数可上升至（20 000～30 000）/mm^3。其增加的原因尚不清楚，但认为其继发于雌激素和皮质醇的增加。与血小板一样，WBC计数在产后1～2周恢复正常[8]。

妊娠是一种高凝状态，可防止产后出血和分娩时大量失血（500～1000ml）。虽然促凝血因子增加、凝血和纤溶的天然抑制因子减少等变化对于避免分娩期间过度失血很重要，但这些变化也会使静脉血栓栓塞的风险增加5～6倍。

（四）呼吸系统

妊娠期胸廓尺寸的变化是由子宫增大带来的机械压力和孕激素引起的胸壁内韧带松弛所致。妊娠时膈肌约上升4cm，总肺容量下降5%，而功能残气量（functional residual capacity，FRC）下降20%。由于FRC降低，深吸气量和潮气量（tidal volume，TV）增加为5%～10%。在呼吸频率相对不变的情况下，TV的增加会导致每分钟通气量增加40%，这可导致慢性过度通气和生理性呼吸性碱中毒[9]。

（五）泌尿系统

由于孕激素的作用和输尿管受压，肾脏集合

系统的长度和直径均增加。膀胱也会因子宫压迫，导致尿频和尿急。

来自胎盘的一氧化氮和松弛素会改变肾脏生理。这些激素降低肾小球动脉的血管阻力，导致肾小球滤过率（glomerular filtration rate，GFR）和肾血浆流量（renal plasma flow，RPF）分别增加50%和75%，这可增加血清肌酐清除率，导致妊娠期肌酐水平降低。此外，血尿素氮（blood urea nitrogen，BUN）和尿酸水平也会下降。

GFR的增加改变了电解质和营养物质的排泄量。葡萄糖、蛋白质、白蛋白、氨基酸和钙的排泄均增加。由于呼吸性碱中毒，碳酸氢盐的排泄也会增加。妊娠期孕激素水平升高导致肾脏排钾减少，多余的钾储存在胎儿和胎盘中[1,10]。

（六）消化系统

孕激素致平滑肌松弛，继而导致胃肠道系统发生多种生理变化。食管下括约肌和胃的生理变化可以引起胃灼热和恶心，小肠运动能力降低会导致便秘，胆囊排空速度减慢可增加胆囊淤泥和胆结石的患病风险[1]。

二、内分泌生理

（一）甲状腺

尽管甲状腺激素水平发生了一些变化，但妊娠期甲状腺功能是正常的。

妊娠期甲状腺激素水平的生理变化

- 由于雌激素和人绒毛膜促性腺激素（human chorionic gonadotropin，hCG）的增加，甲状腺素结合球蛋白（thyroxine binding globulin，TBG）在妊娠早期开始升高，并于妊娠中期达到峰值并保持在这一水平。
  - ◇ 提高总三碘甲状腺原氨酸（triiodothyronine，T_3）和甲状腺素（thyroxine，T_4）的水平。
  - ◇ 游离 T_3 和 T_4 保持相对不变。
  - ◇ 总 T_4 浓度的轻微增加称为妊娠期一过性甲状腺毒症，是保证足量甲状腺激素穿过胎盘以促进胎儿神经系统发育所必需的，因为在妊娠约12周前，胎儿无法自己生成甲状腺激素[1,11]。
- 由于hCG和促甲状腺激素（thyroid-stimulating hormone，TSH）的结构相似，hCG可以以类似于TSH的方式刺激甲状腺上的TSH受体。
  - ◇ hCG和雌激素会导致 T_3 和 T_4 水平升高，后者则通过负反馈抑制TSH。TSH水平在妊娠早期下降18%，妊娠中期下降5%，妊娠晚期下降2%。

如果摄入足够的碘，妊娠期甲状腺轻微增大。肾脏排出增加和胎儿消耗会导致碘水平降低，因此建议孕妇的碘摄入量从100μg/d增加到250～290μg/d，以降低孕妇患甲状腺肿的风险[1,11]。

（二）肾上腺

妊娠是一种生理性高皮质醇状态，其变化包括体重增加、妊娠纹、高血糖和疲劳。

类固醇激素分泌增加对胎儿生长和生殖系统发育至关重要。

皮质醇水平升高是由促肾上腺皮质激素释放激素（corticosteroid-releasing hormone，CRH）增加所致。在非妊娠期，CRH仅由下丘脑产生。在妊娠期，胎盘和胎膜也可生成CRH。CRH增加也会给垂体前叶发出信号，使促肾上腺皮质激素（adrenocorticotropic hormone，ACTH）释放也增加，进而刺激肾上腺分泌皮质醇。其他肾上腺激素（包括醛固酮和去氧皮质酮）也会增加[1]。

（三）垂体

妊娠期垂体体积约增加36%，这主要是由于促乳激素细胞增加所致。垂体前叶分泌催乳素的促乳激素细胞会导致催乳素在妊娠晚期末尾升高至孕前正常水平的10倍。在非哺乳期女性中，催乳素水平在产后3个月恢复正常，但哺乳的产妇可能存在显著差异。

升高的雌激素、孕激素和抑制素通过负反馈机制抑制生成黄体生成素（luteinizing hormone，LH）和卵泡刺激素（follicle-stimulating hormone，

FSH）。

胎盘生长激素通过负反馈抑制释放生长激素[12]。

垂体后叶分泌的ADH和催产素增加，其中催产素在妊娠中期达到峰值[1]。

（四）代谢的变化

妊娠期为满足胎儿和胎盘发育的需求，糖类的代谢发生显著变化。葡萄糖需求增加导致胰岛素分泌增加，进而导致胰岛B细胞肥大和增生。如果胰岛素分泌量不能满足增加的葡萄糖需求，就会发生妊娠期糖尿病。

妊娠期脂质代谢也会受到影响。总甘油三酯、总胆固醇和低密度脂蛋白（low-density lipoprotein，LDL）的浓度逐渐升高，其机制尚不清楚。目前还没有发现妊娠期脂质生理性增加导致的长期危害[13]。

参考文献

[1] Gabbe, SG: Obstetrics: Normal and Problem Pregnancies. 7th ed. Philadelphia, PA : Elsevier, Inc; 2017; pp. 38–63.

[2] Gunderson EP , Sternfeld B, Wellons MF, et al: Childbearing may increase visceral adipose tissue independent of overall increase in body fat. Obesity (Silver Spring) 2008; 16: pp. 1078–1084.

[3] Duvekot JJ, Cheriex EC, Pieters FA, Menheere PP , Peeters LH: Early pregnancy changes in hemodynamics and volume homeostasis are consecutive adjustments triggered by a primary fall in systemic vascular tone. Am J Obstet Gynecol 1993; 169: pp. 1382–1392.

[4] Sanghavi M, Rutherford JD: Cardiovascular physiology of pregnancy. Circulation 2014; 130: pp. 1003–1008.

[5] Lee W, Rokey R, Miller J, Cotton DB: Maternal hemodynamic effects of uterine contractions by M-mode and pulsed-Doppler echocardiography. Am J Obstet Gynecol 1989; 161: pp. 974–977.

[6] R obson SC, Hunter S, Boys RJ, Dunlop W: Serial study of factors influencing changes in cardiac output during human pregnancy. Am J Physiol 1989; 256: pp. H1060–H1065.

[7] P ritchard J, Baldwin R, Dickey J: Blood volume changes in pregnancy and the puerperium, Ⅱ. Red blood cell loss and changes in apparent blood volume during and following vaginal delivery, cesarean section, and cesarean section plus total hysterectomy. Am J Obstet Gynecol 1962; 84: p. 1271.

[8] P itkin R, Witte D: Platelet and leukocyte counts in pregnancy. J Am Med Assoc 1979; 242: pp. 2696–2698.

[9] H arirah HM, Donia SE, Nasrallah FK, Saade GR, Belfort MA: Effect of gestational age and position on peak expiratory flow rate: A longitudinal study. Obstet Gynecol 2005; 105: pp. 372–376.

[10] Lindheimer M, Davison J, Katz A: The kidney and hypertension in pregnancy: Twenty exciting years. Semin Nephrol 2001; 21: pp. 173–189.

[11] Glinoer D: The regulation of thyroid function in pregnancy: Pathways of endocrine adaptation from physiology. Endocr Rev 2014; 18: pp. 404–433.

[12] P rager D, Braunstein GD: Pituitary disorders during pregnancy. Endocrinol Metab Clin North Am 1995; 24: pp. 1–14.

[13] P helps RL, Metzger BE, Freinkel N: Carbohydrate metabolism in pregnancy. ⅩⅦ. Diurnal profiles of plasma glucose, insulin, free fatty acids, triglycerides, cholesterol, and individual amino acids in late normal pregnancy. Am J Obstet Gynecol 1981; 140: pp. 730–736.

第二节　哺乳期激素生理

Rawan El-Amin　Loren Custer　Jennifer Silk　著
刘石萍　译　　孙伟杰　校

要　点

- 泌乳涉及腺泡乳汁生成细胞的成熟，以及之后的乳汁生成和分泌。
- 垂体前叶分泌的催乳素，是促进乳汁生成的主要激素。
- 在下丘脑产生并由垂体后叶释放的催产素，具有促进乳汁排出和分泌的作用。

一、乳腺的解剖和发育

女性乳房的发育始于胚胎期，成熟于青春期，并在妊娠期和哺乳期进一步分化。早在妊娠 7 周后，外胚层嵴便开始发育形成乳腺[1]。在青春期，促性腺激素释放激素（gonadotropin-releasing hormone，GnRH）、FSH 和 LH 影响乳房发育。

乳腺组织由上皮和间质组成。上皮成分包含乳腺小叶和乳头的各级导管。每个乳腺都由乳腺叶构成，而乳腺叶由含有很多腺泡的乳腺小叶构成。腺泡上皮产生乳汁。腺泡由肌上皮细胞包围，肌上皮细胞的收缩使乳汁沿着导管流至乳头。乳腺基质由脂肪和纤维结缔组织构成。

乳头的感觉神经启动了泌乳传入神经通路。因为肌上皮细胞或乳腺上皮没有运动神经支配，所以乳汁的产生和排出与神经刺激无关[1]。

在 hCG 的影响下，妊娠晚期乳腺导管进一步发育，伴有乳腺小叶扩张。为了生成和分泌乳汁，乳腺的腺上皮成分取代了基质成分。这一过程受雌激素、孕激素、催乳素、生长激素、胰岛素、糖皮质激素和乳腺组织内局部激素的调节[1]。为了适应乳腺结构和功能的变化，乳房的血流量在妊娠期间增加了 1 倍，且这种变化持续至哺乳期。

乳腺组织可以在哺乳期结束后退化，并在下一次妊娠时随着激素的变化而重新分化。

二、泌乳

泌乳涉及腺泡乳汁生成细胞的成熟及之后开始的乳汁生成和分泌。

- 第一阶段始于妊娠中期乳腺上皮细胞的形态分化，以利于生成初乳[2]。妊娠期高水平的孕激素会抑制进一步的分化。
- 向第二阶段的过渡发生在分娩时，此时伴随着胎盘的娩出，孕激素、雌激素和人胎盘生乳素（human placental lactogen，hPL）水平下降，而催乳素水平仍然较高，这可能与皮质醇和胰岛素水平升高有关。随着孕激素的抑制作用消失，α- 乳清蛋白的产生增加，会增加乳糖合成酶的活性，使乳糖和乳汁的生成增加[3]。甲状腺激素也能促进乳清蛋白的分泌。
- 糖尿病、产程中应激所引起的皮质醇升高、剖宫产和妊娠物残留（包括胎盘滞留）可改变患者乳汁生成的第二阶段[1]。

在分娩后的前 2～4 天，伴随着孕激素水平的下降，初乳继续分泌。在产后第一周内，乳汁生成和分泌从内分泌调控转变为自分泌调控。

分娩后的前两周，先是初乳，之后是过渡乳，最后是成熟乳，其乳汁生成和成分浓度的变化受生物合成酶（包括脂肪酸合成酶和乙酰辅酶 A 羧化酶）及乳蛋白基因（如 α- 乳清蛋白）的调控[1]。这种自分泌供需过程维持着乳汁生成。

三、乳汁生成

乳汁的合成和随后的分泌途径可分为 5 类[4]。

- 血浆成分和 WBC 的细胞旁途径。
- 乳糖和乳蛋白的胞吐作用。
- 乳脂球的顶浆分泌。
- 免疫球蛋白的胞饮和胞吐作用。
- 水和离子的跨顶膜分泌。

乳汁成分可由母体胃肠道吸收而来或在母体肝脏中产生（葡萄糖是主要原料）。每次哺乳时乳汁的量和浓度随每次进餐的不同而变化，而且相当一部分乳汁是在哺乳过程中产生。例如，哺乳时间越长，乳汁脂质含量越高，乳汁的热量也随之改变[2]。

分娩后前 3 天，乳汁的成分会发生变化：钠和氯化物浓度下降，而乳糖浓度增加。此过程继发于抑制细胞旁通路的紧密连接关闭[4]。乳铁蛋白和分泌性免疫球蛋白 A（secretory immunoglobulin A，sIgA）在最初大量分泌，但在产后第 2 天便开始下降。

由于母乳中的维生素 K 和维生素 D 含量较低，婴儿通常在出生时肌注维生素 K，并在母乳喂养时补充维生素 D。

四、乳汁生成的激素调控

（一）催乳素

催乳素是垂体前叶促乳激素细胞产生的一种多效激素，是促进乳汁生成的主要激素。催乳素在整个妊娠期保持较高水平，这有助于乳腺导管组织的发育和上皮细胞的扩张，以利于产生乳汁。然而，由于妊娠期孕激素和雌激素水平持续升高并阻断了催乳素的作用，因此乳汁生成受到抑制。催乳素的分泌也直接受到下丘脑抑制激素多巴胺的影响。分娩后，催乳素与乳腺腺泡上皮细胞的膜受体结合，促进乳汁生成[2]。

分娩后，催乳素以脉冲方式分泌，且与乳头刺激直接相关。婴儿的每次吮吸都会刺激催乳素的释放，进而促进乳汁的生成[5]。在泌乳初期，频繁吸吮是必不可少的。血清催乳素浓度与乳汁量没有直接关系。值得注意的是，催乳素的分泌在夜间增加。因此，刺激乳头和夜间哺乳可以使母乳量进一步增加。

分娩时催乳素水平通常在 200ng/ml 左右，分娩后 6 个月降至 35ng/ml 左右[2]。如果女性每 24 小时至少哺乳 8 次，每次哺乳 10～20min，则其血清催乳素水平在刺激乳头后几秒内就会升高，并且可以抑制 LH 的释放和卵巢功能。

（二）催产素

催产素是一种由下丘脑产生并由垂体后叶释放的非肽类激素，具有促进乳汁排出和分泌的作用。乳头刺激和婴儿吸吮刺激传入神经通路，触发下丘脑室旁核产生催产素并由垂体后叶释放。催产素与腺泡肌上皮细胞上的 G 蛋白耦联受体结合，刺激其收缩并排出乳汁。

哺乳信号（包括触发视觉、声音和气味）也可以刺激催产素的产生[2]。生理、情绪和心理应激可抑制催产素的释放，减少乳汁分泌[1]。

催产素还能刺激产后子宫收缩，以减少出血。女性哺乳能够刺激催产素的释放，进而刺激子宫收缩，可能会出现痉挛和腹痛[5]。

催产素水平的增加会引起胃肠激素的释放，以促进胃肠运动，从而增加对乳汁生成所需底物的吸收。

（三）哺乳和生殖

妊娠期胎盘类固醇激素抑制下丘脑－垂体－性腺轴，导致 LH 和 FSH 水平降低。

在产后非母乳喂养的女性中，GnRH 的脉冲分泌可在 6 周内恢复正常，进而促进卵泡发育。

在母乳喂养的女性中，FSH 的分泌可在产后 4 周内恢复正常，但 LH 通常保持在抑制状态[4]。在母乳喂养期间，持续高水平的催乳素、持续的哺乳刺激和母体营养导致 LH 和 GnRH 缺乏脉冲式分泌，从而抑制卵巢功能[1]。

五、泌乳的终止

母乳喂养频率减少和乳汁总量的减少会进一

步导致乳汁生成减少。母乳喂养次数在 24h 内＜ 6 次或 24h 内乳汁量＜ 400ml，就会导致催乳素水平降低[2]。在没有泌乳的 1～2 天内，导管内压力增加，且导管内的乳汁会释放泌乳抑制因子。泌乳抑制因子启动分泌上皮细胞凋亡并减少腺泡细胞内的乳汁生成[4]。

参考文献

[1] Truchet S, Honvo-Houeto E. Physiology of milk secretion. Best practice & research clinical endocrinology & metabolism. Best Pract Res Clin Endocrinol Metab. 2017 Aug;31(4):367–384.
[2] Gabbe S, Niebyl J, Galan H, Jauniaux E, Landon M, Simpson J, Driscoll D. Lactation and breastfeeding. In: Newton ER, editor. Obstetrics: Normal and problem pregnancies. 6th ed. Philadelphia, PA: Elsevier/Saunders; 2012; pp. 535–61.
[3] Cunninghan FG, Leveno KJ, Bloom SL, Dashe JS, Hoffman BL, Casey BM, Spong CY. Williams obstetrics. 25th ed. New York: McGraw-Hill Education; 2018; pp. 656–9.
[4] Neville M. Physiology of lactation. Clinics in Perinatology. 1999;26(2):251–79.
[5] World Health Organization. Infant and young child feeding: Model chapter for textbooks for medical students and allied health professionals. 2009. World Health Organization. https://apps.who.int/iris/handle/10665/44117

第2章 糖尿病

Diabetes Mellitus

第一节 妊娠期糖尿病研究概述

Rohma Shamsi Jessica Perini Nadia Barghouthi 著

汪燕兰 译 樊尚荣 校

要 点

- 妊娠期糖尿病和孕前糖尿病的患病率均在上升。
- 妊娠期糖尿病显著增加母体和胎儿并发症的风险。
- 向患者提供有关糖尿病风险和血糖水平未控制的咨询，对于改善妊娠结局至关重要。
- 合理饮食、监测血糖水平和药物管理可以改善妊娠期血糖控制。

一、流行病学

在育龄女性中，糖尿病（diabetes mellitus，DM）患病率呈上升趋势。已患有糖尿病的妊娠女性数量也在增加。

全世界超过10%的孕妇都受到糖尿病影响[1]。

孕前糖尿病（pregestational diabetes，PGD）是指在孕前被诊断出的糖尿病，其包括1型糖尿病和2型糖尿病。

- PGD发病率为1%～2%[2]。
- 10%～20%的女性在孕前被诊断为糖尿病[2]。

妊娠期最常见的糖尿病类型是妊娠期糖尿病（gestational diabetes mellitus，GDM），占妊娠期所有糖尿病的80%～90%（见本章第二节）。

先天性畸形风险随着糖化血红蛋白（hemoglobin A1c，HbA1c）水平升高而增加，特别是在妊娠早期。最佳妊娠结局通常与孕前糖化血红蛋白值低于6%～6.5%相关，而那些HbA1c≥12.8%妊娠女性的流产或严重畸形风险可高达44%[3]。

二、病理生理学

（一）糖尿病分类

大多数妊娠期高血糖可归入以下类别。

- 1型糖尿病是由于产胰岛素的B细胞被自身免疫功能破坏，导致绝对胰岛素缺乏。
- 2型糖尿病是由于在胰岛素抵抗情况下，产生胰岛素的量不足以维持正常血糖水平。
- GDM是指在妊娠期内首次被诊断出的任何类型的糖尿病。

（二）妊娠期胰岛素抵抗

1. 妊娠早期

- 在糖代谢正常女性中，由于胎儿和胎盘对葡萄糖摄取增加，空腹血糖水平低于非妊娠状态。由于胎盘产生胰岛素拮抗激素的作用，餐后血糖往往略高于平均水平。在胰腺功能正常女性中，胰岛素分泌足以应对这些由胎盘激素导致的生理性胰岛素抵抗，也足以维持正常血糖水平。

- 在原有糖尿病女性中，一些人在妊娠早期血糖水平可能无明显变化，但餐后血糖可能开始显著上升。

2. 妊娠中晚期

- 胰岛素抵抗呈指数增长，在妊娠晚期末趋于稳定。
- 胰腺功能正常女性，通常能够在整个妊娠期间分泌足够的胰岛素来弥补胰岛素抵抗上升，并能够维持正常血糖水平。
- 几乎所有糖尿病女性的空腹和餐后血糖水平都显著上升。

高血糖和糖尿病对母体和胎儿的影响（关于GDM并发症的详细描述）见本章第三节。

三、诊断

PGD的诊断依据是糖化血红蛋白≥6.5%，空腹血糖≥126mg/dl（7mmol/L），随机血糖≥200mg/dl（11.1mmol/L）或口服葡萄糖耐量试验后随机血糖≥200mg/dl（11.1mmol/L），见本章第二节GDM诊断的详细描述。

四、治疗

对于既往有糖尿病病史并计划妊娠女性，在孕前优化血糖控制是改善母体和胎儿结局的最佳机会。

以下为有糖尿病病史女性在孕前和妊娠早期需要注意的事项。

- 进行遗传筛查。
- 提供关于母体和胎儿并发症风险增加的信息，提供及评估筛查方案。
- 散瞳行眼底检查以评估视网膜病变。美国糖尿病协会建议，根据视网膜病变的程度，在妊娠每3个月及产后第1年进行1次散瞳眼底检查[4]。
- 适当的疫苗接种和营养咨询。
- 对肾脏疾病、神经病变和心血管疾病进行评估和治疗。
- 用促甲状腺激素（thyroid-stimulating hormone，TSH）检查来评估1型糖尿病女性的甲状腺功能。

整个妊娠期内定期产检，监测母胎状态及控制血糖至关重要。

饮食、运动和药物治疗可以改善血糖控制（见本章第二节）。

应自我监测血糖（self-monitoring of blood glucose，SMBG），每天4～6次。

如果饮食管理欠佳、运动不足、患者不能或不使用胰岛素，可以应用口服药物，其中包括格列本脲（优降糖）和二甲双胍。

批准用于妊娠期的胰岛素包括地特胰岛素、中性鱼精蛋白锌胰岛素（neutral protamine hagedorn，NPH）、常规胰岛素（regular insulin，RI）、门冬胰岛素和赖脯胰岛素。

如果患者在孕前使用其他胰岛素，不能或不愿更换上述胰岛素，那么孕妇可以继续使用之前的胰岛素，但必须告知该胰岛素制剂FDA未批准在孕期使用的风险，以便其知情。小规模观察性研究并没有发现使用甘精胰岛素的危害[5]。

妊娠期血糖控制目标

- 空腹血糖＜95mg/dl（5.3mmol/L）。
- 餐后1h血糖＜140mg/dl（7.8mmol/L）。
- 餐后2h血糖＜120mg/dl（6.7mmol/L）。
- 糖化血红蛋白＜6%～6.5%。

胰岛素需求在妊娠过程中显著增加，但在胎盘娩出后则迅速下降。分娩后胰岛素剂量可能需要减少（高达50%），以防低血糖出现。

参考文献

[1] Stogianni A, et al. Obstetric and perinatal outcomes in pregnancies complicated by diabetes, and control pregnancies, in Kronoberg, Sweden. BMC Pregnancy Childbirth. 2019 May;19:159.
[2] H unt KJ, Schuller KL. The increasing prevalence of diabetes in pregnancy. Obstet Gynecol Clin North Am. 2007 Jun;34(2):173.
[3] Greene MF, et al. First-trimester hemoglobin A1c and risk for major malformation and spontaneous abortion in diabetic pregnancy. Teratology. 1989 Mar;39(3):225–31.
[4] Professional Practice Committee: Standards of Medical Care in Diabetes-2021. Diabetes Care. 2021 Jan;44(1):56.
[5] Gallen IW, et al. Survey of glargine use in 115 pregnant women with type 1 diabetes. Diabet Med. 2008 Feb;25(2):165–9.

第二节 妊娠期糖尿病

Jeremy Soule 著
汪燕兰 译 樊尚荣 校

要 点

- 妊娠期糖尿病（GDM）是一种常见妊娠并发症，约 10% 的孕妇会发生妊娠期糖尿病。
- 妊娠期糖尿病会增加母体和胎儿并发症的风险，但治疗可降低风险，要求对孕妇进行筛查并治疗。
- 在美国，对妊娠 24～28 周孕妇进行普遍筛查。此外，应考虑对患 2 型糖尿病风险较高女性进行早期评估。
- 饮食和运动在内的生活方式等管理措施是治疗妊娠期糖尿病的基础。
- 必要时，首选胰岛素治疗。尽管存在争议，二甲双胍和格列本脲在妊娠期的使用也越来越多。
- 妊娠期糖尿病产后女性患 2 型糖尿病的风险增加，建议终身监测血糖。

一、流行病学

GDM 定义为在妊娠期发生或首次发现的葡萄糖不耐受，是妊娠并发症的一个重要原因，增加了子痫前期、巨大儿、肩难产、剖宫产、新生儿低血糖等并发症风险[1, 2]。

GDM 是一种常见妊娠并发症，确切患病率尚不清楚，它受不完善的证据来源、不同的诊断标准，以及随时间推移与人群患病率变化的影响；但在世界范围内，GDM 患病率存在显著性差异，在妊娠中占比为 1%～45%[3]。

2000—2010 年，根据美国疾病控制与预防中心（Center for Disease Control and Prevention，CDC）国际疾病分类报告第九版临床修正（International Classification of Diseases,Ninth Revision,Clinical Modification，ICD-9-CM）的住院数据显示，GDM 患病率增加了 56%[4]。

在美国，根据出生证明数据显示，GDM 患病率为4.6%；根据妊娠风险评估监测系统（Pregnancy Risk Assessment Monitoring System，PRAMS）问卷调查显示，GDM 患病率为 8.7%，患病率随着以下因素增加而增加[5]。

- 年龄增长。
- 亚裔美国人、黑种人和西班牙裔美国人。
- 增加产次。
- 社会经济地位较低。

致 GDM 风险增加的其他因素[1, 6]

- 肥胖。
- 糖尿病家族史。
- 既往分娩过巨大儿。
- 无血糖异常史。
- 血脂异常。
- 胰岛素抵抗。
- 缺乏运动。

2 型糖尿病和 GDM 有共同的危险因素，GDM 本身对以后发生 2 型糖尿病有高度预测的作用（见下文）。

二、病理生理学

大多数妊娠期糖尿病患者在胰岛素抵抗时发生，并且与 2 型糖尿病有共同的危险因素。然而，自身免疫性单基因糖尿病［以前称青少年起病或成人糖尿病（maturity-onset diabetes in youth，MODY）］与其他不太常见糖尿病很少在妊娠期被首次发现[7-8]。

在正常妊娠后数周，胰岛素抵抗随胎盘激素（催乳素和生长激素）和母体激素（催乳素、孕激素和皮质醇）的增加而增加，这反过来又使母体血糖水平轻度增加，从而可支持胎儿生长[9-11]。

未患 GDM 女性可以通过增加胰岛素释放来克服日益增加的胰岛素抵抗并抑制高血糖。与无合并糖尿病的孕妇相比，GDM 患者胰岛素抵抗增加，尽管胰岛素分泌增加，但仍无法控制高血糖[11]。

动物和遗传研究表明，胰岛 B 细胞数量和功能轻度缺陷可能会被妊娠压力掩盖[8]。因此，与 2 型糖尿病一样，胰岛素抵抗和胰岛素相对缺乏均是 GDM 的发病机制。

三、诊断

（一）妊娠期糖尿病评估

虽然 GDM 通常在妊娠晚期开始时才表现出来（筛查在妊娠 24～28 周进行），但 2 型糖尿病持续高患病率导致了既往患有糖尿病但未诊断出糖尿病的孕妇数量增加。

由于未经治疗的高血糖会增加胎儿畸形和其他并发症风险，因此在妊娠早期对未诊断糖尿病的孕妇进行检测，有可能改善预后。

美国糖尿病协会（American Diabetes Association，ADA）和美国妇产科学会（American College of Obstetrics and Gynecology，ACOG）建议在第一次产前检查时对有 2 型糖尿病危险因素的孕妇进行糖尿病前期和糖尿病检查[1, 12]。以下为 2 型糖尿病的危险因素。

- 既往妊娠患 GDM。
- 糖尿病前期[1]。
  - ◇ 空腹血糖受损 100～125mg/dl（5.6～6.9mmol/L）。
  - ◇ 餐后 2h 糖耐量受损，血糖 140～199mg/dl（7.8～11.1mmol/L）。
  - ◇ 糖化血红蛋白 5.7%～6.4%。
- BMI≥25kg/m^2（亚裔美国人≥23kg/m^2）。
- 一级亲属患糖尿病的家族史。
- 高危种族（非裔美国人、西班牙裔美国人、亚裔美国人和太平洋岛民）。
- 有血管疾病、高血压、血脂异常和多囊卵巢综合征病史。
- 缺乏运动。
- 有胰岛素抵抗证据，如黑棘皮病。
- 高龄。

尽管一些产科医生使用以下 GDM 标准筛查程序，但在非妊娠期使用的糖尿病诊断标准仍可用于妊娠早期[1, 12]。

- 糖化血红蛋白≥6.5%。
- 空腹血糖≥126mg/dl（7.0mmol/L）。
- 随机血糖≥200mg/dl（11.1mmol/L），伴有高血糖症状。
- 75g 口服葡萄糖耐量试验（oral glucose tolerance test，OGTT）2h 血糖≥200mg/dl（11.1mmol/L）。

单独使用糖化血红蛋白对诊断 GDM 不够敏感，还应测空腹血糖和糖耐量试验[12]。

（二）妊娠期糖尿病筛查

高血糖和不良妊娠结局（hyperglycemia and adverse pregnancy outcomes，HAPO）研究采用一

步法 75g OGTT 评估了超过 25 000 例孕妇血糖与并发症的关系，显示血糖升高是妊娠并发症的持续风险，而血糖阈值对并发症发生风险没有明确影响[13]。血糖与风险没有明确生物学阈值，诊断标准在筛查、治疗负担与改善妊娠结局之间进行平衡。

在美国，同时采用两步法和一步法对 GDM 进行筛查（表 2-1 和表 2-2）。

与不严格的两步法相比，一步法可识别发生妊娠并发症和产妇 2 型糖尿病风险较低但仍在升高的女性。ACOG 认为，一步法将 GDM 诊断增加了数倍，但益处并不明确，而 ADA 指出，绝大多数轻度高血糖女性仅需通过生活方式干预进行管理。

国际糖尿病妊娠研究小组协会（IADPSG）推荐采用一步法，而 ADA 认为这两种方法都可以接受[12, 14]。

ACOG 和 2013 年国家儿童健康和人类发展研究所 GDM 诊断共识发展会议支持两步法，其避免了在筛查阶段禁食，这种方法在临床中均较常用[1, 12, 14]。

这些标准是基于 HAPO 试验结果，在 HAPO 试验中，血糖水平达到这些阈值与不良结局风险高于平均水平 1.75 倍相关，不良结局包括出生体重＞胎龄的第 90 百分位、剖宫产、新生儿低血糖和脐带血 C 肽水平＞第 90 百分位[14]。

（三）妊娠期糖尿病其他诊断试验

对于有剧吐、胃旁路手术史或不能耐受糖耐量试验女性，妊娠晚期每隔数周查糖化血红蛋白并评

表 2-1　不同组织机构对 GDM 进行筛查的建议

组　织	筛查时机	方　法
ADA	妊娠 24 ～ 28 周	• 两步法：50g OGTT 非空腹状态 – 如果 1h 血糖＞140 mg/dl（7.8mmol/L），则进行空腹 OGTT，血糖负荷 100g，测 1h、2h 和 3h 血糖 • 一步法：75g OGTT，测 1h 和 2h 血糖
美国内分泌学会	第一次产前检查和妊娠 24～28 周	• 在第一次产前检查时对所有未知是否患有糖尿病的女性进行普遍筛查 • 在妊娠 24～28 周时，采用 75g OGTT 测 2h 血糖，以检测 GDM
USPSTF	妊娠 24～28 周	• 两步法（优先）：非空腹 50g OGTT – 如果满足筛选阈值[血糖水平＞130mg/dl（7.2mmol/L）、135mg/dl（7.5mmol/L）或 140 mg/dl（7.8mmol/L），则取决于实验室检测]，然后继续进行 100g OGTT，并测 1h、2h 和 3h 血糖 • 一步法：75g OGTT，测 1h 和 2h 血糖

GDM. 妊娠期糖尿病；ADA. 美国糖尿病协会；OGTT. 口服葡萄糖耐量试验；USPSTF. 美国预防服务工作组

表 2-2　葡萄糖负荷后的正常血糖水平

时　间	Carpenter/ Coustan 血糖标准（mg/dl）	国家糖尿病数据组血糖标准（mg/dl）
空腹	＜95（5.3mmol/L）	＜105（5.8mmol/L）
1h	＜180（10mmol/L）	＜190（10.6mmol/L）
2h	＜155（8.6mmol/L）	＜165（9.2mmol/L）
3h	＜140（7.8mmol/L）	＜145（8.1mmol/L）

估空腹和餐后 1h 血糖，用于评估血糖异常[15]。

四、治疗

（一）治疗的理论基础

尽管很早就认识到 GDM 的并发症，但直到 2005 年澳大利亚孕妇糖类不耐受研究（Australian Carbohydrate Intolerance Study in Pregnant Women，ACHOIS）和 2009 年 Landon 等基于美国的研究发表后才有支持 GDM 治疗的临床试验数据[16, 17]。两项研究都包括 GDM 较轻的女性，干预组接受饮食治疗、自我监测血糖，当生活方式管理措施无效时使用胰岛素治疗。

严格控制血糖减少了严重围产期并发症，如肩难产、神经麻痹、巨大儿和孕妇高血压。ACHOIS 研究还显示，治疗减轻了抑郁症状，改善了与健康相关的生活质量，减轻了人们对轻度 GDM 积极筛查和治疗可能产生不良心理影响的担忧。

（二）治疗目标

1. ACOG 和 ADA 推荐了第五届 GDM 国际研讨会决定的自我监测血糖目标[14]

- 空腹血糖值为<95mg/dl（5.3mmol/L）。
- 餐后 1h 血糖<140mg/dl（7.8mmol/L）或餐后 2h 血糖<120mg/dl（6.7mmol/L）。

2. 自我监测血糖

- 每天至少自我监测血糖（self-monitoring of blood glucose，SMBG）4 次（包括空腹和餐后血糖）。
- 如果血糖水平在目标范围内，可以减少检测频率，但应该在每天的不同时间继续检测，有足够的数据来分析全天的血糖情况[1]。

3. 糖化血红蛋白

- 糖化血红蛋白（HbA1c）应该仅作为补充目标，使用要次于 SMBG。
- 它监测不到餐后高血糖或低血糖发作。
- 易受其他因素的影响。
- 个性化目标。
    - ◇ 妊娠早期 HbA1c 为 6%～7% 是合理的。
    - ◇ 如果没有过度的低血糖，可以考虑<6%[12]。

4. 连续血糖监测

- ADA 支持妊娠期连续血糖监测（continuous glucose monitoring，CGM）对 SMBG 的补充作用。
- 针对糖尿病孕妇的一些 CGM 试验已经证明了以下情况。
    - ◇ 糖化血红蛋白降低而不增加低血糖。
    - ◇ 减少不良围产期结局。
    - ◇ 其局限性的大部分数据来自 PGD 而非 GDM 女性[18-21]。

（三）生活方式干预

生活方式干预是 GDM 治疗的核心，足以控制绝大多数患者的血糖水平。在 ACHOIS 研究中，80% 女性使用了营养疗法，不需要附加胰岛素，而在 Landon 的美国研究中，92% 女性使用了营养治疗[16, 17]。

（四）饮食

医学营养治疗是 GDM 管理的基础。然而，具体的指导干预措施证据很少[22]。

ADA 和美国内分泌学会（Endocrine Society，ES）支持 2009 年医学研究所建议的妊娠期体重增加目标[23]。

- 根据妊娠前体重指数，早期妊娠的体重增加目标为 0.5～2kg。
- 妊娠前体重过轻（BMI<18.5kg/m^2），妊娠中晚期每周增加 0.44～0.58kg。
- 妊娠前体重正常（BMI 为 18.5～24.9kg/m^2）每周增加 0.35～0.5kg。
- 妊娠前超重（BMI 为 25～29.9kg/m^2），每周增加 0.23～0.33kg。
- 妊娠前肥胖（BMI≥30kg/m^2），每周增加 0.17～0.27kg。

在可能的情况下，妊娠女性最好接受注册营养师的指导[12]。

超重和肥胖女性应减少热量摄入，但应足以避免酮症并支持胎儿和孕妇健康，建议每天摄入的最低热量为 1600～1800kcal[24]。

在营养成分方面，虽然很少有证据指导具体

的建议，但一些研究表明，低糖指数饮食可以降低巨大儿风险[25]。

美国内分泌学会建议将糖类摄入量减少到总热量的35%～40%，而ACOG和ADA并没有对是否限制总糖类的摄入量提出正式建议。

- ADA建议每天至少摄入175g糖类、71g蛋白质和28g膳食纤维，同时要注意单糖会导致餐后血糖升高。
- ACOG建议在三餐和2～3次加餐之间分配糖类，以限制较大量糖类摄入可能发生的餐后血糖波动。

（五）运动

尽管最近Cochrane的一项Meta分析发现，运动可以降低GDM患者的血糖水平，但目前还没有足够的证据来评估围产期结局[26]。

ADA、ACOG和ES都建议定期进行适度运动。例如，每周至少运动5天，每天运动30min。

（六）药物治疗

对于生活方式管理没有达到目标的妊娠女性，开始启动药物治疗。

胰岛素不通过胎盘，是妊娠期研究最多的药物，优于其他药物（包括二甲双胍和磺酰脲类药物）。

二甲双胍和格列本脲可用于某些情况，如拒绝或无法坚持胰岛素治疗。母胎医学会（Society for Maternal-Fetal Medicine，SMFM）在一份针对ACOG指南对胰岛素的偏好反驳中，承认二甲双胍是可接受的胰岛素一线药物替代品，以下为其引用的疗效、患者偏好和结果[27]。

1. 胰岛素

一般来说，长效胰岛素和速效胰岛素分别用于空腹（基础）和餐后血糖控制。

由于缺乏高质量的证据，Cochrane综述不能推荐任何特定的胰岛素类型或方案[28]。

- 妊娠期胰岛素安全性证据。
  - ◇ 赖脯胰岛素、门冬胰岛素和地特胰岛素在动物研究和人类妊娠试验中是安全的，在2015年FDA修订妊娠药物类别之前，它们与传统的人常规胰岛素和中性鱼精蛋白锌胰岛素（neutral protamine hagedorn，NPH）一起被归为B类药物[29]。
  - ◇ 在人类妊娠研究较少的情况下，吸入胰岛素、赖谷胰岛素、德谷胰岛素和甘精胰岛素U-100以前属于C类药物。
  - ◇ 对于2015年以后发布的胰岛素，甘精胰岛素U-300和超速效门冬胰岛素Fiasp®，标签指出在引用了特定的动物和人类证据的同时仍缺乏明确的证据来告知孕妇和胎儿的风险。
  - ◇ 2015年以前FDA分类的胰岛素标签更新采用了类似的胰岛素特异性标签。与最好在餐前10～15min注射的常规胰岛素相比，ACOG首选赖脯胰岛素、门冬胰岛素，因为赖脯胰岛素和门冬胰岛素在餐前立即注射能提供更好的餐后血糖控制[1]。
- 关于剂量和方案，目前缺乏具体的社会层面指南，但经常引用美国加利福尼亚加州糖尿病和妊娠项目（California Diabetes and Pregnancy Program，CDAPP）[15, 30]。
  - ◇ 对于更严重的高血糖，CDAPP建议每天0.6～1.0U/kg的胰岛素，50%为餐前速效胰岛素餐，50%为基础需求，每天2次使用中效胰岛素NPH或每天1次使用长效胰岛素。
  - ◇ 对于较轻微的空腹高血糖，如空腹血糖升高至＜120 mg/dl（6.7mmol/L），可开始睡前使用8～20U中效胰岛素NPH。
  - ◇ 对于较轻微的餐后血糖紊乱［＜180mg/dl（10mmol/L）］，餐前可使用2～4U的速效胰岛素。

无论采用何种治疗方案，刚开始使用胰岛素的患者应接受关于处理低血糖的教育，并应经常（通常至少每周）进行基于SMBG的胰岛素和饮食方案的调整。

在分娩过程中，目标是使血糖正常化到70～110mg/dl（3.9～6.1mmol/L），因为这将降低新生儿低血糖风险[15]。

大多数 GDM 患者，特别是那些饮食治疗和不需要药物治疗的妊娠女性，可以在没有药物的情况下通过饮食管理等处理度过分娩。

发生高血糖时［血糖＞100mg/dl（5.6mmol/L）］，治疗包括静脉注射胰岛素和输液[15]。

分娩后大多数 GDM 患者不需要胰岛素治疗。然而，如果高血糖依然存在，应监测血糖水平并考虑非胰岛素治疗。

2. 格列本脲

对妊娠期使用磺酰脲类药物（格列本脲）已进行了一些研究，其是一种便宜、便利的口服疗法。

尽管 ACOG 和 ADA 指南倾向于使用胰岛素，但格列本脲使用率仍有所增加。基于对登记数据的研究显示，在美国格列本脲在妊娠期使用量已经超过了胰岛素[31]。

格列本脲可通过胎盘屏障。

缺乏妊娠期使用格列本脲女性后代的长期预后证据。

有关格列本脲与胰岛素的 Meta 分析证据引起了对母体和胎儿低血糖及巨大胎儿的关注。此外，最近一项更大规模的非劣效性临床试验表明，格列本脲在围产期结局中未表现出与胰岛素等效[1, 32]。

格列本脲在 GDM 中的起始剂量为低剂量，每天 1.25～2.5mg，并根据疗效调整至最大剂量每次 10mg，每天 2 次。

餐前 1h 定量服用格列本脲可减少低血糖发生率[15]。

应对接受格列本脲治疗的患者进行有关低血糖识别和管理方面的教育。

在各种试验中有 6%～18% 的女性治疗失败，进展为需要胰岛素治疗[33]。

3. 二甲双胍

与格列本脲一样，二甲双胍是一种便宜的口服药物，尽管 ADA 和 ACOG 更倾向于胰岛素治疗 GDM，但二甲双胍越来越多地用于治疗 GDM[31]。

研究显示，尽管有胃肠道不良反应，但女性患者更喜欢二甲双胍而不是胰岛素[33]。

尽管 Meta 分析在很大程度上证实了关于二甲双胍与胰岛素在 GDM 的应用让人放心，孕妇体重增加较少，新生儿高血糖有减少的趋势，但一些研究表明二甲双胍会导致更多早产和后代儿童体重增加[12, 34]。

二甲双胍可通过胎盘屏障。

ADA 建议并发高血压、子痫前期或其他胎儿生长受限风险的孕妇不宜使用二甲双胍[12]。

ADA 还指出使用二甲双胍导致胎盘功能不全时存在酸中毒和胎儿生长受限的风险[12]。

GDM 的二甲双胍起始剂量为 500mg，每天 1 次或 2 次，随食物服用，并根据耐受性调整至每天最大剂量 2500mg。

二甲双胍不应用于肾功能不全，并应在发生重大疾病或手术时停用。

应密切监测血糖，由于二甲双胍治疗失败的情况很常见，多达 46% 的女性需要进行胰岛素补充治疗[35]。

（七）产后管理

GDM 后发展为 2 型糖尿病的风险大幅增加（约 7 倍）[36]。这一风险要求在 GDM 后对 2 型糖尿病进行持续评估。

ADA 和 ACOG 都建议在产后 4～12 周进行空腹血糖和 75g OGTT 检测，这优于单独进行糖化血红蛋白或空腹血糖检测[1, 12]。OGTT 结果阳性要求对糖尿病进行治疗。

空腹血糖受损或糖耐量受损的产妇属于糖尿病前期，应接受饮食、运动和减肥方面的建议[12]。二甲双胍也可作为治疗的一线药物[37]。

产后 4～12 周血糖检测正常的产妇仍需要不定期随访，ADA 建议每 1～3 年进行 1 次 ADA 推荐的任何血糖检测[12]。

对于后续妊娠，应指导有 GDM 病史的女性寻求妊娠前咨询和血糖评估[1, 12]。

参考文献

[1] Caughey AB, Turrentine M. Committee on Practice Bulletins—Obstetrics. ACOG Practice Bulletin No. 190: Gestational Diabetes Mellitus. Obstet Gynecol. 2018 Feb;131(2):e49–e64.

[2] Mack LR, Tomich PG. Gestational diabetes: Diagnosis, classification, and clinical care. Obstet Gynecol Clin North Am. 2017 Jun;44(2):207–217.

[3] Agarwal MM, Dhatt GS, Othman Y. Gestational diabetes: Differences between the current international diagnostic criteria and implications of switching to IADPSG. J Diabetes Complications. 2015;29(4):544–549.

[4] Buchanan TA, Xiang AH. Gestational diabetes mellitus. J Clin Invest. 2005;115(3):485–491.

[5] DeSisto CL, Kim SY, Sharma AJ. Prevalence estimates of gestational diabetes mellitus in the United States, Pregnancy Risk Assessment Monitoring System (PRAMS), 2007–2010. Prev Chronic Dis. 2014;11:130415.

[6] Zhang C, Rawal S, Chong YS. Risk factors for gestational diabetes: Is prevention possible? Diabetologia. 2016;59:1385–1390.

[7] Bardenheier BH, Imperatore G, Gilboa SM, Geiss LS, Saydah SH, Devlin HM, Kim SY, Gregg EW. Trends in gestational diabetes among hospital deliveries in 19 U.S. States, 2000–2010. Am J Prev Med. 2015 Jul;49(1):12–19.

[8] Plows JF, Stanley JL, Baker PN, Reynolds CM, Vickers MH. The pathophysiology of gestational diabetes mellitus. Int J Mol Sci. 2018 Oct;19(11):3342.

[9] Ryan EA, Enns L. Role of gestational hormones in the induction of insulin resistance. J Clin Endocrinol Metab. 1988 Aug;67(2): 341–347.

[10] Velegrakis A, Sfakiotaki M, Sifakis S. Human placental growth hormone in normal and abnormal fetal growth (Review). J Matern Fetal Neonatal Med. 2007 Sep;20(9): 651–659.

[11] Catalano PM, Tyzbir ED, Roman NM, Amini SB, Sims EA. Longitudinal changes in insulin release and insulin resistance in nonobese pregnant women. Am J Obstet Gynecol. 1991 Dec;165(6 Pt 1):1667–1672.

[12] American Diabetes Association. Classification and diagnosis of diabetes: Standards of medical care in diabetes—2020. Diabetes Care. 2020 Jan;43(Supplement 1):S14–S31.

[13] HAPO Study Cooperative Research Group, Metzger BE, Lowe LP, Dyer AR, Trimble ER, Chaovarindr U, Coustan DR, Hadden DR, McCance DR, Hod M, McIntyre HD, Oats JJ, Persson B, Rogers MS, Sacks DA. Hyperglycemia and adverse pregnancy outcomes. N Engl J Med. 2008 May;358(19):1991–2002.

[14] International Association of Diabetes and Pregnancy Study Groups Consensus Panel, Metzger BE, Gabbe SG, Persson B, Buchanan TA, Catalano PA, Damm P, Dyer AR, de Leiva A, Hod M, Kitzmiler JL, Lowe LP, McIntyre HD, Oats JJN, Omori Y, Schmidt MI. International Association of Diabetes and Pregnancy Study Groups recommendations on the diagnosis and classification of hyperglycemia in pregnancy. Diabetes Care. 2010 Mar;33(3):676–682.

[15] Shields, L, Tsay, GS. Editors, California Diabetes and Pregnancy Program (CDAPP) Sweet Success Guidelines for Care. Developed with California Department of Public Health; Maternal, Child and Adolescent Health Division; revised edition, 2012 Jul:1–18.

[16] Crowther CA, Hiller JE, Moss JR, McPhee AJ, Jeffries WS, Robinson JS. Australian Carbohydrate Intolerance Study in Pregnant Women (ACHOIS) Trial Group. Effect of treatment of gestational diabetes mellitus on pregnancy outcomes. N Engl J Med. 2005;352:2477–2486.

[17] Landon MB, Spong CY, Thom E, Carpenter MW, Ramin SM, Casey B, Wapner RJ, Varner MW, Rouse DJ, Thorp JM Jr, Sciscione A, Catalano P, Harper M, Saade G, Lain KY, Sorokin Y, Peaceman AM, Tolosa JE, Anderson GB, Eunice Kennedy Shriver National Institute of Child Health and Human Development Maternal-Fetal Medicine Units Network. A multicenter, randomized trial of treatment for mild gestational diabetes. N Engl J Med. 2009 Oct;361(14):1339–1348.

[18] Paramasivam SS, Chinna K, Singh AKK, Ratnasingam J, Ibrahim L, Lim LL, Tan ATB, Chan SP, Tan PC, Omar SZ, Bilous RW, Vethakkan SR. Continuous glucose monitoring results in lower HbA1c in Malaysian women with insulin-treated gestational diabetes: A randomized controlled trial. Diabet Med. 2018 Aug;35(8):1118–1129.

[19] Voormolen DN, DeVries JH, Sanson RME, Heringa MP, de Valk HW, Kok M, van Loon AJ, Hoogenberg K, Bekedam DJ, Brouwer TCB, Porath M, Erdtsieck RJ, NijBijvank B, Kip H, van der Heijden OWH, Elving LD, Hermsen BB, Potter van Loon BJ, Rijnders RJP, Jansen HJ, Langenveld J, Akerboom BMC, Kiewiet RM, Naaktgeboren CA, Mol BWJ, Franx A, Evers IM. Continuous glucose monitoring during diabetic pregnancy (GlucoMOMS): A multicentre randomized controlled trial. Diabetes Obes Metab. 2018 Aug;20(8):1894–1902. Epub 2018 May 8.

[20] Feig DS, Donovan LE, Corcoy R, Murphy KE, Amiel SA, Hunt KF, Asztalos E, Barrett JFR, Sanchez JJ, de Leiva A, Hod M, Jovanovic L, Keely E, McManus R, Hutton EK, Meek CL, Stewart ZA, Wysocki T, O'Brien R, Ruedy K, Kollman C, Tomlinson G, Murphy HR, CONCEPTT Collaborative Group. Continuous glucose monitoring in pregnant women with type 1 diabetes (CONCEPTT): A multicentre international randomised controlled trial. Lancet. 2017 Nov;390(10110):2347–2359. doi: 10.1016/

S0140-6736(17)32400-5. Epub 2017 Sep 15.

[21] Murphy HR, Rayman G, Lewis K, Kelly S, Johal B, Duffield K, Fowler D, Campbell PJ, Temple RC. Effectiveness of continuous glucose monitoring in pregnant women with diabetes: Randomised clinical trial. BMJ. 2008 Sep;337:a1680.

[22] Han S, Crowther CA, Middleton P, Heatley E. Different types of dietary advice for women with gestational diabetes mellitus. Cochrane Database Syst Rev. 2013 Mar;28(3):CD009275.

[23] Institute of Medicine and National Research Council. Weight Gain during Pregnancy: Reexamining the Guidelines. Washington, DC, National Academies Press, 2009.

[24] Blumer I, Hadar E, Hadden DR, Jovanovič L, Mestman JH, Murad MH, and Yogev Y. Diabetes and pregnancy: An endocrine society clinical practice guideline. J Clin Endocrinol Metab. 2013;98:4227–4249.

[25] Han S, Middleton P, Shepherd E, Van Ryswyk E, Crowther CA. Different types of dietary advice for women with gestational diabetes mellitus. Cochrane Database Syst Rev. 2017 Feb;2:CD009275.

[26] Brown J, Ceysens G, Boulvain M. Exercise for pregnant women with gestational diabetes for improving maternal and fetal outcomes. Cochrane Database Syst Rev. 2017 Jun 22;6:CD012202.

[27] Society of Maternal-Fetal Medicine (SMFM) Publications Committee. SMFM Statement: Pharmacological treatment of gestational diabetes. Am J Obstet Gynecol. 2018;218(5):B2–B4.

[28] O'Neill SM, Kenny LC, Khashan AS, West HM, Smyth RM, Kearney PM. Different insulin types and regimens for pregnant women with pre-existing diabetes. Cochrane Database Syst Rev. 2017 Feb 3;2:CD011880.

[29] Blum AK. Insulin use in pregnancy: An update. Diabetes Spectrum. 2016 May;29(2):92–97.

[30] Hone J, Jovanovič L. Approach to the patient with diabetes during pregnancy. J Clin Endocrinol Metab. 2010 Aug;95(8):3578–3585.

[31] Cesta CE, Cohen JM, Pazzagli L, Bateman BT, Bröms G, Einarsdóttir K, Furu K, Havard A, Heino A, Hernandez-Diaz S, Huybrechts KF, Karlstad Ø, Kieler H, Li J, Leinonen MK, Gulseth HL, Tran D, Yu Y, Zoega H, Odsbu I1. Antidiabetic medication use during pregnancy: An international utilization study. BMJ Open Diabetes Res Care. 2019 Nov;7(1):e000759.

[32] Sénat MV, Affres H, Letourneau A, Coustols-Valat M, Cazaubiel M, Legardeur H, Jacquier JF, Bourcigaux N, Simon E, Rod A, Héron I, Castera V, Sentilhes L, Bretelle F, Rolland C, Morin M, Deruelle P, De Carne C, Maillot F, Beucher G, Verspyck E, Desbriere R, Laboureau S, Mitanchez D, Bouyer J, Groupe de Recherche en Obstétrique et Gynécologie (GROG). Effect of glyburide vs subcutaneous insulin on perinatal complications among women with gestational diabetes: A randomized clinical trial. JAMA. 2018 May;319(17):1773–1780.

[33] Balsells M, García-Patterson A, Solà I, Roqué M, Gich I, Corcoy R. Glibenclamide, metformin, and insulin for the treatment of gestational diabetes: A systematic review and meta-analysis. BMJ. 2015;350:h102.

[34] Jiang YF, Chen XY, Ding T, Wang XF, Zhu ZN, Su SW. Comparative efficacy and safety of OADs in management of GDM: Network meta-analysis of randomized controlled trials. J Clin Endocrinol Metab. 2015 May;100(5):2071–2080.

[35] Rowan JA, Hague WM, Gao W, Battin MR, Moore MP, MiG Trial Investigators. Metformin versus insulin for the treatment of gestational diabetes. N Engl J Med. 2008 May;358(19):2003–2015.

[36] Bellamy L, Casas JP, Hingorani AD, Williams D. Type 2 diabetes mellitus after gestational diabetes: A systematic review and meta-analysis. Lancet. 2009 May;373(9677):1773–1779.

[37] Ratner RE, Christophi CA, Metzger BE, Dabelea D, Bennett PH, Pi-Sunyer X, Fowler S, Kahn SE, The Diabetes Prevention Program Research Group. Prevention of diabetes in women with a history of gestational diabetes: Effects of metformin and lifestyle interventions. J Clin Endocrinol Metab. 2008 Dec;93(12):4774–4779.

第三节　糖尿病母体和胎儿并发症

Rashi Sandooja　Jasmin Lebastchi　著
汪燕兰　译　　樊尚荣　校

要　点

- 妊娠期糖尿病与多种母体和胎儿并发症相关。
- 患有妊娠期糖尿病的女性在晚年患糖尿病的风险会增加。
- 一些研究表明，母亲高血糖与妊娠期高血压和子痫前期的发生有关。
- 妊娠期糖尿病的胎儿并发症包括巨大儿、先天性畸形和死产。
- 糖尿病女性所分娩儿童的长期并发症包括肥胖及以后可能发展为糖尿病和心血管疾病。

一、妊娠并发症

（一）妊娠期高血压和子痫前期

1. 多种机制可促进妊娠期高血压发生

- 增加胰岛素抵抗激活交感神经系统，使内皮素受体增加，导致高血压。
- 与胰岛素抵抗相关的高甘油三酯血症导致内皮功能障碍，前列环素生成减少，并干扰一氧化氮介导的血管舒张，进一步促进高血压发生[1]。

2. 子痫前期相关病理生理因素可与 GDM 有关[2]

糖尿病孕妇子痫前期发生率高达 9.9%，而非糖尿病对照组发生率为 4.3%[3]。

- 子痫前期发病率随着糖尿病严重程度的增加而升高。
  - 一项研究表明，轻度高血糖［空腹血糖（fasting blood sugar，FBS）＜105mg/dl（5.8mmol/L）］患者的子痫前期发生率为 7.8%，而重度高血糖［FBS＞105mg/dl（5.8mmol/L）］患者的子痫前期发生率增加到 13.8%[1]。
  - 妊娠期理想的血糖控制可能降低子痫前期发生率。

发生子痫前期的 GDM 患者显著较年轻，初产妇和肥胖患者发生率更高。

患有子痫前期的糖尿病女性围产儿死亡率约为 60‰，而血压正常的糖尿病患者围产儿死亡率约为 3.3‰[3]。

另有研究表明，GDM 和子痫前期的关联尚不明确[1, 4]。

GDM 和子痫前期孕妇的引产率和剖宫产率较高[5]。

（二）继发于 GDM 血糖控制不良时预后风险增加

- 血脂代谢异常。
- 平均收缩压升高。
- 动脉粥样硬化性疾病（包括心肌梗死）[6, 7]。
- 后续妊娠中 GDM 复发。
- 进展为 2 型糖尿病。
  - 与血糖正常的妊娠女性相比，GDM 女性患 2 型糖尿病的风险增加了 7 倍[6]。
  - 2 型糖尿病累积发病率在产后前 5 年显著增加，长期可达 70%，但通常在产后 10 年后趋于稳定[8]。
  - ADA 建议在产后 6～8 周进行血糖检测，此后每 3 年进行 1 次。不幸的是，大多数 GDM 患者在分娩后失访，也未接受筛查[9]。
  - 遗传学研究表明，GDM 与 2 型糖尿病相似，与 2 型糖尿病相关的一些等位基因频率在 GDM 中也增加[10]。

（三）进展为2型糖尿病的潜在危险因素

妊娠前和妊娠期肥胖症。

糖尿病家族史：在GDM后发展为2型糖尿病的患者中，有34.6%的患者一级亲属患糖尿病。

种族：亚裔美国人和非裔美国人面临更高的风险。

GDM血糖控制不良。

二、胎儿并发症

高血糖未控制，会导致孕妇通过胎盘转移给胎儿的葡萄糖增加。然而，孕妇或外源给予的胰岛素无法通过胎盘屏障，导致胎儿胰腺自主分泌胰岛素增加、葡萄糖利用增加、胎儿脂肪组织增加，形成巨大儿。这是孕妇高血糖引起大多数胎儿并发症的基础[11]。

（一）近期并发症

1. 巨大儿

定义为身体脂肪过多，肌肉质量增加，器官增大而脑容量没有增加。

发达国家巨大儿患病率为5%～20%，最近上升到15%～25%[12]。

OGTT时血糖升高水平与出生体重大于第90个百分位相关[13]。

GDM女性胎盘中脂质转运和炎症通路基因上调，供胎儿使用的脂质基质输送增加，导致巨大儿和胎儿出生体重增加[14]。

通过改变生活方式或使用胰岛素治疗GDM可降低巨大儿发生率[15]。

2. 先天性畸形和糖尿病胚胎病

孕妇高血糖可通过以下机制产生致畸作用[16,17]。

- 细胞脂质代谢改变，特别是前列腺素失调，影响细胞膜的生成和功能。
- 由于线粒体功能障碍导致活性氧产生过多。
- 激活程序性细胞死亡或凋亡。

与从未患过糖尿病或在妊娠晚期患糖尿病的孕妇相比，孕前患有1型或2型糖尿病孕妇分娩的子代有一项或多项出生缺陷的可能性明显升高[18]。

孕前患糖尿病孕妇分娩的婴儿更容易发生心脏缺陷（大动脉转位、室间隔或房间隔缺损、主动脉缩窄和尾部退化综合征）、中枢神经系统异常（神经管缺陷和无脑畸形）、胃肠道缺陷（十二指肠和肛门闭锁和左结肠发育不良）和泌尿生殖系统畸形[18]。

妊娠前或妊娠早期严格控制血糖可以显著降低子代出生缺陷的发生率[17]。

3. 围产儿死亡

妊娠期所有形式糖尿病与缺氧和无氧代谢相关酸中毒导致的死产风险增加有关[19]。

4. 新生儿呼吸窘迫综合征

孕妇糖尿病会增加新生儿胎粪吸入和暂时性呼吸窘迫的风险，特别是剖宫产的婴儿。

5. 代谢紊乱

新生儿低血糖。

- 出生时体型过大的婴儿更容易患高胰岛素血症和低血糖[13]。
- 对于糖尿病孕妇分娩的大于孕龄的新生儿，应在出生后第1天频繁进行血糖检测。早期且频繁的母乳喂养是预防这些婴儿低血糖的有效策略[16]。

严格的孕妇糖尿病管理可以降低新生儿低钙血症[20]。

新生儿红细胞增多症和高胆红素血症与母体血糖水平升高、胎儿代谢率和葡萄糖摄取增加有关，导致组织耗氧量增加和缺氧。组织缺氧刺激胎儿促红细胞生成素产生，导致红细胞增多症、增加血液黏度和高胆红素血症。

- 新生儿常表现为嗜睡、张力减退和易怒。
- 在严重的病例中，可能表现为脑梗死继发的癫痫发作[16]。

（二）远期并发症

1. 肥胖症

在宫内暴露于高血糖会增加后代患糖尿病和肥胖的风险，其机制尚不清楚；可能与胎儿高血糖导致其激素改变或胎儿体积增加相关。在这些子代体内胰岛素或胎儿瘦素浓度增加也可能发挥作用[21]。

与非糖尿病女性相比，患有 GDM 或孕前已患 2 型糖尿病的 Pima 印第安女性的孩子出生时体重大于孕龄，通过身高校正后，每个年龄段孩子的体重都更重[22, 23]。

在对 Pima 印第安人的研究发现，患有糖尿病孕妇分娩孩子的 BMI 明显高于在宫内未暴露于糖尿病的孩子[24]。

在美国，GDM 女性分娩的儿童超重风险增加了 17.1%。GDM 女性分娩的儿童中有 9.7% 超重。相比之下，未患糖尿病女性分娩的儿童中有 6.6% 超重[25]。

肥胖似乎更多与母亲血糖状况有关，而不是与母亲孕期体重有关。糖尿病女性分娩体重正常的新生儿在儿童期肥胖的发生率较高[26]。

2. 心血管疾病

一些研究表明，暴露于糖尿病孕妇的后代晚年患心血管功能障碍的风险会增加[16, 27]。

参考文献

[1] Yogev Y, Xenakis EM, Langer O. The association between preeclampsia and the severity of gestational diabetes: the impact of glycemic control. Am J Obstet Gynecol. 2004;191(5):1655–1660.

[2] Henry, OA, Beischer NA. 11 long-term implications of gestational diabetes for the mother. Baillieres Clin Obstet Gynaecol. 1991;5(2):461–483.

[3] Garner PR, D'Alton ME, Dudley DK, Huard P, Hardie M. Preeclampsia in diabetic pregnancies. Am J Obstet Gynecol. 1990;163(2):505–508.

[4] Schaffir JA, Lockwood CJ, Lapinski R, Yoon L, Alvarez M. Incidence of pregnancy-induced hypertension among gestational diabetics. Am J Perinatol. 1995;12(4):252–254.

[5] Weissgerber TL, Mudd LM. Preeclampsia and diabetes. Curr Diab Rep. 2015;15(3):9.

[6] Bellamy L, Casas JP, Hingorani AD, Williams D. Type 2 diabetes mellitus after gestational diabetes: a systematic review and metaanalysis. Lancet. 2009;373(9677):1773–1779.

[7] O'Sullivan JB. The Boston Gestational Diabetes Studies: review and perspectives. In: Sutherland HW, Stowers JM, Pearson DWM (eds.), Carbohydrate Metabolism in Pregnancy and the Newborn Ⅳ. 1989: Springer, London. pp. 287–294.

[8] Kim C, Newton KM, Knopp RH. Gestational diabetes and the incidence of type 2 diabetes: a systematic review. Diabetes Care. 2002;25(10):1862–1868.

[9] Kim C, Tabaei BP, Burke R, et al. Missed opportunities for type 2 diabetes mellitus screening among women with a history of gestational diabetes mellitus. Am J Public Health. 2006;96(9):1643–1648.

[10] Lauenborg J, Grarup N, Damm P, et al. Common type 2 diabetes risk gene variants associate with gestational diabetes. J Clin Endocrinol Metab. 2009;94(1):145–150.

[11] Kc K, Shakya S, Zhang H. Gestational diabetes mellitus and macrosomia: a literature review. Ann Nutr Metab. 2015;66(Suppl 2):14–20.

[12] Henriksen T. The macrosomic fetus: a challenge in current obstetrics. Acta Obstet Gynecol Scand. 2008;87(2):134–145.

[13] HAPO Study Cooperative Research Group, Metzger BE, Lowe LP, et al. Hyperglycemia and adverse pregnancy outcomes. N Engl J Med. 2008;358(19):1991–2002.

[14] Radaelli T, Lepercq J, Varastehpour A, Basu S, Catalano PM, Hauguel-De Mouzon S. Differential regulation of genes for fetoplacental lipid pathways in pregnancy with gestational and type 1 diabetes mellitus. Am J Obstet Gynecol. 2009;201(2):209.e1–209.e10.

[15] Horvath K, Koch K, Jeitler K, et al. Effects of treatment in women with gestational diabetes mellitus: Systematic review and meta-analysis. BMJ. 2010;340:c1395.

[16] Mitanchez D, Yzydorczyk C, Siddeek B, Boubred F, Benahmed M, Simeoni U. The offspring of the diabetic mother— short- and long-term implications. Best Pract Res Clin Obstet Gynaecol. 2015 Feb;29(2):256–269.

[17] Reece EA. Diabetes-induced birth defects: what do we know? What can we do? Curr Diab Rep. 2012;12(1):24–32.

[18] Correa A, Gilboa SM, Besser LM, et al. Diabetes mellitus and birth defects. Am J Obstet Gynecol. 2008;199(3):237.e1–237.e9.

[19] Dudley DJ. Diabetic-associated stillbirth: incidence, pathophysiology, and prevention. Obstet Gynecol Clin North Am. 2007;34(2):293-ix.

[20] Demarini S, Mimouni F, Tsang RC, Khoury J, Hertzberg V. Impact of metabolic control of diabetes during pregnancy on neonatal hypocalcemia: a randomized study. Obstet Gynecol. 1994;83(6):918–922.

[21] Dabelea D. The predisposition to obesity and diabetes in offspring of diabetic mothers [published correction appears in Diabetes Care. 2007 Dec;30(12):3154]. Diabetes Care. 2007;30(Suppl 2):S169–S174.

[22] Pettitt DJ, Nelson RG, Saad MF, Bennett PH, Knowler

WC. Diabetes and obesity in the offspring of Pima Indian women with diabetes during pregnancy. Diabetes Care. 1993;16(1):310–314.
[23] Pettitt DJ, Baird HR, Aleck KA, Bennett PH, Knowler WC. Excessive obesity in offspring of Pima Indian women with diabetes during pregnancy. N Engl J Med. 1983;308(5):242–245.
[24] Dabelea D, Hanson RL, Lindsay RS, et al. Intrauterine exposure to diabetes conveys risks for type 2 diabetes and obesity: a study of discordant sibships. Diabetes. 2000;49(12):2208–2211.
[25] Gillman MW, Rifas-Shiman S, Berkey CS, Field AE, Colditz GA. Maternal gestational diabetes, birth weight, and adolescent obesity. Pediatrics. 2003;111(3):e221–e226.
[26] Pettitt DJ, Knowler WC, Bennett PH, Aleck KA, Baird HR. Obesity in offspring of diabetic Pima Indian women despite normal birth weight. Diabetes Care. 1987;10(1):76–80.
[27] Zhang F, Xiao X, Liu D, Dong X, Sun J, Zhang X. Increased cord blood angiotensin Ⅱ concentration is associated with decreased insulin sensitivity in the offspring of mothers with gestational diabetes mellitus. J Perinatol. 2013;33(1):9–14.

第四节　糖尿病急症之糖尿病酮症酸中毒和高渗性高血糖状态

Sejal Doshi　Harikrashna Bhatt　著
汪燕兰　译　　樊尚荣　校

要　点

- 妊娠通过增加胰岛素拮抗激素和母体脂肪来诱导相对胰岛素抵抗状态，从而抑制外周葡萄糖摄取。
- 感染和不遵医嘱服药是导致糖尿病酮症酸中毒和高渗性高血糖状态的最常见原因。
- 糖尿病酮症酸中毒的特征是高血糖［通常>250mg/dl（13.9mmol/L）］、酮血症和代谢性酸中毒。
- 典型的高渗性高血糖状态诊断特征包括血清 pH>7.3、碳酸氢盐水平>18mEq/L、血酮不高或轻度升高、严重脱水、血糖>600mg/dl（33.3mmol/L）、血清渗透压≥ 320mOsm/kg，一些病例还可表现为意识改变。
- 糖尿病酮症酸中毒和高渗性高血糖状态治疗需要静脉注射胰岛素、静脉输液、补充电解质，以及识别和治疗诱发因素。

一、流行病学

（一）发病率

在美国普通人群中，糖尿病酮症酸中毒（diabetic ketoacidosis，DKA）占所有与糖尿病有关住院人数的 8%～29%。

相比之下，因高渗性高血糖状态（hyperosmolar hyperglycemic state，HHS）而住院的发生率较低，低于 1%[1, 2]。

妊娠人群 DKA 发生率较高（接近 9%），而非妊娠人群 DKA 发生率为 3%。

多项流行病学研究报道，DKA 在儿童和青年 1 型糖尿病患者发病率最高，而 HHS 通常见于老年 2 型糖尿病人群[3]。这两种疾病在所有年龄组和糖尿病类型中的发病率有相当多的重叠。

对德国、奥地利、美国和英国的国际糖尿病登记数据库进行分析表明，女性患 DKA 风险比男性更高[4]。

（二）死亡率

胰岛素治疗出现前，DKA 死亡率>90%。

胰岛素问世后，DKA 死亡率降至<2%。

HHS 死亡率是 DKA 的 10 倍，死亡率为 5%～16%[1, 2]。

二、病理生理学

（一）妊娠期生理变化使孕妇易患 DKA 和 HHS

这些失代偿糖尿病状态是胰岛素缺乏和胰岛素拮抗激素（如皮质醇、胎盘生长激素、胎盘催乳素、胰高血糖素、瘦素和儿茶酚胺）分泌增加的结果。

除了这些激素外，孕妇的脂肪也会抑制外周葡萄糖摄取，促进从妊娠中期到妊娠晚期的相对胰岛素抵抗状态[5]。

孕妇胰岛素敏感性受损通过增加肝脏糖异生和糖原分解，以及减少外周组织中的葡萄糖利用，来促进 DKA 和 HHS 发生。

胰岛素相对或绝对缺乏通过刺激激素敏感性脂肪酶导致蛋白质和脂质分解。这种脂肪分解增强导致游离脂肪酸生成增加，进而导致在肝脏中生成酮体，即乙酰乙酸和β- 羟基丁酸[6]，其增加导致代谢性酸中毒和碳酸氢盐水平下降，这是诊断 DKA 的标志。

妊娠期孕激素水平升高会刺激呼吸与二氧化碳呼出。每分通气量增加会引起呼吸性碱中毒，并导致碳酸氢盐水平代偿性下降[1, 7]。妊娠期呼吸缓冲能力改变使该类人群更容易发生 DKA。

虽然 HHS 发病机制与 DKA 相似，但 HHS 的特点是存在更严重脱水，反调节激素分泌增幅较小，以及有足够的胰岛素来抑制脂肪分解，从而抑制酮体产生[8]。

（二）诱因

感染和不遵医嘱使用胰岛素是导致 DKA 和 HHS 的最常见原因。感染在全球是最常见的病因，而不遵医嘱使用胰岛素是美国的最常见病因。

压力、创伤、手术、心肌梗死、脑血管意外、胰腺炎、妊娠剧吐、长时间呕吐、胃痉挛、肢端肥大症、G6PD 缺乏症和胰岛素泵衰竭也可诱导 DKA 和 HHS[2]。

影响糖代谢的药物可导致 DKA 或 HHS，如噻嗪类、类固醇、β 受体拮抗药、非典型抗精神病药、多巴酚丁胺或某些化疗药物[3]。特别是钠 – 葡萄糖协同转运蛋白 2（sodium-glucose co-transporter 2，SGLT-2）抑制药可导致正常血糖型 DKA，在 2 型糖尿病中的发病率＜0.5%，在 1 型糖尿病中的发病率＜10%。

使用可卡因等非法药物也是发生 DKA 的独立风险因素。

严重脱水可能是由于获得水的途径有限、活动受限或口渴机制改变，导致 HHS 的进一步发展。

据报道，在 DKA 反复发作的年轻患者中，心理因素（如厌食症、暴食症和抑郁症）比例高达 20%[9]。

在以 DKA 作为糖尿病初始表现的西班牙裔美国人或非裔美国人中，超过 50% 被诊断为 2 型糖尿病。这些易发生酮症倾向的 2 型糖尿病患者突然出现胰岛素分泌和功能受损，导致胰岛素严重缺乏，但在 DKA 消退后胰岛 B 细胞功能恢复[10]。其胰岛素功能突然受损的触发因素尚不清楚。

（三）母体和胎儿并发症

1. 母体并发症

- 脑水肿。
- 急性呼吸窘迫综合征。
- 肾衰竭。
- 子宫灌注减少。

2. 胎儿并发症

- 缺氧。
- 心律失常。
- 复发性晚期减速。
- 早产。
- 脑损伤和大脑发育受损。

三、诊断

DKA 或 HHS 可能是 GDM 的首发表现。

症状与非孕人群的症状相似

恶心、呕吐、腹痛、多尿、多饮、食欲缺乏、意识模糊、心动过速、低血压、黏膜干燥、嗜睡和昏迷。

患者还可能出现 Kussmaul 呼吸，即快速浅呼吸，以代偿 DKA 特征性的代谢性酸中毒[1]。

美国糖尿病协会指出 DKA 的特点是高血糖症［通常＞250mg/dl（13.9mmol/L）］、酮血症和代谢性酸中毒。

根据精神状态的改变程度、酸中毒和 pH 变化的严重程度，以及阴离子间隙（anion gap）升高，DKA 可分为轻度、中度和重度[10]。

HHS 典型的特征包括血清 pH＞7.3、碳酸氢盐水平＞18mEq/L、血酮不高或轻度升高、严重脱水（平均 9L）、血糖＞600 mg/dl（33.3mmol/L）、血清渗透压≥320mOsm/kg，有时可伴意识改变[2,11]。

上述诊断标准可能有重叠，也被称为 DKA 和 HHS 混合现象。

在妊娠期，DKA 往往在较低血糖水平下发生，而且发展速度也比非孕妇更快[12]。以下为 DKA 的潜在原因。

- 为了满足胎盘和母体器官增加的循环需求，妊娠期血浆容量增加对血糖水平产生稀释作用。
- 由于肾小球滤过增加，而肾小管对葡萄糖重吸收没有增加，导致肾脏丢失葡萄糖增加。
- 胎儿和胎盘对葡萄糖利用增加，孕妇糖异生减少。

四、治疗

DKA 和 HHS 管理需要由产科医生、内分泌科医生和麻醉医生组成的多学科团队共同完成。通过全面病史采集和体格检查来确定这些急症的原因至关重要。

（一）静脉输液

- 患者可能有 6～10L 液体不足，这些患者必须有足够的大静脉通路，并进行持续心电监护和血氧饱和度监测。
- 静脉输液有助于降低儿茶酚胺水平和改善组织灌注，从而降低血糖水平和增加各种细胞对胰岛素治疗的反应[11]。
- 液体选择。
  - ◇ 生理盐水是首选的替代液体，应在第一个小时内以 10～15ml/（kg·h）的速度输注[2]。
  - ◇ 如果钠离子水平正常或升高，选用低渗盐水（0.45% 氯化钠）是合适的。
  - ◇ 当血糖降至 250mg/dl（13.9mmol/L）以下时，应在生理盐水中加入葡萄糖[2]。
- 应根据血流动力学参数如血压、尿量或中心静脉压来调整输液速度。

（二）静脉输注胰岛素

- 静脉输注普通胰岛素，可以阻碍酮体产生并降低血糖浓度，是治疗糖尿病急症的基础。
- 胰岛素速率：以下为胰岛素给药的一些拟订方案。
  - ◇ 只要血钾≥3.3mmol/L，就应以 0.1U/（kg·h）的速度开始使用胰岛素。
  - ◇ 如果血钾＜3.3mmol/L，应暂停使用胰岛素，直到血钾重新补足。
  - ◇ 可以根据具体拟订方案增加胰岛素输注速率，以缓慢降低血糖水平。
  - ◇ 一旦血糖水平达到 250mg/dl（13.9mmol/L），胰岛素输注速度可降至 0.05U/（kg·h）[1]。
- 监测。
  - ◇ 在胰岛素输注过程，最初 6h 内应每小时测 1 次指尖血糖，每 2～4 小时应测 1 次基本代谢组，其中包括钠、碳酸氢盐和钾[11]。当血糖水平稳定且阴离子间隙已闭合时，监测频率可以降低。
- 停止胰岛素输注。

最重要的是知道何时停止胰岛素输注，DKA 和 HHS 的情况不同。

DKA 患者停止胰岛素输注。

DKA 患者输注胰岛素的目的不是为了改善血糖水平，而是为了清除阴离子间隙闭合所反映的酸中毒。记住这一点将有助于避免过早停止静脉输注胰岛素。

患者应在停止静脉输注胰岛素前至少 1h 接受皮下注射基础胰岛素，以最大限度地降低酸中毒复发和阴离子间隙重新开放的风险。基础胰岛素剂量可以根据以下任意一种策略来计算，但要知道计算方法并不完善。

在停止胰岛素输注前至少 1h 的方案。

- 方案1：给予患者基础剂量的胰岛素。
- 方案2：给予相当于患者前24h静脉输注胰岛素量50%的基础胰岛素。
- 方案3：评估之前24h静脉输注胰岛素每小时的平均速度，乘24，然后乘0.7～0.8（前24h平均剂量的70%～80%）以确定新的每天总剂量（total daily dose，TDD）。在停止胰岛素输注前至少1h，应将该TDD的50%作为每天基础胰岛素总量给予皮下注射，其余50%应分成进餐时注射。
- 方案4：评估过去6h静脉输注胰岛素每小时的平均速度（通常那时的胰岛素输送速度更稳定），乘24，然后乘0.7～0.8以确定新的TDD。在停止静脉注射胰岛素前至少1h，应将该TDD的50%作为每天基础胰岛素总剂量给予皮下注射。
- 方案5：根据体重确定1型糖尿病患者TDD为0.3U/（kg·d），对于超重患者、肥胖患者或2型糖尿病患者，剂量为0.4～0.6U/（kg·d），但妊娠中期或晚期2型糖尿病患者剂量可能需要变为0.7～1.0U/（kg·d）[13]。

一旦阴离子间隙≤12，并且在第一次皮下注射基础胰岛素后至少1h，DKA患者可以停止胰岛素输注。

基础胰岛素的选择

如果患者因DKA在入院前使用的是基础胰岛素，只要患者知道除地特胰岛素和NPH以外的其他胰岛素尚未获得美国食品药品管理局（Food and Drug Administration，FDA）批准用于妊娠，则可以重新开始使用这种基础胰岛素。很少有证据表明其他基础胰岛素在妊娠期间是有害的，妊娠中期更换胰岛素可能会使血糖控制恶化。

如果患者未使用胰岛素，FDA批准用于妊娠期的基础胰岛素包括地特胰岛素和NPH。

NPH必须在患者进食时给药，每天给药2次，其中计算总基础剂量的70%在早餐前给药，计算总基础剂量的30%在晚餐或睡前给药。

地特胰岛素可以每天给药1次或2次。如果每天给药2次，则将总基础剂量分成50%/50%，分别在早上和晚上给药。

HHS患者停止。

- 非DKA患者在血糖水平得到控制且患者充分补水后可停止胰岛素输注。
- 皮下注射胰岛素应在接近停止静脉注射胰岛素的时间使用。
- 皮下注射胰岛素的给药剂量遵循上述DKA部分中列出的可选方案。

（三）补钾

DKA和HHS患者渗透性利尿会导致大量电解质的消耗，如钾、镁、磷酸盐和钠。

胰岛素促进钾向细胞内转移，需经常监测血钾水平。

通常情况下，患者总钾缺乏量为3～5mmol/kg，但其血钾却正常甚至很高[11]。这是由于在这些失代偿期糖尿病状态下，血清渗透压增加和胰岛素缺乏时，钾会转移到细胞外。

在静脉输液和胰岛素治疗的情况下，患者会出现危及生命的低钾血症，这些治疗促进了钾向细胞内转移。

接受DKA和HHS治疗的患者，如果血钾＜5.5mmol/L，应在维持性静脉输液中加入氯化钾，以维持血钾正常水平并防止致命的心律失常[10]。

如果血钾＞5.5mmol/L，最初不应使用氯化钾与生理盐水一起进行静脉输注[3]。

（四）碳酸氢盐管理

不建议在妊娠期补充碳酸氢盐，因为它可能对胎儿有害，而且缺乏关于其有益作用的证据[10,11]。

参考文献

[1] Kitabchi A, Ebenezer N. Hyperglycemic Crises in Diabetes Mellitus: Diabetic Ketoacidosis and Hyperglycemic Hyperosmolar State. Endocrinology Metabolism Clinics of North America 35 (2006): 725–751.

[2] Pasquel FJ, Umpierrez GE. Hyperosmolar Hyperglycemic State: A History Review of the Clinical Presentation, Diagnosis, and Treatment. Diabetes Care 37(11) (2014): 3124–3131.

[3] Fayman M et al. Management of Hyperglycemic Crises: Diabetic Ketoacidosis and Hyperglycemic Hyperosmolar State. Medical Clinics of North America 101(3) (2017): 587–606.

[4] Maahs DM et al. Rates of Diabetic Ketoacidosis: International Comparison with 49,859 Pediatric Patients with Type 1 Diabetes from England, Wales, the U.S., Austria, and Germany. Diabetes Care 38 (2015):1876–1882.

[5] Ulla K et al. Determinants of Maternal Insulin Resistance during Pregnancy: An Updated Overview. Journal of Diabetes Research 2019:5320156 (2019): 1–9.

[6] Barbour LA et al. Cellular Mechanisms for Insulin Resistance in Normal Pregnancy and Gestational Diabetes. Diabetes Care 30 (2) (2007): S112–S119.

[7] LoMauro A, Aliverti A. Respiratory Physiology of Pregnancy. Breathe 11(4) (2015): 297–301.

[8] Balasse EO, Fery F. Ketone Body Production and Disposal: Effects of Fasting, Diabetes, and Exercise. Diabetes Metabolism Reviews 5 (1989): 247–270.

[9] Shama R, Tareen K. Psychological Aspects of Diabetes Management: Dilemma of Diabetes Distress. Translational Pediatrics 6(4) (2017): 383–396.

[10] Kitbachi AE et al. Hyperglycemic Crises in Adult Patients with Diabetes. Diabetes Care 32(7) (2009): 1335–1343.

[11] Mohan M et al. Management of Diabetic Ketoacidosis in Pregnancy. Obstetrician and Gynaecologist 19 (2017): 55–62.

[12] Chico MA et al. Normoglycemic Diabetic Ketoacidosis in Pregnancy. Journal of Perinatology 28(4) (2008): 310–312.

[13] Alfadhli EM. Gestational Diabetes Mellitus. Saudi Medical Journal 36(4) 2015: 399–406.

第 3 章　甲状腺疾病

Thyroid

第一节　甲状腺功能减退症

Nadin Barghouthi　Vladimer Bakhutashvili　**著**

张淙越　**译**　　孙伟杰　**校**

要　点

- 甲状腺功能减退症是指促甲状腺激素和游离甲状腺素水平异常，表明循环甲状腺激素水平不足。
- 甲状腺功能减退症使妊娠风险增加并对所分娩的后代仍有影响。
- 甲状腺功能减退症是妊娠期第二高发的内分泌疾病，仅次于妊娠期糖尿病。
- 甲状腺功能减退症的诊断标准为促甲状腺激素升高，伴或不伴游离甲状腺素的降低；极少数情况下促甲状腺激素水平降低或正常，且伴有游离甲状腺素水平降低（在中枢性甲状腺功能减退症时）。甲状腺激素水平在妊娠不同时期的正常值对于正确评价甲状腺激素状态也十分必要。
- 甲状腺过氧化物酶抗体对妊娠期治疗决策有辅助指导意义。
- 治疗策略包括使用左甲状腺素以达到甲状腺功能正常，目标是促甲状腺激素在妊娠早期为＜2.5mU/L，在妊娠中期和晚期＜3.0mU/L。

一、流行病学

妊娠期最常见的甲状腺功能障碍是甲状腺功能减退症[1]。

由于碘摄入状况、促甲状腺激素（thyroid-stimulating hormone，TSH）测定方法、种族、地理环境和体重指数不同，TSH 的参考范围上限在不同人群中可能有所不同。相比之下，在未妊娠的育龄健康女性中，至少有 3% 的人 TSH 升高，这在碘缺乏地区更为明显[2]。有关妊娠不同时期 TSH 参考范围的更多详细信息，请参阅本章的诊断部分。

（一）患病率

通常妊娠期各种类型甲状腺功能减退症的总患病率为 2%～6%，但由于使用的诊断标准、TSH 测定方法及妊娠时期的不同，一些研究的患病率高达 20%[3, 4]。

在育龄女性中，甲状腺自身抗体阳性率为 5%～15%[5]。

（二）发病率

临床甲状腺功能减退症在妊娠期发病率为 0.3%～0.5%。

亚临床甲状腺功能减退症在妊娠期发病率为2%～3%，占全部妊娠期甲状腺功能减退症疾病的 95%。

单纯性低甲状腺素血症妊娠期发病率＜ 0.2%[1,6]。

甲状腺功能减退症患者未经治疗的妊娠风险，如 60% 的流产风险，22% 的妊娠期高血压风险。

一些研究显示，与甲状腺功能正常的孕妇相比，亚临床甲状腺功能减退症的并发症风险增加[2-4]。

（三）病因（表 3-1）

全球范围内甲状腺功能减退症最常见的原因是碘缺乏。

在工业化国家和碘充足地区，主要原因是桥本甲状腺炎（自身免疫性甲状腺炎）。2%～17% 的孕妇甲状腺过氧化物酶抗体（thyroperoxidase antibody，TPO-Ab）或甲状腺球蛋白抗体（thyroglobulin，Tg-Ab）阳性。50% 患亚临床甲状腺功能减退症孕妇和 80% 患严重甲状腺功能减退症孕妇抗体阳性[2, 7, 8]。抗体的阳性率因种族而异。在美国，白种人和亚裔女性的阳性率最高，而非裔女性的阳性率最低[2]。

Graves 病（自身免疫性甲状腺毒症）和功能性甲状腺结节（毒性多结节性甲状腺肿）消融治疗后的甲状腺功能减退症是另一种常见病因[6, 9]。

妊娠期甲状腺功能减退症的其他原因包括甲状腺切除术后、抗甲状腺药物使用（丙基硫氧嘧啶、卡比咪唑和甲巯咪唑）、亚急性甲状腺炎、产后甲状腺炎和垂体功能减退症（中枢性甲状腺功能减退症）等[6, 10]。

二、病理生理学

妊娠期甲状腺体积增大，甲状腺素（thyroxine，T_4）和三碘甲状腺原氨酸（triiodothyronine，T_3）的生成增加 50%[2]。

直到妊娠 12～16 周，胎儿才开始合成并分泌甲状腺素。在妊娠中期以前，胎儿神经发育完全依赖于母体甲状腺激素的充足供应。发育中的胎儿在妊娠中晚期仍然需要母体甲状腺激素支持[11]。

（一）母体甲状腺激素水平的调节因素

血液中增加的人绒毛膜促性腺激素（human chorionic gonadotrophin，hCG）在结构上与 TSH 类似，具有与 TSH 相同的 α 亚单位和相似的 β 亚单位，并且具有一些 TSH 活性，可增加妊娠女性的循环 T_4 并降低 TSH。

雌激素水平升高导致甲状腺素结合球蛋白（thyroxine binding globulin，TBG）合成增加，导致 T_4 和 T_3 水平升高。

为避免甲状腺毒症，激活的胎盘脱碘酶也会增加 T_4 和 T_3 的降解率。

尿碘排泄增加会增加碘需求量。为了确保妊娠期充足的碘供应，孕妇应将每天碘摄入量从 100μg/d 增加到 250～290μg/d。

（二）未经治疗的妊娠期甲状腺功能减退症并发症

- 胎儿丢失。
- 子痫前期。

表 3-1 甲状腺功能减退症分类

分 类	TSH 浓度	游离 T_4 浓度
临床甲状腺功能减退症	升高	降低
亚临床甲状腺功能减退症	升高	正常
低甲状腺素血症	正常	降低
中枢性甲状腺功能减退症	低或正常	降低

TSH. 促甲状腺激素；T_4. 甲状腺素

- 妊娠期高血压。
- 胎盘早剥。
- 胎心监护无反应型。
- 早产［包括早期早产（32 周前）］。
- 低出生体重。
- 剖宫产率增加。
- 围产儿并发症及围产儿死亡。
- 产后出血。
- 儿童神经发育异常和认知障碍。

自身免疫性甲状腺疾病（如 TPO-Ab 阳性），会增加以下妊娠期并发症的发生率。

- 流产及早产风险增加。
- 甲状腺功能减退症的进展。
- 产后甲状腺炎。

亚临床甲状腺功能减退症也可能与母婴的不良结局有关。在 TPO-Ab 阳性的亚临床甲状腺功能减退症的孕妇中，左甲状腺素治疗可改善产科结局，但尚未证明可改善儿童的长期神经发育[2, 5, 11]。

三、诊断

目前，健康人群中不建议对妊娠期甲状腺功能减退症进行全面筛查[5, 11]。然而，医生应在妊娠前对高危人群进行筛查，如 TSH＞2.5 mU/L，则应在妊娠早期复查。一些指南支持在妊娠第 9 周之前或第一次产科就诊时对高危患者进行积极筛查[5]。

（一）甲状腺疾病高危人群[2, 5, 11]

- 既往甲状腺疾病。
- 甲状腺功能亢进症或甲状腺功能减退症。
- 查体甲状腺肿大。
- 甲状腺疾病家族史。
- 患自身免疫性疾病（如 1 型糖尿病等）。
- 不孕或流产病史。

妊娠期甲状腺功能减退症定义为 TSH 高于妊娠特定参考范围的上限，这在不同人群中可能有所不同。如果没有人群和妊娠期特异 TSH 参考范围时，可使用相似人群的参考范围。如果上述数据均无，可以使用 4mU/L 作为 TSH 上限[2]。

妊娠期甲状腺功能减退症包括 TSH 升高，游离甲状腺素（free thyroxine，FT_4）浓度低或正常。单纯低甲状腺素血症是指 FT_4 降低、TSH 正常，妊娠期不多见，除非怀疑有中枢性甲状腺功能减退症，否则不推荐常规治疗[2]。

亚临床甲状腺功能减退症的定义是 TSH 升高而 FT_4 正常，可能与孕妇及胎儿的不良结局有关[2,5]。

TPO-Ab 阳性孕妇妊娠期并发症发生率增加。因此，如果可以，建议在妊娠前或妊娠早中期进行 TPO-Ab 筛查。如未进行常规筛查，TSH＞2.5mU/L 者应评估 TPO-Ab 状态[2]。

（二）检验解释

TSH 是评估妊娠期和非妊娠期甲状腺功能状态的有效检验指标[2]。

TSH 在妊娠期会有显著波动。因此，在评估 TSH 结果时必须考虑妊娠状态。

如果病史表明需要使用 FT_4 值来确定妊娠期间的甲状腺功能状态（如中枢性甲状腺功能减退症病史），则使用 FT_4 的妊娠期特异参考范围。

如果没有妊娠期特异的 T_4 参考范围，可以使用非妊娠期总 T_4 正常值（5～12μg/dl）的 1.5 倍作为妊娠中晚期正常值的参考范围[5]。

四、治疗

（一）治疗对象

临床甲状腺功能减退症：妊娠期临床甲状腺功能减退症可对胎儿产生严重的不良影响，因此需要治疗。在患有临床甲状腺功能减退症的女性中，最好在妊娠前开始左甲状腺素治疗，并达到正常甲状腺功能[2, 5, 11]。

TPO-Ab 阳性的甲状腺功能正常女性：对于 TPO-Ab 阳性的甲状腺功能正常孕妇或试图妊娠的女性，没有足够的证据证明（支持或反对）使用左甲状腺素能预防早产[2]。

亚临床甲状腺功能减退症：尽管存在争议，但适当剂量的左甲状腺素使 TSH 达到正常状态（<2.5mU/L）的益处可能大于潜在风险[1,12]。

不孕女性：没有足够的证据证明亚临床甲状腺功能减退症的治疗可以提高生育率。此外，有证据表明低剂量左甲状腺素（每天 25～50μg）治疗的风险小，可能提高受孕率，并可能预防妊娠后甲状腺功能减退症加重[2]。美国内分泌学会指南建议不孕女性用低剂量左甲状腺素治疗，控制 TSH<2.5mU/L，妊娠失败或产后可停止治疗[5]。

（二）药物

左甲状腺素是治疗甲状腺功能减退症的首选药物。

1. 药物剂量

患有甲状腺功能减退症并试图妊娠的女性应在疑似妊娠后立即就诊并检测 TSH，以确定是否需要调整左甲状腺素的剂量。

妊娠前服用左甲状腺素且在妊娠期甲状腺功能正常的女性，应在妊娠 4～6 周内增加剂量（增加 30%～50%）。对于大多数人来说，这可以通过每周额外增加 2 天的剂量来实现。无残留功能性甲状腺组织的女性（如 RAI 消融和甲状腺全切除术）的增量大于有残留甲状腺组织（如桥本甲状腺炎）的女性[5]。

妊娠前服用左甲状腺素的女性，如果在妊娠期未得到充分治疗且仍存在甲状腺功能减退症，则应根据以下情况调整其左甲状腺素剂量（增加左甲状腺素剂量[5]）。

- TSH 为 5～10mU/L 时，增加 25～50μg/d。
- TSH 为 10～20mU/L 时，增加 50～75μg/d。
- TSH>20mU/L 时，增加 75～100μg/d。

对于妊娠期初次诊断的甲状腺功能减退症患者，基于体重的初始剂量为 2μg/（kg・d），目标是尽快使甲状腺功能正常化[10]。左甲状腺素剂量应尽快调整，以保持 TSH<2.5mU/L。TSH 应在治疗开始 30～40 天内重新检测，然后在整个妊娠期每 4～6 周复查 1 次。

2. 疗效监测

TSH 是母体甲状腺功能的主要监测指标，可用于指导治疗[2,12]。

妊娠早期监测 TSH，然后每 4～6 周监测 1 次，根据需要继续调整左甲状腺素的剂量以实现 TSH 控制目标。

妊娠早期控制 TSH<2.5mU/L，在妊娠中期和晚期控制 TSH<3mU/L。

- 如果使用 T_4 进行疗效监测（如中枢性甲状腺功能减退症患者），则应将 FT_4 或 TT_4 控制在正常参考范围的上限。

分娩后，大多数甲状腺功能减退症女性可将左甲状腺素剂量减少到妊娠前剂量。建议在产后 6 周复查 TSH[13]。

参考文献

[1] Teng W, Shan Z, Patil-Sisodia K, Cooper DS. Hypothyroidism in pregnancy. Lancet Diabetes Endocrinol. 2013;1(3):228–237.

[2] Alexander EK, Pearce EN, Brent GA, et al. 2017 Guidelines of the American Thyroid Association for the diagnosis and management of thyroid disease during pregnancy and the postpartum [published correction appears in Thyroid. 2017 Sep;27(9):1212]. Thyroid. 2017; 27(3):315–389.

[3] Ross DS. Hypothyroidism during pregnancy: Clinical manifestations, diagnosis, and treatment [Internet]. UpToDate. 2020 [cited 2021 Jan 11]. Available from: https://www.uptodate.com/contents/hypothyroidismduring-pregnancy-clinical-manifestations-diagnosis-and-treatment

[4] Dulek H, Vural F, Aka N, Zengin S. The prevalence of thyroid dysfunction and its relationship with perinatal outcomes in pregnant women in the third trimester. North Clin Istanb. 2019;6(3):267–272.

[5] Vaidya B., Chan SY. Thyroid Physiology and Thyroid Diseases in Pregnancy. In:Vitti P, Hegedus L. (eds) Thyroid Diseases:Pathogenesis, Diagnosis, and Treatment. Springer, Cham. 2017. 674–688.

[6] Dong AC, Stagnaro-Green A. Differences in diagnostic criteria mask the true prevalence of thyroid disease in pregnancy: A systematic review and meta-analysis. Thyroid. 2019;29(2):278–289.

[7] Negro R, Stagnaro-Green A. Diagnosis and management of

subclinical hypothyroidism in pregnancy. BMJ. 2014;349: g4929.
[8] Jameson JL, DeGroot LJ, De Kretser DM, et al., eds. Endocrinology: Adult & Pediatric. 7th ed. Elsevier/Saunders, Philadelphia, PA . 2016.
[9] Cooper DS. Antithyroid drugs. N Engl J Med. 2005;352(9): 905–917.
[10] Taylor PN, Lazarus, JH. Hypothyroidism in Pregnancy. In: Molitch M, Ioachimescu A (eds). Pregnancy and Endocrine Disorders. Elsevier, Philadelphia. 2019. 547–556.
[11] De Groot L, Abalovich M, Alexander EK, et al. Management of thyroid dysfunction during pregnancy and postpartum:An Endocrine Society clinical practice guideline. J Clin Endocrinol Metab. 2012;97(8):2543–2565.
[12] Practice Bulletin No. 148: Thyroid disease in pregnancy. Obstetrics & Gynecology. 2015;125(4):996–1005.
[13] Haddow JE, Palomaki GE, Allan WC, et al. Maternal thyroid deficiency during pregnancy and subsequent neuropsychological development of the child. N Engl J Med. 1999;341(8):549–555.

第二节 甲状腺功能亢进症

Jessica Perini 著
张淙越 译 孙伟杰 校

要 点

- 妊娠期甲状腺毒症有多种病因，其中妊娠相关甲状腺毒症最常见。
- 如果甲状腺毒症较轻，治疗可能包括观察或支持性治疗。
- 严重甲状腺毒症需要治疗，以预防不良妊娠结局，以及对母婴健康的不利影响。
- 妊娠期禁止使用放射性碘。

一、流行病学

在美国，妊娠期甲状腺毒症患病率为 0.2%～0.7%[1]。

妊娠期甲状腺毒症的最常见原因是妊娠一过性甲状腺毒症 [2]。

- 通常是暂时的。
- 发生在妊娠早期，通常在妊娠中期减轻。
- 患病率为 2%～3%（译者注：欧洲研究）。

Graves 病妊娠期发病率为 0.2%，是甲状腺功能亢进症最常见的原因，持续存在 [3]。

二、病理生理学

（一）定义

1. 甲状腺毒症

血液中过量甲状腺激素（任何来源）导致临床上显著的代谢亢进症状和体征。

过量甲状腺激素的来源包括患者自身的甲状腺、药物、补充剂和葡萄胎。

2. 甲状腺功能亢进症

甲状腺产生过量的甲状腺激素（T_4 和 T_3）。

甲状腺毒症是最常见的病因。

（二）正常妊娠可能导致甲状腺功能异常

TBG 和 T_4 在妊娠 16 周左右达到峰值，通常高于正常范围，并在整个妊娠期维持高水平。

T_4 和 T_3 升高主要是由于 TBG 升高，而并不提示血液中活性甲状腺激素升高。

通常，FT_4 和 FT_3 不会高于妊娠期特异范围。

hCG 水平升高并刺激甲状腺上的 TSH 受体，导致 T_4 和 T_3 生成增加。

甲状腺激素升高的负反馈调节，导致 15% 的女性在妊娠早期TSH下降至低于非妊娠期正常范围；但在5%甲状腺激素功能正常的女性中，TSH也可能低于非妊娠期正常范围[4]。

（三）甲状腺毒症的母体并发症[5, 6]

- 高血压/子痫前期。
- 流产及早产风险增加。
- 甲状腺危象。
- 心律失常或心力衰竭。

（四）甲状腺毒症胎儿及新生儿并发症

在目前或过去患有Graves病的孕妇中，胎儿或新生儿甲状腺功能亢进症的发病率高达5%[7]。

促甲状腺激素受体抗体（thyroid stimulating hormone receptor antibody，TRAb）、促甲状腺免疫球蛋白（thyroid-stimulating immunoglobulin，TSI）和抗甲状腺药物［甲巯咪唑和丙基硫氧嘧啶（bropylthiouracil，PTU）］均可透过胎盘，可影响胎儿甲状腺功能。

由于降解T_4和T_3的3型脱碘酶具有较高的胎盘活性，母体T_4和T_3不会大量穿过胎盘。

不良结局[8, 9]。

- 出生体重低。
- 胎儿甲状腺肿。
- 胎儿心动过速（持续心率>170次/分）。
- 胎儿生长受限（fetal grouth restriction，FGR）。
- 胎儿心力衰竭。
- 骨龄提前。
- 胎儿水肿。

三、诊断

（一）可能与妊娠反应相似的症状和体征

- 潮热和（或）多汗。
- 心悸。
- 入睡困难和（或）疲劳。
- 尽管摄入充足，但无法获得适当的孕期体重增长或体重减轻。
- 食欲增加。
- 排便习惯改变。
- 情绪变化（包括易怒或焦虑）。
- 手部震颤。
- 眼部改变，如干眼症、眼球突出。
- 甲状腺增大/甲状腺肿。

（二）实验室检查

TSH降低，T_4升高，T_3升高。

- TSH正常范围的下限在整个妊娠期下降0.1～0.2mU/L，妊娠早期最为明显。
- 在整个妊娠前半期，TSH可能低于非妊娠期正常范围，但不诊断甲状腺毒症[10, 11]。
- 如果没有妊娠期特异参考范围，以下为美国甲状腺协会关于甲状腺毒症和妊娠的指南建议。
  - ◇ 妊娠早期：TSH正常范围的下限应下降为0.4mU/L，低于此值则考虑甲状腺毒症。
  - ◇ 妊娠中晚期：TSH正常范围可参考非孕期。T_4和T_3大于非妊娠期正常值的1.5倍则考虑甲状腺毒症。
  - ◇ FT_4高于妊娠期特定参考范围考虑甲状腺毒症。

1. 病因

明确病因是采取适当治疗措施的前提条件（表3-2）。

（1）妊娠相关甲状腺毒症

妊娠早期最常见病因，占全部妊娠的1%～3%。

hCG和TSH拥有相同的α亚单位和相似的β亚单位。因此，hCG可以刺激甲状腺上的TSH受体，导致甲状腺激素的过度分泌。

- 由于hCG水平较高在多胎妊娠的孕妇中发病率较高。

可导致妊娠剧吐（严重恶心呕吐伴脱水、体重减轻>5%和酮尿症）。

- 随着hCG水平下降，在妊娠第14～18周时消退。

（2）自身免疫性疾病

- Graves病。
  - ◇ 妊娠期甲状腺毒症的第二常见病因。

表 3-2 甲状腺毒症的病因学特征

病因	特征
功能性甲状腺结节	• 体检发现结节，甲状腺超声证实 • T_3 大于 20 倍 T_4 • 在已知碘缺乏的人群中更常见 • 40 岁以下女性罕见
妊娠相关甲状腺毒症	• 妊娠早期 • 没有 Graves 眼病 • 严重恶心 / 呕吐 • TRAb 和 TSI 阴性
Graves 病	• TRAb 和 TSI 阳性 • Graves 眼病 • T_3 大于 20 倍 T_4 • 自身免疫性疾病病史 • 异常实验室指标持续存在至妊娠早期后
一过性甲状腺炎	• 甲状腺自身抗体阴性 • 没有 Graves 眼病 • T_3 小于 20 倍 T_4
hCG 相关甲状腺毒症	• 多胎妊娠 • 葡萄胎 • 绒毛膜癌 • 甲状腺自身抗体阴性 • hCG 水平显著升高
医源性 / 人为	• 使用甲状腺激素制剂（包括左甲状腺素、碘塞罗宁或干甲状腺素片） • 甲状腺球蛋白水平降低

hCG. 人绒毛膜促性腺激素；T_3. 三碘甲状腺原氨酸；T_4. 甲状腺素；TRAb. 促甲状腺激素受体抗体；TSI. 促甲状腺免疫球蛋白

 ◇ TSI 与 TSH 受体结合，刺激甲状腺过度分泌甲状腺激素。TSI 水平升高与 Graves 病严重程度一致。
 ◇ TRAb 升高也可提示自身免疫性甲状腺疾病。此外，3%～5% 新诊断 Graves 病患者的 TRAb 可能为阴性 [12, 13]。
- 桥本甲状腺炎。
 ◇ TPO-Ab 会导致甲状腺炎，从而以不受调节的方式触发储存甲状腺激素的释放。
 ◇ 甲状腺激素的长半衰期（约 7 天）导致数周至数月的外周循环甲状腺激素水平升高，从而导致甲状腺毒症。在最初的“溢出”之后，甲状腺本身产生甲状腺激素减少。

（3）痛性 / 无痛性甲状腺炎

受损甲状腺向血液中被动并不受控制地释放已产生的甲状腺激素。

由于甲状腺激素的半衰期较长，甲状腺毒症可在血液中甲状腺激素清除之前持续 3～6 个月或更长时间。甲状腺炎患者的甲状腺产生甲状腺激素减少。

桥本甲状腺炎是一种无痛性甲状腺炎。

（4）毒性甲状腺结节

自主功能腺体（毒性腺瘤）或结节（毒性多结节性甲状腺肿）不受限制地过度分泌甲状腺激素。

（5）外源性 / 医源性

药物：过量左甲状腺素、胺碘酮、锂、α 干扰素、PD-1 抑制药（如 Nivolumab）、CTLA-4 抑制药（如 Ipilimumab）。

补充剂：含有动物甲状腺或高碘的补充剂。

碘。

生物素：并非真正的甲状腺炎。生物素干扰某些实验室测定，因此血液样本中存在生物素可导致假性 TSH 低或 FT_4 高，而不存在真正的甲状腺激素功能障碍。

（6）妊娠期甲状腺毒症的罕见病因

- 滋养细胞肿瘤。
 ◇ 产生 hCG 的葡萄胎或绒毛膜癌。
 ◇ 由于 hCG 刺激甲状腺分泌甲状腺激素过多，甲状腺弥漫性过度活跃。
 ◇ 无眼部症状。
 ◇ 甲状腺自身抗体阴性。
 ◇ hCG 高于相应孕周的正常范围。
- 卵巢甲状腺肿。
 ◇ 卵巢内有功能性甲状腺组织。
 ◇ 最常见于卵巢畸胎瘤，少见于卵巢黏液性或浆液性囊腺瘤。
- 功能性甲状腺癌转移。

- 促甲状腺激素受体突变导致对正常 hCG 水平超敏反应。

2. 病因学诊断

放射性碘（radioactive iodine，RAI）摄取和扫描是确定非妊娠患者甲状腺毒症病因的常用方法。此外，妊娠期和哺乳期是 ^{123}I 和 ^{131}I 使用的禁忌证。胎儿甲状腺直到妊娠 12 周后才开始摄取 RAI。因此，妊娠早期暴露不会损害胎儿甲状腺功能，但胎儿存在辐射暴露的风险。所有可能妊娠且正在考虑接受 RAI 的女性都应进行妊娠试验，如果阳性，应避免使用 RAI[14]。

（三）胎儿监测

- 当母体 TSI 升高或甲状腺功能亢进时，胎儿和新生儿应进行监测。
  - ◇ 对于 TRAb 大于正常上限 3 倍的女性，或者母体甲状腺功能亢进症未经治疗，则在妊娠后半期，建议使用超声波评估胎儿甲状腺形态。
- 如果发现胎儿甲状腺功能减退症 [15, 16]。
  - ◇ 调整母体抗甲状腺药物的剂量，以尽量减少胎儿暴露。
  - ◇ 可考虑羊膜内注射甲状腺素。
  - ◇ 可提前尽快分娩。
- 在妊娠 30 周时测量母体 TRAb 水平（如果升高）[17]。
  - ◇ 在出生后第 1 天对新生儿进行甲状腺功能检测。
  - ◇ 如果母体正在接受甲巯咪唑或 PTU 治疗，则在几天后重复新生儿甲状腺功能检测。

四、治疗

临床甲状腺功能亢进症需要治疗，以预防严重的母婴并发症。

- 妊娠相关甲状腺毒症。
  - ◇ 通常轻微，与不良妊娠结局无关 [18]。
  - ◇ 如果轻微，通常不需要治疗。
  - ◇ 如果病情严重并伴有呕吐及明显甲状腺功能亢进症的体征和症状，需进行以下治疗 [19]。
    - › 静脉输液和补充电解质。
    - › 止吐药。
    - › 可考虑 β 受体拮抗药。
    - › 不建议使用甲巯咪唑或 PTU。
- 甲状腺炎。
  - ◇ 治疗是支持性的，因为甲状腺不会大量产生甲状腺激素。
  - ◇ β 受体拮抗药 [20]。
    - › 建议使用普萘洛尔，因为母乳中分泌的很少，并且不需要对婴儿进行监测。剂量建议为每 6～8 小时 10～40mg。
    - › 症状允许时减少剂量。
    - › 镇静 T_4 和 T_3 的类交感神经作用。
    - › 减缓 T_4 向更活跃的 T_3 的转换。
    - › 由于 FGR、新生儿低血糖和新生儿心动过缓的风险，不鼓励长期使用。
  - ◇ 严重甲状腺炎可考虑血液透析。
- 罕见疾病。
  - ◇ 如果是罕见疾病（如绒毛膜癌）所引起，则针对潜在病因进行治疗。
- 毒性结节。
  - ◇ 由于没有 TRAb 穿过胎盘，因此胎儿没有甲状腺功能亢进症的风险。
  - ◇ 通常会导致轻度甲状腺功能亢进症，因此在妊娠期并非全部需要治疗。
  - ◇ 如果甲亢明显，可以每天使用 5～10mg 的甲巯咪唑，但如果需要更高剂量来维持 T_4 和 T_3 才能达标，则考虑在妊娠中期手术治疗。
- Graves 病。
  - ◇ 治疗方案包括观察（如病情轻微）、抗甲状腺药物（antithyroid drug，ATD）（包括 PTU 和甲巯咪唑）或手术。参见 Graves 病的妊娠前管理。
- 监测 TRAb 和 TSI。
  - ◇ 甲状腺自身免疫活动性的指标。
  - ◇ 如果母体患有 Graves 病，目前正在服用 ATD，或者在孕前曾行甲状腺切除术或 RAI，则应在妊娠早期检测 TRAb。如果升高，建议在妊娠 18～22 周时再次检测。

◇ 如果母体曾患 Graves 病，但目前甲状腺功能正常不需要治疗，则不需要检测 TRAb。

◇ TRAb 可以穿过胎盘并影响胎儿甲状腺功能，尤其是在妊娠后半期和分娩后几个月。

› 如果母体 TRAb 阳性，则应监测胎儿和新生儿的甲状腺功能和是否患有甲状腺肿。

◇ 近分娩期高滴度 TRAb（升高至大于正常参考值上限的 3 倍）会增加新生儿甲状腺功能亢进症风险 [21]。

◇ 如果使用 ATD 治疗期间母体 TRAb 转阴，则有停止用药可能。

（一）Graves 病妊娠前管理

如果可能，患有 Graves 病导致的甲状腺功能亢进症女性应推迟妊娠，直到甲状腺激素水平得到控制（至少间隔 1 个月进行 2 次甲状腺功能检测，甲状腺激素水平均正常，其间无须改变 ATD 剂量），以减少并发症和不良结局风险 [19]。

如果妊娠前甲状腺功能亢进症需要高剂量的甲巯咪唑或 PTU 治疗，在妊娠前可考虑甲状腺切除或 RAI 消融 [22]。

1. RAI 治疗

- 妊娠期禁忌。
- 严重 Graves 眼病患者禁忌。
- 可导致 TRAb 升高，从而加重 Graves 眼病或对胎儿甲状腺功能造成影响。
- 在应用 RAI 治疗前 48h 内必须进行妊娠试验，建议患者在治疗后至少等待 6 个月，并且甲状腺激素水平稳定方可妊娠。
- 一些患者可能需要再次消融。
- 患者在治疗后可能出现甲状腺功能减退症，需要终身服用左甲状腺素。

2. 手术切除

- 对于高 TRAb 水平的妊娠前女性来说，这可能是更好的选择。手术后，TRAb 水平通常可以下降。
- 术后可能出现甲状腺功能减退症，需终身服用左甲状腺素。
- 手术并发症风险为 2%～5%。

3. ATD

- PTU 可在妊娠早期使用，并可在整个妊娠期继续使用。母体肝毒性的绝对风险较低。
  ◇ 如果正在服用甲巯咪唑的女性计划妊娠，可以在妊娠前或在确认妊娠后改用 PTU。
- PTU 或甲巯咪唑的致畸作用主要发生在妊娠 6～10 周，窗口期小，改用 PTU 或停止任何 ATD 可能很困难。
- 对于一些计划妊娠的女性来说，在孕前改用 PTU 是更安全的选择。

4. 停止治疗

- 当出现以下情况时，考虑 Graves 病得到缓解。
  ◇ 甲巯咪唑剂量＜5～10mg/d 或 PTU＜100～200mg/d。
  ◇ ATD 已使用至少 6 个月。
  ◇ 没有较大甲状腺肿的迹象。
  ◇ 没有活动性 Graves 眼病的证据。
  ◇ TRAb 没有明显升高。

（二）Graves 病妊娠期治疗

1. RAI 消融

- 妊娠期禁忌。

2. 手术

- 妊娠期不推荐。然而，如果药物不能控制甲状腺功能亢进症，甲状腺切除术可以在妊娠中期由高年资外科医生进行。
- 即使在妊娠中期，也有 4.5%～5.5% 的早产风险。
- 建议咨询有经验的产科医生 [22]。
- 饱和碘化钾溶液（saturated solution of potassium iodide，SSKI）术前准备。
  ◇ 只有在手术前几周甲状腺激素水平仍未能控制时才可使用。
  ◇ 碘对胎儿甲状腺有明显影响，可导致胎儿甲状腺功能减退症。
  ◇ 手术前短疗程使用是否会对胎儿甲状腺有风险尚不清楚。

3. ATD

- 如果考虑 Graves 病持续活动，或者甲状腺激素水平控制不满意，则继续服用 ATD。

- PTU 应在妊娠早期使用，然后在与患者讨论风险和益处后，继续 PTU 治疗或在妊娠中期和晚期改用甲巯咪唑[19]。
- 如果在妊娠早期后改用甲巯咪唑，请考虑过渡期甲状腺激素水平波动或暂时控制不良的潜在风险。
- 如从 PTU 转换为甲巯咪唑，PTU：甲巯咪唑为 20：1，以上数据尚未得到证实但被普遍接受。
  - ◇ 如果患者服用 PTU，每天 2 次，每次 150mg（或每天 3 次，每次 100mg），则转换为甲巯咪唑，每天 1 次，每次 15mg[23]。
- ATD 的母体不良反应。
  - ◇ PTU 和甲巯咪唑都有约 5% 的轻度不良反应风险（如过敏反应或皮疹）。
  - ◇ 粒细胞缺乏症发生率为 0.15%。
  - ◇ 肝衰竭发生率<0.1%。
    - › 与甲巯咪唑相比，PTU 具有更高的母体肝毒性风险（1：10 000）。
  - ◇ 大多数不良反应发生在使用的前几个月。
- ATD 的胎儿不良反应。
  - ◇ 甲巯咪唑。
    - › 2%～4% 在妊娠早期暴露于甲巯咪唑的胎儿可能会发生以下情况[24]。
      - 皮肤发育不全。
      - 后鼻孔闭锁、食管闭锁和其他肠道闭锁。
      - 脐膨出。
      - 心脏、眼或泌尿系畸形。
  - ◇ PTU。
    - › 与甲巯咪唑相比，妊娠早期使用 PTU 导致出生缺陷的发生率和严重程度较低。
    - › 2%～3% 暴露于 PTU 的胎儿可能出现耳前窦道、面部囊肿或男性泌尿系异常[25]。
  - ◇ 甲巯咪唑和 PTU 在胎盘的转运和对胎儿甲状腺功能的影响方面无显著差异[26]。
- 妊娠期发生下列情况可考虑停药[22]。
  - ◇ 不严重的甲状腺功能亢进症。
  - ◇ 患者已完成至少 6 个月的 ATD 治疗。
  - ◇ ATD 剂量低。
  - ◇ TRAb 水平低或下降。
    - › 妊娠晚期：甲状腺自身免疫性通常减弱，ATD 剂量可以减少，有时甚至可以完全停药。

如果在妊娠期停用 ATD，应监测甲状腺激素水平（包括 TSH、FT_4、T_4 和 T_3）。

- 妊娠早期每周进行实验室检查。
- 妊娠中晚期每月进行实验室检查。

妊娠期 Graves 病的其他可能治疗方法包括考来烯胺（消胆胺）、碘、锂和高氯酸盐，但目前不建议使用这些方法。

- 阻断和替代疗法。
  - ◇ 使用高剂量的 ATD 来阻断母体甲状腺激素的产生，同时给予左甲状腺素来替代机体需要的甲状腺激素。
  - ◇ 除非母体的甲状腺功能不全（需要左甲状腺素），但高滴度 TRAb 导致胎儿甲状腺功能亢进症，否则不推荐使用。
- ATD 治疗的目标。
  - ◇ 甲巯咪唑和 PTU 都能穿过胎盘，对胎儿甲状腺的影响比母体甲状腺更大，在母体甲状腺功能正常的情况下，可能导致胎儿甲状腺功能减退症。
  - ◇ 因此，建议使用尽可能低剂量的 ATD 达成目标。
  - ◇ 母体目标。
    - › T_4 和 T_3 在非妊娠期正常参考范围上限的 1.5 倍内，或者 FT_4 在妊娠特异参考范围内或略高于妊娠特异参考范围，使用尽可能低剂量的 ATD 来降低胎儿甲状腺功能减退症或甲状腺肿的风险。
    - › 母体 TSH 正常通常提示 ATD 治疗过度，应减少用量[19]。
    - › 如果 T_4 和 T_3 水平存在差异，则应优先考虑 T_4。
- ATD 使用与哺乳。
  - ◇ PTU 和甲巯咪唑都极少分泌到乳汁。
  - ◇ PTU 的最大建议剂量为 250～300mg/d。
  - ◇ 甲巯咪唑的最大建议剂量为 20mg/d。

◇ 在这些剂量下，母乳喂养婴儿的甲状腺风险可以忽略不计[27]。

4. *产后甲状腺功能异常*

- 通常反映的是母体免疫系统在妊娠结束后恢复正常的自身免疫过程。
- 在美国，高达 10% 的妊娠和分娩后女性会发生这种情况。
- 通常，在分娩后前 3 个月内发生的甲状腺毒症是由甲状腺炎引起的，而晚发型（分娩后 3～13 个月）更常见于 Graves 病[28]。

（1）产后甲状腺炎

- 患病率 4%。
- 通常与 TPO-Ab 的存在有关。
- 通常在分娩后 1 年内消失。
- 可使用 β 受体拮抗药缓解症状。

（2）新发或复发的 Graves 病

- 产后 1～6 个月发生。
- 与 TSI 的存在相关。
- 可使用 ATD 治疗和手术治疗，不哺乳患者可考虑 RAI 治疗。

参考文献

[1] Männistö T, Mendola P, Grewal J, Xie Y, Chen Z, Laughon SK. Thyroid diseases and adverse pregnancy outcomes in a contemporary US cohort. J Clin Endocrinol Metab. 2013;98(7):2725–2733.
[2] Labadzhyan A, Brent GA, Hershman JM, Leung AM. Thyrotoxicosis of pregnancy. J Clin Transl Endocrinol. 2014;1(4):140–144.
[3] Cooper DS, Laurberg P. Hyperthyroidism in pregnancy. Lancet Diabetes Endocrinol. 2013;1(3):238–249.
[4] Soldin OP, Tractenberg RE, Hollowell JG, Jonklaas J, Janicic N, Soldin SJ. Trimesterspecific changes in maternal thyroid hormone, thyrotropin, and thyroglobulin concentrations during gestation: Trends and associations across trimesters in iodine sufficiency. Thyroid. 2004; 14(12):1084–1090.
[5] Burrow GN, Fisher DA, Larsen PR. Maternal and fetal thyroid function. N Engl J Med. 1994;331(16):1072–1078.
[6] Glinoer D. The regulation of thyroid function in pregnancy: Pathways of endocrine adaptation from physiology to pathology. Endocr Rev. 1997;18(3):404–433.
[7] Pedersen IB, Knudsen N, Perrild H, Ovesen L, Laurberg P. TSH-receptor antibody measurement for differentiation of hyperthyroidism into Graves' disease and multinodular toxic goitre: A comparison of two competitive binding assays. Clin Endocrinol (Oxf). 2001;55(3):381–390.
[8] Tozzoli R, Bagnasco M, Giavarina D, Bizzaro N. TSH receptor autoantibody immunoassay in patients with Graves' disease: Improvement of diagnostic accuracy over different generations of methods. Systematic review and meta-analysis. Autoimmun Rev. 2012;12(2):107–113.
[9] Marx H, Amin P, Lazarus JH. Hyperthyroidism and pregnancy. BMJ. 2008;336(7645):663–667.
[10] Millar LK, Wing DA, Leung AS, Koonings PP, Montoro MN, Mestman JH. Low birth weight and preeclampsia in pregnancies complicated by hyperthyroidism. Obstet Gynecol. 1994;84(6):946–949.
[11] Kriplani A, Buckshee K, Bhargava VL, Takkar D, Ammini AC. Maternal and perinatal outcome in thyrotoxicosis complicating pregnancy. Eur J Obstet Gynecol Reprod Biol. 1994;54(3):159–163.
[12] Nguyen CT, Sasso EB, Barton L, Mestman JH. Graves' hyperthyroidism in pregnancy: A clinical review. Clin Diabetes Endocrinol. 2018;4:4. Published 2018 Mar 1.
[13] Weetman AP. Graves' disease. N Engl J Med. 2000;343(17):1236–1248.
[14] Polak M, Le Gac I, Vuillard E, et al. Fetal and neonatal thyroid function in relation to maternal Graves' disease. Best Pract Res Clin Endocrinol Metab. 2004;18(2):289–302.
[15] Luton D, Le Gac I, Vuillard E, et al. Management of Graves' disease during pregnancy: The key role of fetal thyroid gland monitoring. J Clin Endocrinol Metab. 2005;90(11):6093–6098.
[16] Abalovich M, Amino N, Barbour LA, et al. Management of thyroid dysfunction during pregnancy and postpartum: An Endocrine Society Clinical Practice Guideline [published correction appears in J Clin Endocrinol Metab. 2021 Jun 16;106(7):e2844]. J Clin Endocrinol Metab. 2007;92(8 Suppl):S1–S47.
[17] Laurberg P, Nygaard B, Glinoer D, Grussendorf M, Orgiazzi J. Guidelines for TSH-receptor antibody measurements in pregnancy: Results of an evidence-based symposium organized by the European Thyroid Association. Eur J Endocrinol. 1998;139(6):584–586.
[18] Casey BM, Dashe JS, Wells CE, McIntire DD, Leveno KJ, Cunningham FG. Subclinical hyperthyroidism and

pregnancy outcomes. Obstet Gynecol. 2006;107(2 Pt 1):337–341.
[19] Alexander EK, Pearce EN, Brent GA, et al. 2017 Guidelines of the American Thyroid Association for the diagnosis and management of thyroid disease during pregnancy and the postpartum [published correction appears in Thyroid. 2017 Sep;27(9):1212]. Thyroid. 2017;27(3):315–389.
[20] Klasco RK. 2005 REPROTOX® Database. Truven Health Analytics, Greenwood Village, Colorado.
[21] Abeillon-du Payrat J, Chikh K, Bossard N, et al. Predictive value of maternal secondgeneration thyroid-binding inhibitory immunoglobulin assay for neonatal autoimmune hyperthyroidism. Eur J Endocrinol. 2014;171(4):451–460.
[22] Ross DS, Burch HB, Cooper DS, et al. 2016 American Thyroid Association Guidelines for diagnosis and management of hyperthyroidism and other causes of thyrotoxicosis [published correction appears in Thyroid. 2017 Nov;27(11):1462]. Thyroid. 2016;26(10):1343–1421.
[23] Nakamura H, Noh JY, Itoh K, Fukata S, Miyauchi A, Hamada N. Comparison of methimazole and propylthiouracil in patients with hyperthyroidism caused by Graves' disease. J Clin Endocrinol Metab. 2007;92(6): 2157–2162.
[24] Yoshihara A, Noh J, Yamaguchi T, et al. Treatment of Graves' disease with antithyroid drugs in the first trimester of pregnancy and the prevalence of congenital malformation. J Clin Endocrinol Metab. 2012;97(7):2396–2403.
[25] Andersen SL, Olsen J, Wu CS, Laurberg P. Birth defects after early pregnancy use of antithyroid drugs: A Danish nationwide study. J Clin Endocrinol Metab. 2013;98 (11): 4373–4381.
[26] Mortimer RH, Cannell GR, Addison RS, Johnson LP, Roberts MS, Bernus I. Methimazole and propylthiouracil equally cross the perfused human term placental lobule. J Clin Endocrinol Metab. 1997;82(9):3099–3102.
[27] Muller AF, Drexhage HA, Berghout A. Postpartum thyroiditis and autoimmune thyroiditis in women of childbearing age: Recent insights and consequences for antenatal and postnatal care. Endocr Rev. 2001;22(5):605–630.
[28] Ide A, Amino N, Kang S, et al. Differentiation of postpartum Graves' thyrotoxicosis from postpartum destructive thyrotoxicosis using antithyrotropin receptor antibodies and thyroid blood flow. Thyroid. 2014;24(6): 1027–1031.

第三节　甲状腺结节

Jennifer Giordano　**著**
张淙越　**译**　　孙伟杰　**校**

要　点

- 甲状腺结节很常见，高达 30% 的孕妇患有甲状腺结节。
- 妊娠可能会导致既有的甲状腺结节增大或新发的甲状腺结节形成。
- 妊娠次数较多的女性甲状腺结节患病率增加。
- 对于患甲状腺结节孕妇，评估甲状腺激素水平对进一步诊断和治疗是必要的。
- 妊娠期临床新发的甲状腺结节应进行活检，以除外恶性肿瘤。
- 甲状腺活检是安全的，可以在妊娠任何时期进行。
- 甲状腺结节评估的终极目标是排除甲状腺癌。
- 甲状腺激素药物不应用于缩小甲状腺结节。
- 不建议使用分子标记评估甲状腺结节。
- 妊娠期和哺乳期禁止使用放射性碘治疗。

一、流行病学

甲状腺结节是甲状腺的一种病变，在影像学上与周围甲状腺组织不同[1]。

甲状腺结节在女性中更常见，女性的发病率

为 6.4%，男性为 1.5%[2]。

甲状腺结节的患病率在很大程度上取决于筛查方法和人群。有研究报道，碘缺乏地区颈部超声检查出甲状腺结节的患病率为 3%～30%，并且与年龄和胎产次的增加有关[3-6]。目前没有研究评估高碘地区的患病率。

（一）甲状腺结节的高危因素[7-10]

- 年龄增加。
- 女性。
- 碘缺乏。
- 头颈部放射暴露史。

（二）妊娠与既有结节生长及新结节形成相关[3, 11]

在妊娠早期发现甲状腺结节的孕妇中，20% 的孕妇在分娩前再次发现新发结节[3-5]。

二、病理生理学

妊娠期的生理和激素变化影响甲状腺结节的形成和生长。研究表明，碘、hCG、雌激素和孕激素在整个妊娠期对甲状腺结节具有潜在作用。

（一）碘的影响

孕妇的碘需求量增加，这是因为孕妇甲状腺激素分泌增加、肾脏碘清除率增加、胎儿需要量增加。美国甲状腺协会（American Thyroid Association，ATA）建议在妊娠期和哺乳期每天碘摄入量 250～290μg。缺碘导致循环甲状腺激素水平低，可刺激 TSH 的产生，最终刺激甲状腺生长，导致胎儿及孕妇甲状腺肿大[10]。

（二）hCG

hCG 和 TSH 在结构上相似，这使得 hCG 能够刺激 TSH 受体，导致甲状腺激素（T_4 和 T_3）增加。妊娠早期，hCG 水平迅速升高，负反馈作用导致 TSH 水平下降。与 TSH 受体结合刺激甲状腺细胞和结节的生长[3]。

（三）雌激素与孕激素

甲状腺癌的发病率在青春期和更年期之间的女性中更高，这表明雌激素和（或）孕激素在甲状腺结节形成和肿瘤发生的病因学中具有潜在作用。

体外实验中，雌激素和孕激素对甲状腺生长有促进作用。然而，迄今为止，临床试验尚未显示出任何一致的相关性。

雌激素受体 −α（estrogen receptor-α，ER-α）和孕激素受体（progesterone receptor，PR）在一些甲状腺肿瘤组织中表达[11]。在体外，甲状腺滤泡细胞可由雌二醇通过雌激素依赖性基因组和非基因组信号刺激[12]。研究表明，孕激素可增加甲状腺细胞中功能和增殖相关基因的 mRNA 表达[13]。

三、诊断

所有甲状腺结节患者的初步评估应包括病史询问、体检检查、实验室评估、甲状腺及颈部超声检查等。

（一）病史询问

1. 评估恶性肿瘤的高危因素

暴露于严重的电离辐射，其中包括头部或颈部辐射，以及核灾难。

良性和恶性甲状腺疾病家族史，其中包括多发性内分泌肿瘤（multiple endocrine neoplasia，MEN）综合征和遗传易感综合征，如 Cowden 综合征、家族性腺瘤性息肉病、Carney 综合征和 Werner 综合征。

2. 症状

- 声音改变。
- 吞咽困难。
- 气短、咳嗽或端坐呼吸。
- 难以将手臂举过头顶。

（二）体格检查

包括甲状腺和颈部的视诊、听诊和触诊，检查时需密切关注任何肿大的颈部淋巴结。

甲状腺结节应根据其大小、位置和特征来确定，如出现某些特征（尤其是质硬、不活动的结节）需怀疑甲状腺癌。

彭伯顿征（Pemberton）评估：当手臂举过头顶靠近耳朵时，面部潮红，提示甲状腺肿大继发血管受压。

（三）实验室评估

- 疑似甲状腺结节的孕妇应检测血清 TSH。不建议常规检测血清甲状腺球蛋白或降钙素[10]。
- 低 TSH。
  - ◇ 可能提示 hCG 对 TSH 生理抑制或自主"热"结节效应。
  - ◇ 自主性结节可能导致甲状腺功能亢进症，恶性肿瘤风险<1%，因此不建议使用细针穿刺活检（fine needle aspiration，FNA）。
  - ◇ 如果 TSH 水平低，且持续至妊娠 16 周后，通过放射性核素扫描评估甲状腺结节功能应推迟至分娩和哺乳后[10]。
  - ◇ 在产后，持续性的 TSH 抑制需考虑 Graves 病、毒性腺瘤或毒性多结节性甲状腺肿的可能。
- RAI 成像和低 TSH。
  - ◇ 甲状腺放射性核素扫描有助于确定甲状腺毒症的病因，但孕妇禁用，因为胎儿受到辐射会损害胎儿甲状腺并导致甲状腺功能减退症[10]。
  - ◇ 产后哺乳者如同意在检查后 48h 内丢弃全部母乳，可以使用 ^{123}I 进行 RAI 扫描，RAI 半衰期约为 8h[14]。
- 正常或高 TSH。
  - ◇ 一些研究表明，抑制剂量的左甲状腺素可使结节适度缩小，最多达 20%。由于医源性甲状腺毒症的潜在风险，不建议采用这种做法[1, 10, 15]。
  - ◇ 临床相关结节，TSH 正常或升高时也需要进一步活检评估。
  - ◇ 甲状腺活检是安全的，可以在整个妊娠期进行[16-21]。

（四）甲状腺及颈部超声

甲状腺超声仍然是检测妊娠期甲状腺结节最准确、最安全的检查方法。

妊娠并没有导致细胞学改变，因此细胞学评估的诊断标准与非妊娠患者相同[22]。

甲状腺结节应对其成分（实性、囊性或混合性）、回声、形状和边缘进行描述，同时应记录有助于评价恶性肿瘤风险的其他发现（结节纵横比、边缘不规则、低回声、微钙化等）。

应使用风险分层系统，如 ATA 或甲状腺影像报告和数据系统（thyroid imaging reporting and data system，TI-RADS），根据超声特征评估结节的恶性风险[1]。

（五）甲状腺结节 FNA

FNA 在妊娠期是安全的，即使在妊娠期不计划进行后续手术干预，也可以进行。

妊娠期获得甲状腺活检结果有助于妊娠期和分娩后的管理。

妊娠似乎并不影响细胞学标本，然而，目前只有有限的研究对其进行评估[23, 24]。

在与患者进行充分讨论后，根据患者甲状腺癌的危险因素、结节的超声特征，以及是否存在可疑淋巴结，决定是否进行超声引导下甲状腺活检。

2015 年，ATA 指南根据不同超声下表现，将结节的恶性风险分为不同等级。高风险结节在较小尺寸时即需要进行活检。

活检指征

- 结节≥1cm 时，如有下列情况建议进行活检。
  - ◇ 实性低回声结节或实性低回声区域伴以下任何一项。
    - › 平滑或不规则边缘。
    - › 纵横比>1。
    - › 边缘钙化。
    - › 结节向甲状腺外伸展。
    - › 微钙化。
- 结节≥1.5cm 时，如有下列情况建议进行活检。

◇ 高回声或等回声，以及实性或部分囊性，有偏心实性区域，但缺乏可疑特征。以下4项为可疑特征。
  › 微钙化。
  › 纵横比＞1。
  › 不规则边界。
  › 结节向甲状腺外扩展。

- 当结节≥2cm或可触及时建议活检。如果结节为海绵状或部分海绵状，且缺乏可疑特征，可考虑活检或复查超声。
- 结节纯囊性，无实性成分，无论任何大小，均不需要活检。
- ATA指南通常不建议对1cm以下的甲状腺结节进行活检，除非有症状、病理性淋巴结、甲状腺外扩张或高危病史[1]。
- 异常的颈部淋巴结应作为活检的靶点[1]。

四、良性或未定性结节的处理

（一）良性结节

对于有良性细胞学检查（Bethesda Ⅱ）结果或不符合活检标准的甲状腺结节，应与非妊娠期患者一样，在12～24个月内重复超声检查[10]。

当结节有可疑超声改变，或者妊娠前FNA结果良性但妊娠期结节显著增长，应再次进行活检或手术切除。

（二）未定性结节

未定性结节包括以下情况。

- 意义不明的非典型细胞/意义不明的滤泡病变（Bethesda Ⅲ）。
- 疑似滤泡性肿瘤（Bethesda Ⅳ）。
- 疑似恶性肿瘤（Bethesda Ⅴ）。

妊娠期可谨慎随访。

虽然大多数结节后来被证明是良性的，但没有前瞻性研究评估这些结节在妊娠期的预后[10]。

由于缺乏证据和对结果准确性的担忧，目前不建议使用分子检测来评估妊娠期未定性的甲状腺结节[10]。

五、恶性结节的处理

大部分在妊娠期发现甲状腺癌的患者会十分沮丧。但是，调查显示，妊娠期发现的甲状腺癌，若不进行手术，并不会对妊娠结局增加额外的风险[25-30]。

对于非妊娠期成年女性，建议对恶性甲状腺结节进行手术治疗。然而，妊娠期对于细胞学不确定或恶性结节，通常会考虑采用保守的方法[27-30]。

与非妊娠期成年女性的类似手术相比，妊娠期甲状腺手术具有更高的风险[31]。

如果细胞学检查（Bethesda Ⅵ）证实恶性肿瘤，且患者选择手术，建议在妊娠中期进行手术。

参考文献

［1］ Haugen BR, et al. 2015 American Thyroid Association Management guidelines for adult patients with thyroid nodules and differentiated thyroid cancer: The American Thyroid Association guidelines task force on thyroid nodules and differentiated thyroid cancer. Thyroid 2016;26:1–133.
［2］ Vander JB, et al. The significance of nontoxic thyroid nodules. Final report of a 15-year study of the incidence of thyroid malignancy. Ann Intern Med 1968; 69:537.
［3］ Glinoer D, et al. Pregnancy in patients with mild thyroid abnormalities: Maternal and neonatal repercussions. J Clin Endocrinol Metab 1991;73:421e7.
［4］ Struve CW, et al. Influence of frequency of previous pregnancies on the prevalence of thyroid nodules in women without clinical evidence of thyroid disease. Thyroid 1993;3:7e9.
［5］ Kung AW, et al. The effect of pregnancy on thyroid nodule formation. J Clin Endocrinol Metab 2002;87:1010e4.
［6］ Sahin SB, et al. Alterations of thyroid volume and nodular size during and after pregnancy in a severe iodine-deficient area. Clin Endocrinol (Oxford) 2014;81:762e8.
［7］ Gharib H. Changing concepts in the diagnosis and management of thyroid nodules. Endocrinol Metab Clin North Am 1997;26:777–800.
［8］ Leech JV, et al. Aberrant thyroid glands. Amer J Pathol 1928;4:481–492.

[9] Rojeski MT, Gharib H. Nodular thyroid disease: Evaluation and management. New Engl J Med 1985; 313:428–436.
[10] Alexander EK, et al. 2017 Guidelines of the American Thyroid Association for the diagnosis and management of thyroid disease during pregnancy and the postpartum. Thyroid 2017;27(3):315–389.
[11] Sturniolo G, et al. Immunohistochemical expression of estrogen receptor-alpha and progesterone receptor in patients with papillary thyroid cancer. Eur Thyroid J 2016;5(4):224–230.
[12] Derwahl M, Nicula D. Estrogen and its role in thyroid cancer. Endocr Relat Cancer. 2014;21(5):T273–T283.
[13] Bertoni AP, et al. Progesterone upregulates gene expression in normal human thyroid follicular cells. Int J Endocrinol. 2015;2015:864852.
[14] King JR, et al. Diagnosis and management of hyperthyroidism in pregnancy: A review. Obstet Gynecol Surv 2016;71(11): 675–685.
[15] Gharib H, Mazzaferri EL. Thyroxine suppressive therapy in patients with nodular thyroid disease. Ann Intern Med 1998;128:386e94.
[16] Papini E, et al. Risk of malignancy in non palpable thyroid nodules: Predictive value of ultrasound and color-doppler features. J Clin Endocrinol Metab 2002;87:1941e6.
[17] Belfiore A, La Rosa GL. Fine-needle aspiration biopsy of the thyroid. Endocrinol Metab Clin N Am 2001;30:361e400.
[18] Oertel YC. Fine-needle aspiration and the diagnosis of thyroid cancer. Endocrinol Metab Clin N Am 1996;25:69e91.
[19] Singer PA. Evaluation and management of the solitary thyroid nodule. Otolaryngol Clin N Am 1996;29:577e91.
[20] Choe W, McDougall IR. Thyroid cancer in pregnant women: Diagnostic and therapeutic management. Thyroid 1994;4:433e5.
[21] Hamburger JI. Thyroid nodules in pregnancy. Thyroid 1992;2:165e8.
[22] Popoveniuc G, Jonklaas J. Thyroid nodules. Med Clin N Am 2012;96:329e49.
[23] Tan GH, et al. Management of thyroid nodules in pregnancy. Arch Intern Med 1996;156:2317–2320.
[24] Marley EF, Oertel YC. Fine-needle aspiration of thyroid lesions in 57 pregnant and postpartum women. Diagn Cytopathol 1997;16:122–125.
[25] Karger S, et al. Impact of pregnancy on prevalence of goitre and nodular thyroid disease in women living in a region of borderline sufficient iodine supply. Horm Metab Res 2010;42:137–142.
[26] Rosen IB, et al. Thyroid nodular disease in pregnancy: Current diagnosis and management. Clin Obstet Gynecol 1997;40:81–89.
[27] Moosa M, Mazzaferri EL. Outcome of differentiated thyroid cancer diagnosed in pregnant women. J Clin Endocrinol Metab 1997;82:2862–2866.
[28] Yasmeen S, et al. Thyroid cancer in pregnancy. Int J Gynaecol Obstet 2005;91:15–20.
[29] Herzon FS, et al. Coexistent thyroid cancer and pregnancy. Arch Otolaryngol Head Neck Surg 1994;120:1191–1193.
[30] Lee JC, et al. Papillary thyroid carcinoma in pregnancy: A variant of the disease? Ann Surg Oncol 2012;19:4210–4216.
[31] Kuy S, et al. Outcomes following thyroid and parathyroid surgery in pregnant women. Arch Surg 2009;144:399–406.

第四节　甲状腺癌

Marin Javaid　**著**
张淙越　**译**　　孙伟杰　**校**

要　点

- 甲状腺乳头状癌是妊娠期最常见的甲状腺癌，预后良好。
- 促甲状腺激素的致瘤作用在妊娠期甲状腺癌发病机制中起着至关重要的作用，促甲状腺激素受多种妊娠激素的调节，其中雌激素和人绒毛膜促性腺激素是重要的激素。
- 高分辨率超声是监测妊娠期甲状腺癌最安全的影像学检查方法。
- 妊娠期禁用放射性碘。
- 分化型甲状腺癌的手术通常推迟到分娩后，但侵袭性甲状腺癌除外；最安全的手术时间是在妊娠中期。
- 有关放射性碘治疗的相关问题应告知孕妇及家属，并充分考虑泌乳及后续妊娠相关问题。

一、流行病学

甲状腺癌在所有年龄段女性中是第五常见的恶性肿瘤。然而，在妊娠期诊断出的恶性肿瘤中，它是仅次于乳腺癌的第二常见恶性肿瘤[1-4]。

90% 以上的甲状腺癌病例为滤泡细胞来源的分化型甲状腺癌，预后良好（5 年生存率为 98%）[2]。尽管妊娠对甲状腺癌的预后影响很小甚至没有影响，但由于对自身或胎儿不可预见的伤害，或者因可能无法母乳喂养而产生的压力，仍然会导致患者产生严重焦虑，此时建议采用多学科团队管理和心理支持[5, 6]。

未分化型甲状腺癌（anaplastic thyroid cancer，ATC）和甲状腺髓样癌（medullary thyroid cancer，MTC）罕见，且预后不良。

由于有了更好的诊断技术可以检测到微小乳头状癌、医疗保健的进步和环境因素，甲状腺癌的发病率在全球范围内一直在增加。在过去的30至40 年里，美国的发病率从 5/10 万增至 14/10 万例[7-10]。

妊娠期发现的甲状腺癌占所有甲状腺癌的 12%～43%[11-14]。1991—1999 年，美国加利福尼亚州一项关于癌症登记的回顾性研究表明，妊娠期甲状腺癌患病率为 14.4/10 万[4]。1994—2008 年，澳大利亚一项基于人群的回顾性研究估计，妊娠期甲状腺癌和其他内分泌癌的患病率为 17.4/10 万[15]。这 2 项研究均观察到产后甲状腺癌发病率高于妊娠期，这可能是由于诊断延迟所致。

甲状腺癌的男女比例为 1：3.1，这在世界范围内是相对一致的[16]。甲状腺癌发病率的这种性别特征引起了人们对女性生殖因素参与甲状腺癌病因的关注。推迟生育年龄也会导致患癌风险增加[17]。

二、病理生理学

妊娠期滤泡样病变通常是良性的，而滤泡型甲状腺乳头状癌通常是恶性的（follicular variants of papillary thyroid cancer，FVPTC）[18, 19]。

甲状腺癌的发病机制涉及肿瘤发生的多个阶段，可以从源头开始，也可以在环境和遗传因素的影响下，通过激活各种原癌基因和生长因子受体产生。这些变化引起克隆增殖并导致分化型的肿瘤发生，既可以是良性腺瘤（与 GSP 和 TSH 受体相关），也可以是恶性肿瘤，如乳头状癌（与 RET/PTC、NTRK 或 MET 突变相关）或滤泡状癌（与 RAS 相关）[20]。

月经和生殖因素的作用

生育期甲状腺癌的高患病率表明它与月经和生殖因素相关[7, 16]。甲状腺癌细胞上的 ER-α（由循环雌激素调节）和 PR 的显著表达表明其在妊娠期甲状腺癌发病机制中有重要作用。尽管在 ER 和 PR 阳性的巨大肿瘤中发现 V600E 突变，但甲状腺癌患者的预后并无显著差异[21]。

雌激素还影响 TSH 水平，导致甲状腺细胞增殖增加[22]。

孕激素有增强甲状腺生长和功能的保护作用，这通过基因水平的上调实现[23]。

高 TSH 也与甲状腺癌风险增加相关。雌激素和 hCG 都会影响妊娠期 TSH 水平，并且与其他胎盘激素一起在妊娠期甲状腺癌发病机制中发挥重要作用[24, 25]。

反复暴露于高雌激素及 hCG 环境中，对甲状腺细胞也能起到刺激作用，导致细胞增殖[26]。

病例对照和队列研究的 Meta 分析评估了生殖因素和口服避孕药对甲状腺癌的影响。这项研究的结论是初潮年龄晚、产次增加、人工绝经和流产都增加甲状腺癌的风险，而口服避孕药具有保护作用[27]。总的来说，由于研究结果的差异、缺乏前瞻性试验，以及可能的回忆和选择偏差，甲状腺癌与生殖和激素因素的关系尚不确定[28]。

电离辐射史、碘缺乏症和以前治疗过的毒性甲状腺肿是与甲状腺癌风险增加相关的额外危险因素。

在基因组水平上，雌二醇（estradiol，E_2）激活 ER-α 和 ER-β，然后进入细胞核并调节基因转录。E_2 的非基因组信号通过与膜结合受体（mER）结合激活 MAPK 和 PI3K 激酶信号通路。

乳头状甲状腺癌（papillary thyroid cancer，PTC）*BRAF* 突变、滤泡型甲状腺癌（follicular thyroid carcinoma，FTC）*RAS* 突变、*RET/PTC* 基因、TK 受体 TRKA 染色体重排、E_2 协同刺激 TK 通路（图 3–1）。

三、诊断

患有甲状腺癌的孕妇通常无症状[29]。

仔细询问病史有助于评估疾病状态，其中包括儿童期辐射暴露、家族综合征、甲状腺癌家族史，以及仔细的甲状腺和颈部检查[14, 30]。

由于分化型甲状腺癌（differentiated thyroid cancer，DTC）（包括滤泡性甲状腺癌和乳头状甲状腺癌）的预后在孕妇和非孕妇中并无差异，一项里程碑式的研究建议将甲状腺结节的诊断检查和治疗推迟到分娩后[29]。

由于对胎儿和母体没有辐射风险，甲状腺超声是妊娠期推荐的影像学检查[31]。

甲状腺和颈部超声检查对于监测以前治疗过的甲状腺癌至关重要，在妊娠期监测是必要的[14]。

不同的甲状腺超声报告系统各有利弊。与其他报告系统相比，美国放射学会甲状腺成像、报告和数据系统（ACR-TIRADS）高度敏感，具有极好的阴性预测价值，不必要的 FNA 率最低[32, 33]。

与其他成像方式相比，无钆磁共振成像是妊娠期更受欢迎的成像方式，但除非绝对必要，否

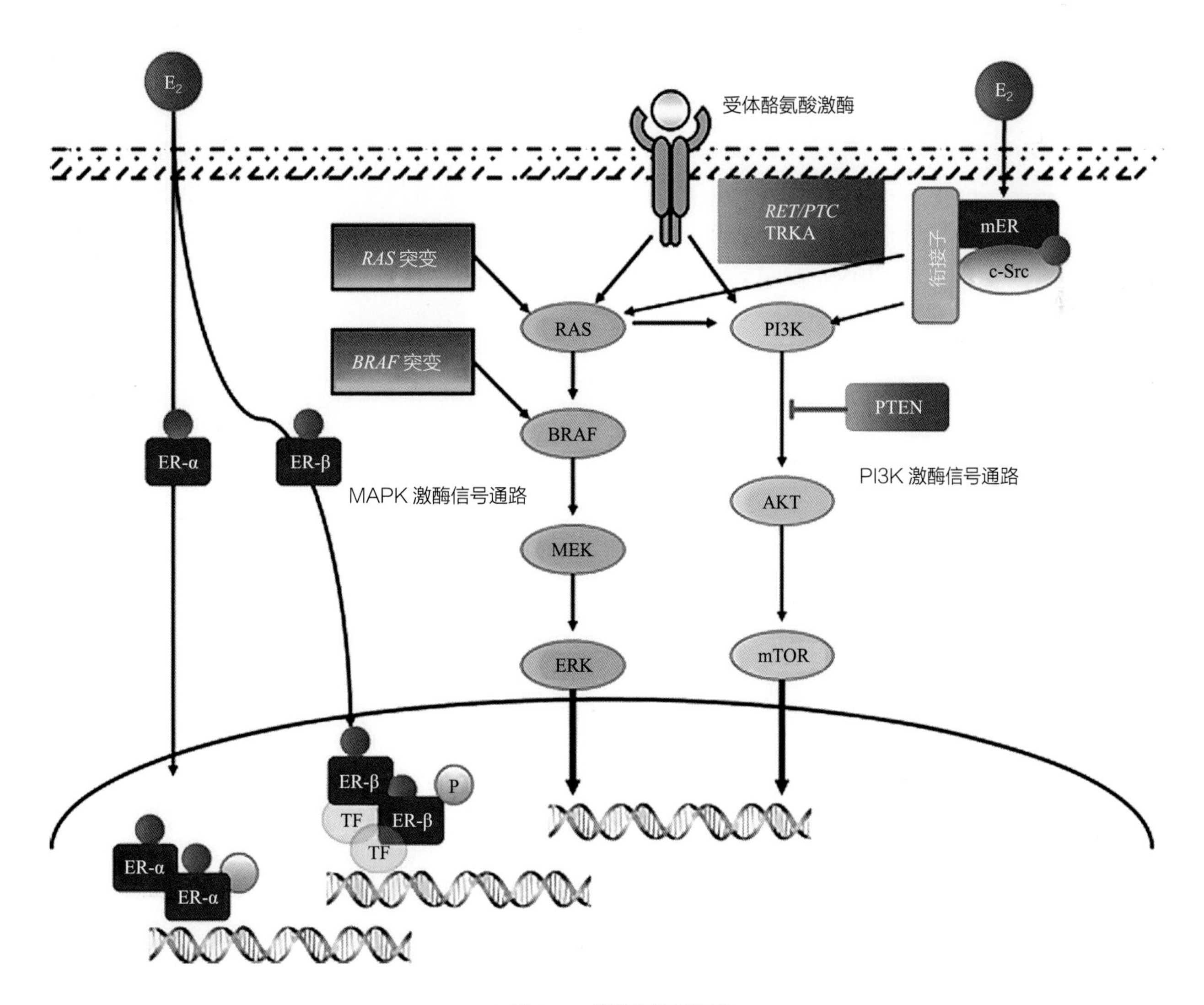

▲ 图 3–1　雌激素信号通路

则应避免使用，并且它在甲状腺成像方面并不优于超声[34]。

由于胎儿的电离辐射风险，妊娠期禁止使用RAI摄取和扫描、^{99}Tc高锝酸盐和其他成像方式[14, 35]。

由于高TSH与甲状腺癌相关，如果孕妇在发现甲状腺结节的同时发现TSH升高，FNA可能会更加迫切[36]。

一旦发现甲状腺结节，FNA是首选的诊断方法。

妊娠状态不会改变甲状腺结节的细胞学特征，因此FNA结果应根据推荐的细胞学分类和根据风险分层进一步制订管理策略进行解释[13]。

分子检测并不能用于未定性结节的确诊，也没有确凿证据可用于妊娠，最好重复进行FNA[37]。

甲状腺球蛋白可作为妊娠期肿瘤标志物，用于监测既往治疗过的DTC[38-40]。

癌胚抗原（carcinoembryonic antigen，CEA）和降钙素在妊娠期价值有限，除非有明确的家族性甲状腺髓样癌（medullary thyroid carcinoma，MTC）背景[41]。

无论是诊断性还是治疗性，RAI暴露后都应立即停止母乳喂养。诊断性^{99}Tc高锝酸盐后停24h、诊断性^{123}I后停3天和治疗性^{131}I应完全停止母乳喂养[42]。对于妊娠期意外接触^{131}I，应在12h内服用60～130mg的稳定碘化钾补救，因为碘化钾可以部分阻止胎儿甲状腺对碘进行摄取[14, 43]。

四、治疗

妊娠期甲状腺癌的治疗策略高度依赖于诊断时的孕周、总体预后和结局。延迟DTC手术至分娩后对预后和疾病特异性生存率没有不良影响[44-46]。

（一）手术治疗

一项研究对妊娠期DTC与育龄期非妊娠女性进行了比较，22例孕妇中有6例孕妇在妊娠期进行了甲状腺切除术。妊娠期甲状腺癌患者的存活率与年龄匹配的非妊娠患者无差异，表明妊娠期甲状腺切除术不增加存活率，但可能增加胎儿死亡率[47]。

一项类似的研究回顾性分析了61例诊断为DTC妊娠女性和528例年龄匹配的非妊娠女性，比较了她们的临床特征和结局，并进行了20年的随访。61例患者中有14例在妊娠期接受了手术，47例推迟手术至产后12～84个月。两组患者的预后相同，表明将甲状腺癌的治疗推迟到分娩后没有害处[29]。

另一项研究对妊娠期和产后1年内诊断为甲状腺癌的女性进行了回顾性分析，也得到了孕产妇DTC预后和存活率良好的类似发现[48]。尽管最近观察到此前治疗过的甲状腺癌在妊娠期复发率增加，但妊娠并不影响生存率[49, 50]。

美国甲状腺协会指南（2015年）建议妊娠期仅对侵袭性甲状腺癌进行手术治疗，其中包括未分化甲状腺癌、低分化甲状腺癌和晚期分化型甲状腺癌。如果妊娠早期诊断的PTC在此后显示显著增长或颈部淋巴结转移，也建议妊娠期进行手术治疗[51]。

（二）手术干预的时机

如果需要手术治疗，建议在妊娠中期进行甲状腺切除术[37]。多项研究发现，妊娠中期甲状腺切除术对母体或胎儿没有明显不良影响。

一项研究回顾性分析了妊娠期和产后1年内接受手术切除的DTC患者，两组患者均未出现与麻醉或手术相关的并发症。尽管有2例小于胎龄儿和2例大于胎龄儿分娩，但没有流产或胎儿缺陷的报告。

妊娠早期手术会影响器官发育，从而损害胎儿健康。妊娠晚期手术干预可能导致早产。

虽然甲状腺手术可以在妊娠中期进行，并发症风险较低，但DTC的手术可以安全推迟到分娩后[46]。一项研究对201例孕妇和31 155例非孕妇的甲状腺和甲状旁腺手术进行了基于人群的横断面分析，妊娠期手术与较差的临床和经济学结果相关。母婴并发症发生率分别为4.5%和5.5%[52]。

目前使用的非致畸性外科麻醉药未发现对胎儿大脑发育产生不良影响[53]。

为了最大限度地降低手术风险，患者若进行手术干预应转诊至经验丰富的甲状腺外科医生，以获得最佳手术效果[54]。

（三）监测

手术后，TSH 抑制和超声监测是妊娠期主要治疗方法。妊娠期禁忌使用 RAI 治疗。分娩后需重新评估风险，以确定是否需使用 ^{131}I 进行 RAI。

在大多数情况下，术后 RAI 可能不是必要的，因为 2015 年 ATA 指南并不常规推荐术后行 RAI 清甲治疗，但中危和高危患者除外[51]。

对于推迟或选择在妊娠中期接受手术的患者，TSH 水平应保持为 0.3～2.0mU/L[14, 36]。应在妊娠早期和中期每 4～6 周监测 1 次 TSH 水平，并在妊娠晚期监测 1 次[19]。

妊娠早、中、晚期各进行 1 次颈部超声检查[55]。

甲状腺癌的诊断和治疗延误 1 年以上，预后可能更差。不良结局与诊断后延迟治疗 2 年以上有关[56]。

（四）复发

由于无既往史且治疗反应良好的患者复发风险较低，妊娠期间通常不需要额外监测[14]。

妊娠可能导致妊娠前疾病持续存在者病情进展，尤其是侵袭性 DTC[57]。然而，妊娠对甲状腺癌进展和复发的长期影响尚不清楚[58]，虽然目前的证据表明妊娠期疾病复发和进展的比率较高，但 DTC 患者的总体生存率似乎没有受到很大影响[59]。

对于此前治疗过的甲状腺癌患者，应每 3 个月检测 1 次甲状腺球蛋白水平和甲状腺球蛋白抗体[57]。不明原因的上升可能表明疾病复发。

对于疾病持续存在患者，应调整左甲状腺素剂量，以长期维持 TSH＜0.1mU/L[51, 60]。

（五）甲状腺癌的其他治疗

妊娠期禁用 RAI，尤其是治疗性 ^{131}I，产后应用时应采取预防性保护措施[14, 43]。

虽然有数种药物经美国食品药品管理局（FDA）批准作为系统疗法的一部分用于治疗晚期甲状腺癌，如酪氨酸激酶抑制药（tyrosine kinase inhibitors，TKI）、选择性 BRAF V600E 激酶和 MEK1/2 激酶抑制药，但这些药物在妊娠期没有充分研究，或者已知会对胎儿造成伤害。如果考虑在妊娠期间应用，应针对潜在的胎儿不良反应进行用药咨询。如果产后需要上述治疗，建议使用有效的避孕方法。

如果出现疼痛性骨转移，可以在产后使用唑来膦酸（zoledronic acid）或狄诺塞麦（denosumab）等骨重塑剂。考虑到药物对胎儿的影响，使用这些药物期间应避孕[61]。

对于局部或远处转移性疾病，可以考虑外照射、热疗或乙醇消融和化学栓塞，但没有足够的证据来确保这些疗法在妊娠期的安全性。

（六）咨询

咨询是妊娠期甲状腺癌管理的重要组成部分。应与孕妇充分讨论以下问题。

- 妊娠期诊断的甲状腺癌的预后。
- 手术和非手术选择。
- 此前治疗过的甲状腺癌孕期进展风险。
- 延后治疗导致的病情进展风险。
- 妊娠期和哺乳期 RAI 治疗的风险和局限性。
- 产后治疗计划。
- 不延误治疗又能保障母婴获益的最佳母乳喂养时间。

如果认为 RAI 是必要的，可以考虑母乳喂养 6～8 周，以帮助建立情感联系[62]。应在 ^{131}I 治疗前停止母乳喂养 6 周至 3 个月，以降低碘滞留在乳腺组织中的风险。在下次妊娠前不应恢复母乳喂养[63]。

建议将后续妊娠推迟至少 6～12 个月，以确认病情缓解[43, 45, 63]。

在 RAI 消融后的 6～12 个月内，暂时的月经周期紊乱是一种可预见的不良反应[64]。经 RAI 治疗的甲状腺癌女性体内抗苗勒管激素水平较低，但没有足够的证据表明其与不孕风险增加有关[65]。

（七）其他类型甲状腺癌

未分化甲状腺癌和甲状腺髓样癌都是不常见的甲状腺癌，关于妊娠期管理策略的信息有限。

鉴于其侵袭性，建议在妊娠中期进行手术。

除非存在已知的多发性内分泌肿瘤 -2 型（MEN-2）、*RET* 突变或 MTC 家族史，否则降钙素监测在患有甲状腺结节孕妇中的作用尚不明确，其效用尚不清楚[14, 37]。

经批准用于 MTC 的 TKI（索拉非尼、伦瓦蒂尼和卡波坦替尼）在动物研究中显示出致畸性和胚胎毒性，目前尚没有人体研究，妊娠期禁忌。

参考文献

［1］ Ferlay J, Colombet M, Soerjomataram I, Mathers C, Parkin DM, Piñeros M, et al. Estimating the global cancer incidence and mortality in 2018: GLOBOCAN sources and methods. Int J Cancer 2019 15;144(8):1941–1953.
［2］ Street W. Cancer Facts & Figures 2020. 1930;76.
［3］ Smith LH, Dalrymple JL, Leiserowitz GS, Danielsen B, Gilbert WM. Obstetrical deliveries associated with maternal malignancy in California, 1992 through 1997. Am J Obstet Gynecol 2001;184(7):1504–13.
［4］ Smith LH, Danielsen B, Allen ME, Cress R. Cancer associated with obstetric delivery: Results of linkage with the California cancer registry. Am J Obstet Gynecol 2003 Oct 1;189(4):1128–35.
［5］ Koren R, Wiener Y, Or K, Benbassat CA, Koren S. Thyroid disease in pregnancy: A clinical survey among endocrinologists, gynecologists, and obstetricians in Israel. Isr Med Assoc J 2018;20(3):167–71.
［6］ Oduncu FS, Kimmig R, Hepp H, Emmerich B. Cancer in pregnancy: Maternalfetal conflict. J Cancer Res Clin Oncol 2003;129(3):133–46.
［7］ SEER 2019 database on thyroid cancer male to female ratio according to age Epidemiology.
［8］ Davies L, Welch HG. Increasing incidence of thyroid cancer in the United States, 1973–2002. JAMA 2006;295(18):2164–67.
［9］ Davies L, Welch HG. Current thyroid cancer trends in the United States. JAMA Otolaryngol Neck Surg 2014;140(4):317–22.
［10］ James BC, Mitchell JM, Jeon HD, Vasilottos N, Grogan RH, Aschebrook-Kilfoy B. An update in international trends in incidence rates of thyroid cancer, 1973–2007. Cancer Causes Control 2018;29(4–5):465–73.
［11］ Rosen IB, Walfish PG. Pregnancy as a predisposing factor in thyroid neoplasia. Arch Surg 1986;121(11):1287–90.
［12］ Tan GH, Gharib H, Goellner JR, Van Heerden JA, Bahn RS. Management of thyroid nodules in pregnancy. Arch Intern Med 1996;156(20):2317–20.
［13］ Marley EF, Oertel YC. Fine-needle aspiration of thyroid lesions in 57 pregnant and postpartum women. Diagn Cytopathol 1997;16(2):122–25.
［14］ Alexander EK, Pearce EN, Brent GA, Brown RS, Chen H, Dosiou C, et al. 2017 Guidelines of the American Thyroid Association for the diagnosis and management of thyroid disease during pregnancy and the postpartum. Thyroid 2017;27(3):315–89.
［15］ Lee YY, Roberts CL, Dobbins T, Stavrou E, Black K, Morris J, et al. Incidence and outcomes of pregnancy-associated cancer in Australia, 1994–2008: A population-based linkage study. BJOG Int J Obstet Gynaecol 2012;119(13):1572–582.
［16］ Kilfoy BA, Devesa SS, Ward MH, Zhang Y, Rosenberg PS, Holford TR, et al. Gender is an age-specific effect modifier for papillary cancers of the thyroid gland. Cancer Epidemiol Prev Biomark 2009;18(4):1092–100.
［17］ Rosen IB, Korman M, Walfish PG. Thyroid nodular disease in pregnancy: Current diagnosis and management. Clin Obstet Gynecol 1997;40(1):81–9.
［18］ Sclabas GM, Staerkel GA, Shapiro SE, Fornage BD, Sherman SI, Vassillopoulou- Sellin R, et al. Fine-needle aspiration of the thyroid and correlation with histopathology in a contemporary series of 240 patients. Am J Surg 2003 Dec 1;186(6):702–710.
［19］ Varghese SS, Varghese A, Ayshford C. Differentiated thyroid cancer and pregnancy. Indian J Surg 2014 Aug 1;76(4):293–296.
［20］ Moretti F, Nanni S, Pontecorvi A. Molecular pathogenesis of thyroid nodules and cancer. Best Pract Res Clin Endocrinol Metab 2000 Dec 1;14(4):517–39.
［21］ Vannucchi G, De Leo S, Perrino M, Rossi S, Tosi D, Cirello V, et al. Impact of estrogen and progesterone receptor expression on the clinical and molecular features of papillary thyroid cancer. Eur J Endocrinol 2015;173(1):29–36.
［22］ Cao Y, Wang Z, Gu J, Hu F, Qi Y, Yin Q, et al. Reproductive factors but not hormonal factors associated with thyroid cancer risk: A systematic review and metaanalysis. Biomed Res Int 2015;2015: 103515.

［23］ Bertoni APS, Brum IS, Hillebrand AC, Furlanetto TW. Progesterone upregulates gene expression in normal human thyroid follicular cells. Int J Endocrinol 2015;2015:864852.
［24］ Haymart MR, Repplinger DJ, Leverson GE, Elson DF, Sippel RS, Jaume JC, et al. Higher serum thyroid stimulating hormone level in thyroid nodule patients is associated with greater risks of differentiated thyroid cancer and advanced tumor stage. J Clin Endocrinol Metab 2008 Mar;93(3):809–14.
［25］ Moleti M, Sturniolo G, Di Mauro M, Russo M, Vermiglio F. Female reproductive factors and differentiated thyroid cancer. Front Endocrinol [Internet]. 2017 [cited 2021 Jan 26];8. Available from: https://www.frontiersin. org/articles/10.3389/fendo.2017.00111/ full
［26］ Yoshimura M, Hershman JM. Thyrotropic action of human chorionic gonadotropin. Thyroid 1995;5(5):425–434.
［27］ Mannathazhathu AS, George PS, Sudhakaran S, Vasudevan D, Km JK, Booth C, et al. Reproductive factors and thyroid cancer risk: Meta-analysis. Head Neck. 2019;41(12):4199–208.
［28］ Kitahara CM, Schneider AB, Brenner AV. Thyroid Cancer [Internet]. Cancer Epidemiology and Prevention. Oxford University Press; 2017 [cited 2021 Jan 28]. Available from: https://oxford.universitypressscholarship.com/ view/10.1093/oso/9780190238667.001.0001/ oso-9780190238667-chapter-44
［29］ Moosa M, Mazzaferri EL. Outcome of differentiated thyroid cancer diagnosed in pregnant women. J Clin Endocrinol Metab. 1997;82(9):2862–866.
［30］ Braverman LE, Ingbar SH, Werner SC. Werner et Ingbar's the Thyroid: A Fundamental and Clinical Text. Philadelphia: Wolters Kluwer, Lippincott Williams & Wilkins; 2013.
［31］ Tirada N, Dreizin D, Khati NJ, Akin EA, Zeman RK. Imaging pregnant and lactating patients. Radiographics 2015;35(6):1751–765.
［32］ Xu T, Wu Y, Wu R-X, Zhang Y-Z, Gu J-Y, Ye X-H, et al. Validation and comparison of three newly-released thyroid imaging reporting and data systems for cancer risk determination. Endocrine 2019;64(2):299–307.
［33］ Mistry R, Hillyar C, Nibber A, Sooriyamoorthy T, Kumar N. Ultrasound classification of thyroid nodules: A systematic review. Cureus 2020;12(3):1–8.
［34］ Lum M, Tsiouris AJ. MRI safety considerations during pregnancy. Clin Imaging 2020;62:69–75.
［35］ Rowe CW, Murray K, Woods A, Gupta S, Smith R, Wynne K. Management of metastatic thyroid cancer in pregnancy: Risk and uncertainty. Endocrinol Diabetes Metab Case Rep 2016;2016(1):1–5.
［36］ McLeod DS, Watters KF, Carpenter AD, Ladenson PW, Cooper DS, Ding EL. Thyrotropin and thyroid cancer diagnosis: A systematic review and dose-response meta-analysis. J Clin Endocrinol Metab 2012;97(8):2682–692.
［37］ Sullivan SA. Thyroid nodules and thyroid cancer in pregnancy. Clin Obstet Gynecol 2019;62(2):365–72.
［38］ Nakamura S, Sakata S, Komaki T, Kojima N, Kamikubo K, Miyazaki S, et al. Serum thyroglobulin concentration in normal pregnancy. Endocrinol Jpn 1984;31(6):675–79.
［39］ Murray JR, Williams GR, Harrington KJ, Newbold K, Nutting CM. Rising thyroglobulin tumour marker during pregnancy in a thyroid cancer patient: No cause for alarm? Clin Endocrinol (Oxf) 2012;77(1):155–57.
［40］ Prpić M, Franceschi M, Romić M, Jukić T, Kusić Z. Thyroglobulin as a tumor marker in differentiated thyroid cancer–clinical considerations. Acta Clin Croat. 2018;57(3):518–26.
［41］ Gambardella C, Offi C, Clarizia G, Romano RM, Cozzolino I, Montella M, et al. Medullary thyroid carcinoma with double negative calcitonin and CEA: A case report and update of literature review. BMC Endocr Disord 2019 Oct 16;19(1):103.
［42］ Gorman CA. Radioiodine and pregnancy. Thyroid 1999 Jul 1;9(7):721–26.
［43］ Radiation protection of pregnant women in nuclear medicine [Internet]. IAEA; 2017 [cited 2021 Jan 28]. Available from: https://www.iaea.org/resources/rpop/ health-professionals/nuclear-medicine/ pregnant-women
［44］ Nam K-H, Yoon JH, Chang H-S, Park CS. Optimal timing of surgery in well-differentiated thyroid carcinoma detected during pregnancy. J Surg Oncol 2005;91(3):199–203.
［45］ De Groot L, Abalovich M, Alexander EK, Amino N. Management of thyroid dysfunction during pregnancy and postpartum: An Endocrine Society clinical practice guideline. J Clin Endocrinol Metab 2012 Aug 1;97(8):2543–565.
［46］ Uruno T, Shibuya H, Kitagawa W, Nagahama M, Sugino K, Ito K. Optimal timing of surgery for differentiated thyroid cancer in pregnant women. World J Surg 2014;38(3):704–8.
［47］ Herzon FS, Morris DM, Segal MN, Rauch G, Parnell T. Coexistent thyroid cancer and pregnancy. Arch Otolaryngol Neck Surg 1994;120(11):1191–193.
［48］ Yasmeen S, Cress R, Romano PS, Xing G, Berger-Chen S, Danielsen B, et al. Thyroid cancer in pregnancy. Int J Gynecol Obstet 2005;91(1):15–20.
［49］ Messuti I, Corvisieri S, Bardesono F, Rapa I, Giorcelli J, Pellerito R, et al. Impact of pregnancy on prognosis of differentiated thyroid cancer: clinical and molecular features. Eur J Endocrinol. 2014;170(5):659–666.
［50］ Vannucchi G, Perrino M, Rossi S, Colombo C, Vicentini L, Dazzi D, et al. Clinical and molecular features of differentiated thyroid cancer diagnosed during pregnancy. Eur J Endocrinol 2010;162(1):145.
［51］ Haugen BR, Alexander EK, Bible KC, Doherty GM, Mandel SJ, Nikiforov YE, et al. 2015 American Thyroid Association Management Guidelines for adult patients with thyroid nodules and differentiated thyroid cancer: The American Thyroid Association Guidelines Task Force on Thyroid Nodules and Differentiated Thyroid Cancer. Thyroid Off J Am Thyroid Assoc 2016 Jan;26(1):1–133.
［52］ Kuy S, Roman SA, Desai R, Sosa JA. Outcomes following thyroid and parathyroid surgery in pregnant women. Arch Surg 2009;144(5):399–406.
［53］ ACOG Committee Opinion No. 775. Nonobstetric surgery

during pregnancy. Obstet Gynecol 2019 Apr; 133(4):e285–86.
[54] Aspinall S, Oweis D, Chadwick D. Effect of surgeons' annual operative volume on the risk of permanent Hypoparathyroidism, recurrent laryngeal nerve palsy and haematoma following thyroidectomy: Analysis of United Kingdom Registry of Endocrine and Thyroid Surgery (UKRETS). Langenbecks Arch Surg 2019;404(4):421–30.
[55] Galofré JC, Riesco-Eizaguirre G, Álvarez- Escolá C. Clinical guidelines for management of thyroid nodule and cancer during pregnancy. Endocrinol Nutr Engl Ed 2014;61(3):130–38.
[56] Vini L, Hyer S, Pratt B, Harmer C. Management of differentiated thyroid cancer diagnosed during pregnancy. Eur J Endocrinol 1999;140(5):404–6.
[57] Hirsch D, Levy S, Tsvetov G, Weinstein R, Lifshitz A, Singer J, et al. Impact of pregnancy on outcome and prognosis of survivors of papillary thyroid cancer. Thyroid 2010;20(10):1179–185.
[58] Leboeuf R, Emerick LE, Martorella AJ, Tuttle RM. Impact of pregnancy on serum thyroglobulin and detection of recurrent disease shortly after delivery in thyroid cancer survivors. Thyroid 2007;17(6):543–47.
[59] Alves GV, Santin AP, Furlanetto TW. Prognosis of thyroid cancer related to pregnancy: A systematic review. J Thyroid Res 2011;2011:1–5.
[60] Pacini F, Schlumberger M, Dralle H, Elisei R, Smit JW, Wiersinga W. European consensus for the management of patients with differentiated thyroid carcinoma of the follicular epithelium. Eur J Endocrinol 2006;154(6):787–803.
[61] Commissioner of the. U.S. Food and Drug Administration [Internet]. FDA. FDA; 2020 [cited 2021 Jan 30]. Available from: https:// www.fda.gov/home
[62] Zou J, Han L, Gao B, Wang C, Yan J, Jiang X, et al. Clinical therapy and management of differentiated thyroid cancer in pregnant women. Biomed Res 2018 Jan 25;29(1):213–17.
[63] Sisson TATAT on RSJC, Freitas J, McDougall IR, Dauer LT, Hurley JR, Brierley JD, et al. Radiation safety in the treatment of patients with thyroid diseases by radioiodine 131I: practice recommendations of the American Thyroid Association. Thyroid 2011;21(4):335–46.
[64] KoK -Y, Yen R-F, Lin C-L, Cheng M-F, Huang W-S, Kao C-H. Pregnancy outcome after I-131 therapy for patients with thyroid cancer. Medicine (Baltimore) [Internet]. 2016 Feb 8 [cited 2021 Jan 26];95(5). Available from: https:// www.ncbi.nlm.nih.gov/pmc/ articles/PMC4748924/
[65] Yaish I, Azem F, Gutfeld O, Silman Z, Serebro M, Sharon O, et al. A single radioactive iodine treatment has a deleterious effect on ovarian reserve in women with thyroid cancer: Results of a prospective pilot study. Thyroid Off J Am Thyroid Assoc 2018 Apr;28(4):522–27.

第五节 甲状腺急症之黏液性水肿昏迷和甲状腺危象

Dushyanthy Arasaratnam Nadia Barghouthi Jessica Perini Robert Weingold **著**
张淙越 **译** 孙伟杰 **校**

要 点

- 黏液性水肿昏迷在妊娠期非常罕见。如果确诊，静脉注射糖皮质激素和左甲状腺素治疗对预防母体和发育中胎儿并发症至关重要。
- 碘塞罗宁（Liothyronine）不会通过胎盘，因此不建议在妊娠期使用。
- 甲状腺危象的诊断依据临床指标，而不是甲状腺激素实验室值的异常程度。
- 甲状腺危象死亡率为 10%～30%，未及时治疗的患者预后较差。
- 妊娠期黏液性水肿昏迷和甲状腺危象对孕妇和胎儿都有重大风险。

一、黏液性水肿昏迷

（一）流行病学

虽然甲状腺功能减退症是妊娠期相对常见的并发症，但黏液性水肿极为罕见，截至 2004 年，报道的病例不到 40 例 [1]。

以 TSH 升高和 T_4 降低为特征的临床原发性甲状腺功能减退症妊娠期发病率为 0.3%～0.5%。

亚临床甲状腺功能减退症（TSH 升高和 T_4 正常）发病率为 2%～3%[2]。

（二）病理生理学

黏液性水肿昏迷是由于长期未确诊或未经治疗的甲状腺功能减退症，因急性应激诱发[3]。甲状腺激素的作用是通过其与核受体的结合介导，缺乏核受体会对身体所有系统产生严重影响[4]。

T_4 降低导致血清和细胞内 T_3 下降，可导致一系列代谢后果[3,4]。

- 产热减少。
- 对肾上腺素刺激的敏感性降低。
- 抗利尿激素（antidiuretic hormone，ADH）分泌增加和肾低灌注。
- 中枢神经系统对高碳酸血症和缺氧的敏感性降低，伴有呼吸肌无力。
- 中枢神经系统功能减慢。

这种疾病的病理生理特征是通气动力减弱，导致缺氧和高碳酸血症，以及肺泡通气不足[3]。妊娠期机体耗氧量增加，而氧气储备和功能残气量降低，因此孕妇缺氧的风险增加[5]。甲状腺功能减退症和妊娠导致上呼吸道黏膜水肿，因此当甲状腺功能减退症患者叠加肺炎、心包积液、胸膜积液或腹水等疾病时，都可能加剧缺氧[3,4]。尽管妊娠子宫使膈肌移位，妊娠期呼吸肌的力量对维持潮气量的增加和每分通气量至关重要[6]。甲状腺功能减退症性肌病导致的呼吸肌无力会干扰呼吸功能的正常生理[3]。

妊娠期主要心血管变化包括血容量增加、心输出量增加和全身血管阻力降低。这些变化对于满足母体和胎儿日益增长的代谢需求，以及耐受分娩时发生的急性失血非常重要[7]。严重甲状腺功能减退症最常见的心脏表现是心动过缓、心脏增大和心脏收缩力降低。这些临床特征是由于 α 肾上腺素反应性增加、β 肾上腺素受体减少，以及与腺苷酸环化酶耦联改变所致[3]。

当血容量减少高达 20%，出现低血压和休克，可发生黏液性水肿昏迷[3]。正常妊娠时，总血容量峰值比基线高 40%，母体血浆血容量增加不足与 FGR 和不良胎儿结局相关[7]。在黏液性水肿症中，由于促红细胞生成素的减少，通常在妊娠期出现的母体红细胞增加被减弱，导致红细胞生成量下降，红细胞压积下降约 30%[3,7]。

由于 β 肾上腺素受体反应性降低，导致 α 肾上腺素刺激不受抑制，因此可观察到舒张性高血压。

黏液性水肿常可见心包积液[3]。

胎盘中 ADH 的清除增加，产生具有升压素酶和催产素酶活性的半胱氨酸氨基肽酶。尽管总体 ADH 水平没有变化，但 ADH 清除率的增加可能导致妊娠期一过性尿崩症[5]。相反，在黏液性水肿中，ADH 分泌过多和无法排出游离水可导致低钠血症[4]。肾灌注减少可导致游离水潴留增加。此外，甲状腺激素对钠钾 ATP 酶活性的影响可能导致肾小管钠吸收减少，导致低钠血症。

（三）诊断

黏液性水肿昏迷的诊断需要有甲状腺功能减退症同时具有生化特征和相应的临床表现[8]。

妊娠期甲状腺功能减退症的临床表现与非妊娠者相似，症状包括便秘、畏寒、皮温低、头发粗糙、易怒和无法集中注意力[9]。当甲状腺功能减退症患者出现巨舌症、嗓音嘶哑和眼眶周围水肿等黏液性水肿的特征，且同时伴有体温过低、低血压、通气不足、低钠血症和心动过缓，应立即行进一步检查[9]。

原发性甲状腺功能减退症可以通过 TSH 升高和血清 FT_4 降低来确诊。对于未接受 RAI 或甲状腺切除术的患者，TPO-Ab 阳性也支持这一诊断[9]。TSH 是妊娠期的首选检测方法，尽管评估需要使用妊娠期特异的参考范围，以避免低估甲状腺功能减退症的发生率。T_4 和 T_3 水平在妊娠早期和妊娠中期升高。TBG 升高和白蛋白降低可能会干扰妊娠期 T_4 的测量结果[6]。

确定甲状腺功能减退症的病因非常重要，特别是在阻断性 TRAb 阳性患者中，因为这些抗体可能穿过胎盘并导致胎儿甲状腺功能减退症[6]。

（四）治疗

治疗妊娠期黏液性水肿的主要目标是恢复正常甲状腺激素水平，纠正任何潜在电解质异常，以及识别和治疗潜在疾病。

由于 TBG 迅速升高，孕妇的胎盘转运和母体 T_4 代谢增加，甲状腺激素的分布量增加，孕妇需要更大剂量的左甲状腺素。

妊娠期甲状腺激素的完全替代剂量为 2～2.4μg/（kg・d）。在严重甲状腺功能减退症的急性治疗中，甲状腺激素水平的快速正常化可能需要静脉注射左甲状腺素，剂量为估计最终替代剂量的 2 倍[2]。

甲状腺功能减退症可能伴有先前未确诊的肾上腺功能不全。对于黏液性水肿，在第一次服用左甲状腺素之前，应给予支持性治疗和皮质醇，以避免潜在的肾上腺危象。每 6～8 小时静脉滴注 50～100mg 氢化可的松以获得基线皮质醇水平，直到了解皮质醇基线水平后，然后根据基线水平进行相应调整。

支持性治疗可能包括加温、静脉输液、补充电解质、心脏监测和肌力支持性治疗，以及气管插管和机械通气（如有必要）。

妊娠期治疗，应静脉滴注 300～500μg 左甲状腺素（每天静脉滴注 75～100μg），直到患者可以安全地使用口服药物。

心输出量、血压、体温和精神状态通常在最初的 24h 内得到改善。应每天监测 FT_4 水平，预计在治疗的前 1～2 天会升高。

碘塞罗宁不会穿过胎盘，因此 AACE/ATA 指南不建议对孕妇进行 T_4/T_3 联合治疗[10]。

二、甲状腺危象

（一）流行病学

妊娠合并甲状腺功能亢进症的患病率为 0.4%。

1%～2% 的甲状腺功能亢进症孕妇在妊娠期会经历甲状腺危象[11, 12]。3.5% 的甲状腺毒症孕妇在妊娠期会出现甲状腺危象。此类病例多发生在未经治疗的患者身上[13]。

患有甲状腺功能亢进症的女性在妊娠期发生甲状腺危象的可能性明显高于非妊娠期。[14]

（二）病理生理学

妊娠期甲状腺毒症（甲状腺激素过多），表现为 TSH 降低，T_4 和 T_3 升高，可由多种原因导致（见第 3 章第二节）。

Graves 病：内源性甲状腺激素产生过多（甲状腺功能亢进症），妊娠期通过 TRAb 或 TSI 确诊。

功能性腺瘤或多结节性甲状腺肿：功能性结节导致的内源性甲状腺激素过度分泌。

急性甲状腺炎：储存的甲状腺激素突然释放。

妊娠期甲状腺毒症的典型症状（见第 3 章第二节）可能会急剧恶化，临床状态突然失代偿，并发展为甲状腺危象。多由病毒性感染、创伤或过量碘暴露等诱发事件触发。

妊娠期失代偿甲状腺毒症如果不治疗，可能导致心力衰竭和死亡的风险增加[15]。

（三）诊断

对于已知患有甲状腺功能亢进症、症状和体征急性恶化且通常伴循环甲状腺激素过量的孕妇，评估应包括以下内容。

- 通过实验室检测 TSH、T_4、FT_4 和 T_3 来确认甲状腺功能亢进症。
- 妊娠期甲状腺激素水平需根据妊娠特异性参考范围进行评估[11]。
  - ◇ 妊娠早期，继发于 hCG 升高，TSH 通常较低，T_4 水平可能高于正常水平。
  - ◇ 妊娠中晚期，非甲状腺功能亢进症女性的 TSH 和 FT_4 通常在正常范围内，T_4 可能略高于正常非妊娠参考范围。
- 导致甲状腺临床状况急性恶化的病因。
  - ◇ 临产、分娩、感染、身体创伤、甲状腺创伤、近期应用碘对比剂、手术、摄入大量碘（海带、补充剂、胺碘酮）、摄入过量外源性甲状腺激素（左甲状腺素、干甲状腺制剂）。
  - ◇ 其他体检发现可能存在的甲状腺肿、突起、震颤、心动过速、高热等。

- 其他检查[15]。
  - ◇ 如怀疑 Graves 病，检测 TRAb 及 TSI。
  - ◇ 甲状腺超声排查结节。
  - ◇ 妊娠期禁用放射性碘。因此，不建议进行甲状腺闪烁成像。
- 如果根据甲状腺功能亢进症、发热、精神状态改变、心脏功能障碍或其他临床特征的实验室结果提示甲状腺危象，著者所在中心使用 Burch-Wartofsky 评分系统对患者的甲状腺危象风险进行分类。该系统根据以下内容评估风险[15]。
  - ◇ 体温调节功能障碍，体温越快，得分越高。
  - ◇ 心血管功能障碍，心率越快，得分越高。
  - ◇ 心力衰竭，基于外周和肺水肿的程度。
  - ◇ 中枢神经系统功能障碍，由警觉、定向和激动程度决定。
- 肝功能障碍、胃肠功能障碍和黄疸评分较高。得分（表 3-3）[16]。
  - ◇ 总分＞44 分提示甲状腺危象可能性很大。
  - ◇ 总分为 25～44 分提示有甲状腺危象的可能。
  - ◇ 总分＜25 分提示甲状腺危象可能性较小。

需要注意的是，根据这个评分系统，任何特定患者发生甲状腺危象的可能性并不与甲状腺功能亢进症的实验室指标异常程度一致；相反，其取决于临床症状和体征。

（四）治疗

在重症监护病房进行。

1. β 受体拮抗药[11, 15]

- 有助于控制心率和其他相关症状。
- 通常首选普萘洛尔。
  - ◇ 减缓外周 T_4 向作用更强的 T_3 转换。
  - ◇ 剂量：每 4～6 小时，口服 40～80mg。
- 根据脉搏、血压和症状调整剂量。
- 如果担心心力衰竭，可考虑钙通道阻滞药（地尔硫䓬）。

2. ATD[11, 15]

- 抑制甲状腺产生甲状腺激素。
- 妊娠早期使用 PTU。
- 妊娠中晚期使用甲巯咪唑或 PTU。
- 通常首选 PTU。
  - ◇ 减缓外周 T_4 向作用更强的 T_3 转换。
  - ◇ 剂量为每 4 小时，口服 200mg。但是，如果使用甲巯咪唑，剂量为每 4～6 小时，口服 20mg。

3. SSKI 或卢戈溶液[11, 15]

- 阻止甲状腺释放 T_4 和 T_3。
- 在服用 PTU 或甲巯咪唑后至少 1h 内不要服用 SSKI 或卢戈溶液。
- SSKI 剂量为每 6 小时，口服 50mg 碘化物 / 滴溶液 5 滴。卢戈溶液剂量为每滴含 6.25mg 碘化物 / 碘，每天 3 次，每次口服 10 滴。

4. 糖皮质激素

- 在未确诊潜在肾上腺功能不全的情况下提供血流动力学支持。
- 减缓外周 T_4 向作用更强的 T_3 转换。
- 破坏 Graves 病的自身免疫进程。
- 剂量。
  - ◇ 每 6～8 小时，静脉滴注氢化可的松 50～100mg。
  - ◇ 每 6 小时，静脉滴注地塞米松 2mg。
- 在使用糖皮质激素之前测量皮质醇，以明确此后停药时间及停药后安全性。

5. 胆汁酸螯合剂

- 破坏甲状腺激素的肠肝循环。
- 剂量为每天 4 次，口服考来烯胺 4g。

6. 手术

- 如果患者不能耐受或存在使用 ATD 的禁忌证，可以考虑进行甲状腺全切除术。

7. 血浆置换[17]

- 清除血浆中免疫颗粒和甲状腺激素。
- 可以帮助甲状腺炎患者做好手术准备。
- 如果患者不能耐受或有使用 ATD 的禁忌证，以及当时无法安全进行手术，则可以考虑。虽然指南并没有具体说明可以使用血浆置换治疗妊娠期甲状腺功能亢进症，但有病例报道显示，血浆置换有助于治疗无法使用 ATD 的甲状腺毒症孕妇[18, 19]。

表 3-3　甲状腺危象评分

<table>
<tr><th colspan="2">项　目</th><th>得　分</th></tr>
<tr><td rowspan="6">体温调节功能障碍
［体温（°C/°F）］</td><td>37.2～37.7/99～99.9</td><td>5 分</td></tr>
<tr><td>37.8～38.2/100～100.9</td><td>10 分</td></tr>
<tr><td>38.3～38.8/101～101.9</td><td>15 分</td></tr>
<tr><td>38.9～39.4/102～102.9</td><td>20 分</td></tr>
<tr><td>39.5～39.9/103～103.9</td><td>25 分</td></tr>
<tr><td>＞39.9/＞103.9</td><td>30 分</td></tr>
<tr><td rowspan="6">心血管功能障碍
［心率（次 / 分）］</td><td>99～109</td><td>5 分</td></tr>
<tr><td>110～119</td><td>10 分</td></tr>
<tr><td>120～129</td><td>15 分</td></tr>
<tr><td>130～139</td><td>20 分</td></tr>
<tr><td>＞139</td><td>25 分</td></tr>
<tr><td>心房颤动</td><td>10 分</td></tr>
<tr><td rowspan="3">心力衰竭</td><td>• 轻度
- 下肢水肿</td><td>5 分</td></tr>
<tr><td>• 中度
- 双侧啰音</td><td>10 分</td></tr>
<tr><td>• 重度
- 肺水肿</td><td>15 分</td></tr>
<tr><td rowspan="3">中枢神经系统功能障碍</td><td>• 轻度
- 兴奋</td><td>10 分</td></tr>
<tr><td>• 中度
- 谵妄
- 精神异常
- 极度嗜睡</td><td>20 分</td></tr>
<tr><td>• 重度
- 癫痫
- 昏迷</td><td>30 分</td></tr>
<tr><td rowspan="2">肝及胃肠功能障碍</td><td>• 中度
- 腹泻
- 恶心 / 呕吐
- 腹痛</td><td>10 分</td></tr>
<tr><td>• 重度
- 不明原因的黄疸</td><td>20 分</td></tr>
<tr><td rowspan="2">诱发因素</td><td>无</td><td>0 分</td></tr>
<tr><td>有</td><td>10 分</td></tr>
</table>

引自 Burch-Wartofsky 评分系统

参考文献

[1] Turhan NO, Koçkar MC, Inegöl I. Myxedematous coma in a laboring woman suggested a pre-eclamptic coma: A case report. Acta Obstet Gynecol Scand. 2004;83(11):1089–1091.

[2] Sahay RK, Nagesh VS. Hypothyroidism in pregnancy. Indian J Endocrinol Metab. 2012;16(3):364–370.

[3] Donangelo I, Braunstein GD. Myxedema coma. In: Loriaux L (ed.). Endocrine Emergencies. Totowa, NJ: Humana Press; 2014 [cited 2021 Jun 3]. pp. 99–108. Available from: http://link.springer. com/10.1007/978-1-62703-697-9_10

[4] Sarlis NJ, Gourgiotis L. Thyroid emergencies. Rev Endocr Metab Disord. 2003;4(2):129–136.

[5] Tan EK, Tan EL. Alterations in physiology and anatomy during pregnancy. Best Pract Res Clin Obstet Gynaecol. 2013;27(6):791–802.

[6] Cignini P, Cafà EV, Giorlandino C, Capriglione S, Spata A, Dugo N. Thyroid physiology and common diseases in pregnancy: Review of literature. J Prenat Med. 2012;6(4):64–71.

[7] Hegewald MJ, Crapo RO. Respiratory physiology in pregnancy. Clin Chest Med. 2011;32(1):1–13.

[8] Leung AM. Thyroid emergencies. J Infus Nurs. 2016;39(5):281–286.

[9] Holmgren C, Belfort MA. Thyroid and adrenal emergencies in pregnancy. Expert Rev Obstet Gynecol. 2007;2(3):387–394.

[10] Jonklaas J, Bianco AC, Bauer AJ, et al. Guidelines for the treatment of hypothyroidism: Prepared by the American Thyroid Association Task Force on thyroid hormone replacement. Thyroid. 2014;24(12):1670–1751.

[11] American College of Obstetrics and Gynecology. ACOG practice bulletin. Thyroid disease in pregnancy. Number 37, August 2002. American College of Obstetrics and Gynecology. Int J Gynaecol Obstet. 2002;79(2):171–180.

[12] Sorah K, Alderson TL. Hyperthyroidism in pregnancy. StatPearls. Treasure Island, FL: StatPearls Publishing; June 4, 2021.

[13] Davis LE, Lucas MJ, Hankins GD, Roark ML, Cunningham FG. Thyrotoxicosis complicating pregnancy. Am J Obstet Gynecol. 1989;160(1):63–70.

[14] Ma Y, Li H, Liu J, Lin X, Liu H. Impending thyroid storm in a pregnant woman with undiagnosed hyperthyroidism: A case report and literature review. Medicine (Baltimore). 2018;97(3):e9606.

[15] Alexander EK, Pearce EN, Brent GA, et al. 2017 Guidelines of the American Thyroid Association for the diagnosis and management of thyroid disease during pregnancy and the postpartum [published correction appears in Thyroid. 2017 Sep;27(9):1212]. Thyroid. 2017;27(3):315–389.

[16] Burch HB, Wartofsky L. Life-threatening thyrotoxicosis: Thyroid storm. Endocrinol Metab Clin North Am. 1993;22(2):263–277.

[17] Vyas AA et al. Successful treatment of thyroid storm with plasmapheresis in a patient with methimazole-induced agranulocytosis. Endocr Pract. 2010;16(4):673.

[18] Bilir BE et al. Effectiveness of preoperative plasmapheresis in a pregnancy complicated by hyperthyroidism and antithyroid drug-associated angioedema. Gynecol Endocrinol. 2013;29(5):508–510.

[19] Horani MH et al. SUN-509 plasmapheresis treatment of thyrotoxicosis in pregnancy for preparation of thyroidectomy. J Endocr Soc. 2020 May 8;4(Suppl 1):SUN-509.

第4章 肾上腺疾病

Adrenal

第一节 肾上腺偶发腺瘤

Jennifer S. Turner 著

冯俏丽 译 樊尚荣 校

要 点

- 肾上腺偶发腺瘤，也称为肾上腺偶发瘤，是指患者在接受与肾上腺疾病无关的疾病放射学评估时发现的无症状肾上腺病变[1-3]。
- 当发现肾上腺偶发瘤时，评估应包括激素测量。如是否存在过量皮质醇以排除库欣综合征；根据肾上腺素和儿茶酚胺的量以排除嗜铬细胞瘤；如果患者有高血压，则应测量醛固酮和肾素以排除原发性醛固酮增多症。
- 评估肾上腺偶发瘤，看其是否有过度的激素功能，并应终身定期随访。
- 功能亢进或体积较大的（≥4cm）肾上腺肿块可以在妊娠中期选择手术切除。
- 不建议进行肾上腺活检。如果必须进行活检，在手术前需排除嗜铬细胞瘤。
- 肾上腺活检不能区分肾上腺腺瘤和肾上腺皮质癌。

一、流行病学

随着腹部计算机断层扫描（computed tomography，CT）和磁共振成像（magnetic resonance imaging，MRI）使用的越来越频繁，以及成像质量的提高，肾上腺偶发瘤发生率也在增加[4]。

由于在妊娠期很少进行影像学检查，因此在妊娠期诊断出肾上腺偶发瘤概率很低，由于证据匮乏，妊娠期发生率的确切数字不详[5, 6]。

鉴于对母体和胎儿潜在患病率和死亡率的影响，及时识别、评估和处理妊娠期肾上腺疾病非常重要[7]。

在23项研究中，尸检中发现肾上腺偶发瘤的平均发生率为3%，在13项研究中，通过CT发现的肾上腺偶发瘤平均发生率为1.9%[5]。

肾上腺腺瘤发病率随年龄增长而增加，在尸检研究中，男性和女性发病率没有差异[5]。

二、病理生理学

（一）细胞类型

肾上腺偶发瘤可以产生于肾上腺皮质、肾上腺髓质，或者作为肾上腺外肿瘤的转移性疾病。

产生于肾上腺皮质的肿瘤包括无功能的肾上腺皮质腺瘤、产生皮质醇的腺瘤、产生醛固酮的腺瘤和肾上腺皮质癌。

产生于肾上腺髓质的肿瘤是嗜铬细胞瘤[5]。

肾上腺偶发瘤最常见的病因是非高分泌的肾

上腺皮质腺瘤[8]。

三、诊断

在妊娠或非妊娠患者中发现肾上腺偶发瘤时，应该考虑两个问题。

- 肿物是否与激素分泌过多有关？
  - ◇ 这由生化指标评估确定，详见第 4 章第二至四节。
- 肿物是良性还是恶性？
  - ◇ 其很难完全通过影像学确定，但影像学检查结果对其恶性潜能有一定提示作用。
  - ◇ 以下为潜在恶性肿瘤的放射学特征。
    - › ≥4cm。
    - › 非均质。
    - › CT 亨氏单位（Hounsfield units）≥10。
    - › 肾上腺 CT 操作中显示 15min 内对比剂绝对洗脱≤60% 或相对洗脱≤40%[9]。
  - ◇ 不含钆 MRI 是妊娠期首选成像方式，以避免对胎儿造成不必要辐射暴露。
  - ◇ 本章第五节中详细讨论了肾上腺皮质癌。

四、治疗

妊娠期肾上腺偶发瘤的治疗取决于腺瘤功能状态及其恶性潜能（关于嗜铬细胞瘤、库欣综合征、原发性醛固酮增多症和肾上腺皮质癌的诊断及处理，见本章第二至五节）。

功能性偶发瘤无论大小通常需要手术，任何≥4cm 肿物都应进行切除。然而，手术前需排除嗜铬细胞瘤。

参考文献

[1] Zeiger MA, Siegelman SS, Hamrahian AH. Medical and surgical evaluation and treatment of adrenal incidentalomas. J Clin Endocrinol Metab. 2011;96(7):2004–2015.

[2] Zeiger MA, Thompson GB, Duh QY, et al. The American Association of Clinical Endocrinologists and American Association of Endocrine Surgeons medical guidelines for the management of adrenal incidentalomas. Endocr Pract. 2009;15(Suppl 1):1–20.

[3] Fassnacht M, Arlt W, Bancos I, et al. Management of adrenal incidentalomas: European Society of Endocrinology Clinical Practice Guideline in collaboration with the European Network for the Study of Adrenal Tumors. Eur J Endocrinol. 2016;175(2):G1–34.

[4] Brunt LM, Moley JF. Adrenal incidentaloma. World J Surg. 2001;25(7):905–913.

[5] Sherlock M, Scarsbrook A, Abbas A, et al. Adrenal incidentaloma. Endocr Rev. 2020 April 8 [cited 2020 June 29]. doi:10.1210/endrev/bnaa008

[6] Fallo F, Pezzi Z, Sonino N, et al. Adrenal incidentaloma in pregnancy: Clinical, molecular and immunohistochemical findings. J Endocrinol Invest. 2005;28(5):459–463.

[7] Kamoun M, Mnif MF, Charfi N, et al. Adrenal diseases during pregnancy: Pathophysiology, diagnosis and management strategies. Am J Med Sci. 2014;347(1):64–73.

[8] Young Jr WF. The incidentally discovered adrenal mass. N Engl J Med. 2007;356: 601–610.

[9] Vaidya A, Hamrahian A, Bancos I, et al. The evaluation of incidentally discovered adrenal masses. Endocr Pract. 2019;25(2):178–192.

第二节 嗜铬细胞瘤

Jennifer S. Turner 著
冯俏丽 译 樊尚荣 校

要 点

- 嗜铬细胞瘤和副神经节瘤是分泌儿茶酚胺的神经内分泌肿瘤。
- 该类肿瘤在妊娠期并不常见。
- 嗜铬细胞瘤和副神经节瘤的表现可能类似于妊娠相关的高血压。
- 如果不进行治疗，嗜铬细胞瘤和副神经节瘤会增加母体和胎儿的患病率和死亡率。
- α 受体拮抗药是治疗妊娠期嗜铬细胞瘤和副神经节瘤的第一步。
- 妊娠期嗜铬细胞瘤和副神经节瘤的手术时机取决于胎龄和肿瘤的位置。

一、流行病学

在所有嗜铬细胞肿瘤中，80%～85% 是交感神经节嗜铬细胞瘤，15%～20% 是副神经节瘤[1]。

高血压患者中嗜铬细胞瘤和副神经节瘤（pheochromocytomas and paraganglioma，PPGL）发病率为 0.2%～0.6%。

肾上腺偶发瘤患者中，PPGL 约占 5%。

妊娠期 PPGL 发病率为 1/15 000～1/54 000[1, 2]。

与非妊娠患者一样，大多数病例是单侧散发性；有些病例可能是遗传性疾病的一部分。所有诊断为 PPGL 孕妇都应该接受基因检测，有研究发现，在妊娠期诊断为 PPGL 的患者中，30% 发现了遗传突变[3, 4]。

二、病理生理学

嗜铬细胞瘤是产生于肾上腺髓质嗜铬细胞的神经内分泌肿瘤，而副神经节瘤是产生于胸腔、腹部和盆腔交感神经节中肾上腺外嗜铬细胞的神经内分泌肿瘤[1]。

PPGL 会分泌过多的儿茶酚胺。儿茶酚胺不会直接影响胎儿，因为胎盘中存在儿茶酚 -O- 甲基转移酶（catechol-O-methyltransferase，COMT）和单胺氧化酶（monoamine oxidase，MAO），使儿茶酚胺失去活性。

母体儿茶酚胺过量导致母体高血压会对胎儿产生不良的继发影响[2, 3, 5]。母体高血压可导致子宫胎盘循环血管收缩加剧，引起子宫胎盘功能不全，有可能影响胎儿生长，增加死胎风险[3, 5]。

三、诊断

- PPGL 可能有以下体征和症状。
  - ◇ 持续或突发性高血压。
  - ◇ 多汗症。
  - ◇ 心动过速和心悸。
  - ◇ 头痛。
  - ◇ 面色苍白。
  - ◇ 腹痛和（或）呕吐。
  - ◇ 焦虑。
  - ◇ 呼吸困难和（或）胸痛。

尽管有些患者可能只有轻微症状或没有症状，但妊娠期儿茶酚胺过量最常见的症状和体征是高血压、心悸、头痛和多汗[6]。

PPGL 罕见但严重的表现是心力衰竭、心源性休克或由儿茶酚胺引起急性心肌病导致急性冠状动脉综合征[3]。

- 以下为妊娠期高血压的鉴别诊断。
  - ◇ 妊娠期高血压。

◇ 子痫前期。

◇ 子痫。

◇ 妊娠前（慢性）高血压。

◇ PPGL。

子痫前期一般在妊娠 20 周后出现。因此，如果在此之前出现了高血压，应考虑可能为 PPGL。

1. 生化指标评估

如果病史和临床表现提示 PPGL，应进行生化检测以评估儿茶酚胺和（或）变肾上腺素是否升高。

妊娠患者与非妊娠患者相比，儿茶酚胺的代谢没有变化；因此，无论处于何种妊娠状态，都可以进行同样的生化检测。

多种药物（如甲基多巴、拉贝洛尔和三环类抗抑郁药）可引起假阳性的生化测试结果 [7]。

2. 检测

血浆游离变肾上腺素或尿液中分级变肾上腺素对诊断 PPGL 敏感度最高 [1, 2]。

建议变肾上腺素优先于儿茶酚胺。血浆或尿液中儿茶酚胺即使在正常参考范围内也并不能排除 PPGL[8]。相反，除了微小肿瘤外，几乎所有 PPGL 患者血浆或尿液中的变肾上腺素都会升高（变肾上腺素、去甲变肾上腺素或两者都有）[8]。

血浆游离变肾上腺素应在患者仰卧位或坐位至少 30min 后再抽血 [1]。

在采集 24h 尿液检测分级变肾上腺素时，应同时采集 24h 尿液检测肌酐，以确保样本正确性。

在解释阳性检测结果时，尿液或血浆中变肾上腺素升高程度是临床决策的重要因素。虽然没有指南明确说明升高到何种程度应怀疑 PPGL，但正常范围上限 2 倍及以上变肾上腺素应高度怀疑 PPGL[8]。在一项研究中，血浆去甲变肾上腺素浓度超过 400ng/L 或血浆变肾上腺素浓度超过 236ng/L，应怀疑可能为 PPGL[9]。

妊娠期禁用可乐定抑制试验来区分假阳性和真阳性结果 [2]。

肿瘤定位只有在诊断 PPGL 生化检测异常的前提下才有意义。

妊娠期首选的成像方式是不含钆 MRI 和腹部超声检查 [7]。

CT 和功能成像，如 MIBG 闪烁扫描，不应该在妊娠期使用。

四、治疗

在诊断 PPGL 并通过影像学确定了肿瘤位置后，治疗包括 α 受体拮抗药和随后手术治疗。

- 使用 α 受体拮抗药有助于控制儿茶酚胺过量的下游效应，如高血压 [9]。对于儿茶酚胺过量的孕妇，没有推荐血压控制目标的相关指南，但需要注意避免将血压降得过低，以免影响子宫胎盘循环。治疗妊娠期高血压的推荐目标血压为 140/90mmHg，因此在治疗儿茶酚胺过量引起的高血压时，同样使用这一目标血压应该是合理的 [2, 10]。

1. 酚苄明

一种非竞争性的 α_1 受体拮抗药和 α_2 受体拮抗药。

妊娠 C 类药物。

不良反应包括反射性心动过速和术后低血压。

由于其半衰期长达 24h，潜在临床效果在停药后可持续一周之久 [11, 12]。

可穿过胎盘，因此建议在新生儿出生后数天监测低血压和呼吸抑制情况。

开始剂量为 10mg，每天 2 次，每 2～3 天增加 10～20mg，最大剂量为每天 1mg/kg[2, 11-13]。

2. 多沙唑嗪

一种竞争性的 α_1 受体拮抗药。

与酚苄明相比，发生反射性心动过速风险较低 [2]。

半衰期约 20h，可每天服药 [3, 13]。

开始剂量是每天 2mg，每 1～2 周增加 1 次，直至每天 16mg。一些研究甚至包含每天高达 32mg 的剂量 [2, 3]。

3. 哌唑嗪

一种选择性 α_1 受体拮抗药。

半衰期短，为 2～3h，因此需每天服用 2～3 次。

开始剂量 1mg，每天 2～3 次，最终剂量为每天 2～20mg[3, 11-13]。

4. 其他药物

- 甲基酪氨酸。
  - ◇ 酪氨酸羟化酶抑制药，减少儿茶酚胺合成。
  - ◇ 妊娠期禁用[2, 3]。
- β受体拮抗药。
  - ◇ 可用于控制心动过速。
  - ◇ 只应在患者接受α受体拮抗药治疗至少1～2周后开始使用，以避免α受体受到无用刺激而加重高血压。

5. 手术切除

患者在进行PPGL手术前应接受至少10～14天α受体拮抗治疗[3, 7]。

手术应在妊娠24周之前进行。

如果患者在妊娠24周后诊断为PPGL，如果要进行剖宫产，手术切除可以推迟到剖宫产时，或者在阴道分娩后2～6周[3]。

一项回顾性队列研究和系统回顾指出，8%孕妇在手术切除PPGL后出现不良后果，而手术处理与更好的结局没有相关性。也没有发现与分娩类型（剖宫产与阴道分娩）相关的明显不良后果[6]。

嗜铬细胞瘤的首选手术方式是腹腔镜肿瘤切除术，副神经节瘤的首选手术方式是开放式切除术，除非肿瘤的位置可以进行腹腔镜切除[3, 4, 7]。因此，在确定手术方案时，需考虑胎龄、肿瘤位置、控制儿茶酚胺分泌过多的程度及外科医生的经验[3]。

参考文献

[1] Lenders JW, Duh QY, Eisenhofer G, et al. Pheochromocytoma and paraganglioma: An Endocrine Society clinical practice guideline. J Clin Endocrinol Metab. 2014;99(6): 1915–1942.

[2] Lenders JW, Langton K, Langenhuijsen JF, et al. Pheochromocytoma and pregnancy. Endocrinol Metab Clin N Am. 2019;48: 605–617.

[3] Prete A, Paragliola RM, Salvatori R, et al. Management of catecholamine-secreting tumors in pregnancy: A review. Endocr Pract. 2016;22(3): 357–370.

[4] Biggar MA, Lennard TW. Systematic review of phaeochromocytoma in pregnancy. Br J Surg. 2013;100: 182–190.

[5] Corsello SM, Paragliola RM. Evaluation and management of endocrine hypertension during pregnancy. Endocrinol Metab Clin North Am. 2019;48(4): 829–842.

[6] Bancos I, Atkinson E, Eng C, et al. Maternal and fetal outcomes in phaeochromocytoma and pregnancy: A multicentre retrospective cohort study and systematic review of literature. Lancet Diabetes Endocrinol. 2021;9(1): 13–21.

[7] Kamoun M, Mnif MF, Charfi N, et al. Adrenal disease during pregnancy: Pathophysiology, diagnosis and management strategies. Am J Med Sci. 2014;347(1): 64–73.

[8] Sbardella E, Grossman AB. Pheochromocytoma: An approach to diagnosis. Best Pract Res Clin Endocrinol Metab. 2020;34(2): 101346.

[9] Eisenhofer G, Goldstein DS, Walther MM, et al. Biochemical diagnosis of pheochromocytoma:how to distinguish true- from false-positive test results. J Clin Endocrinol Metab. 2003;88(6): 2656–2666.

[10] Williams B, Mancia G, Spiering W, et al. 2018 ESC/ESH guidelines for the management of arterial hypertension: The Task Force for the Management of Arterial Hypertension of the European Society of Cardiology and the European Society of Hypertension. J Hypertens. 2018;36(10): 1953–2041.

[11] Wing LA, Conaglen JV, Meyer-Rochow GY, et al. Paraganglioma in pregnancy: A case series and review of the literature. J Clin Endocrinol Metab. 2015;100(8): 3202–3209.

[12] Eisenhofer G, Rivers G, Rosas AL, et al. Adverse drug reactions in patients with phaeochromocytoma: Incidence, prevention and management. Drug Saf. 2007;30:1031–1062.

[13] Pacak K. Preoperative management of the pheochromocytoma patient. J Clin Endocrinol Metab. 2007 Nov;92(11): 4069–4079.

第三节　原发性醛固酮增多症

Vivek Alaigh　Amanda Fernandes　著
冯俏丽　译　　樊尚荣　校

要　点

- 诊断妊娠期原发性醛固酮增多症存在挑战性，因为肾素和醛固酮水平在妊娠期同样会增加。
- 对于难以控制的高血压和低钾血症患者，应基于临床诊断。
- 原发性醛固酮增多症的管理是预防胎儿和产妇并发症的关键。许多用于治疗非妊娠原发性醛固酮增多症患者的药物可穿过胎盘屏障，并可能产生致畸作用。
- 对于原发性醛固酮增多症导致的难以控制的高血压患者，可以考虑在妊娠中期进行手术。

一、概述

在美国，约 10% 孕妇存在高血压，从而引起某些母体和胎儿并发症，包括胎盘早剥、胎儿生长受限、早产和死胎[1]。

妊娠期高血压是指收缩压＞140mmHg 和舒张压＞90mmHg。

- 妊娠期高血压的可能原因。
  - ◇ 妊娠前或妊娠20周前诊断为原发性高血压。
  - ◇ 妊娠 20 周或之后诊断为妊娠期高血压。
  - ◇ 原发性高血压叠加妊娠期高血压并发子痫前期。
  - ◇ 不可分类的高血压，其包括由原发性肾上腺素过多症引起的高血压，可由肾上腺瘤或双侧肾上腺增生引起[2]。

二、流行病学

原发性醛固酮增多症是非妊娠成年人群继发性高血压常见原因之一，其发病率为 5%～10%[3]。由于证据有限，孕妇发病率尚不清楚。

目前已有 40 多份关于妊娠期原发性醛固酮增多症的病例报道，虽然仍存在妊娠期低估诊断的担忧，因为有时难以区别原发性醛固酮增多症与妊娠期正常的心血管和激素变化。

大多数原发性醛固酮增多症病例在妊娠前或妊娠早期被诊断。

在有记录的妊娠期原发性醛固酮增多症病例中，60% 由单侧肾上腺瘤引起[4]。

三、病理生理学

妊娠可引起心血管系统的重大生理变化，以满足母体和胎儿日益增长的代谢需求[5]。肾素－血管紧张素－醛固酮系统（renin-angiotensin-aldosterone system，RAAS）在满足这些需求中起关键作用。RAAS 激活在妊娠 6～8 周开始，在妊娠 28～30 周达到高峰。

有些因素可以刺激肾素释放。已证明卵巢能产生原肾素，即肾素的前体蛋白，它可能对 RAAS 产生降调影响[7]。除了卵巢，胎盘也能刺激肾素的产生。据估计，肾外和肾脏的肾素来源相结合，导致血浆肾素活性（plasma renin activity，PRA）在妊娠晚期增加近 7 倍[4]。肾素水平在分娩后下降[8]。

雌激素刺激肝脏合成血管紧张素原，导致 RAAS 的下游激活[7]。雌激素可以上调血管紧张素Ⅱ受体转录，导致 RAAS 进一步激活[9]。

与雌激素一起，孕酮水平在妊娠期上升。孕酮在盐皮质激素受体水平上作为醛固酮拮抗药，促进肾脏排泄钠。该利尿作用使 RAAS 保持活跃，有助于防止低钾血症[10]。

激活 RAAS 的正常生理效应增加了近曲小管

和 Henle 环对钠的重吸收，并通过血管升压素和醛固酮增加水潴留，从而导致血容量扩张以维持胎盘和胎儿血流所需。

尽管在妊娠期RAAS激活导致了血容量增加，但血压还是通过心血管系统的一些变化得以维持（图 4-1）。

从妊娠早期开始，血浆量增加导致了心输出量增加 [5]。在正常单胎妊娠中，到妊娠 24 周时心输出量可增加 45%[5, 11]。

全身血管阻力在妊娠早期开始下降，并在妊娠早期达到最低点 [12]。其下降幅度约为基线的 35%～45%，由血管顺应性增加所致 [13]。

有几种激素调节血流动力学变化。松弛素是由黄体产生的一种激素，其浓度在妊娠早期达到峰值，具有直接血管扩张作用，并降低全身血管阻力 [14]。血管扩张程度超过了增加的心输出量，通常导致妊娠期血压下降。

收缩压、舒张压和平均动脉压在妊娠期都会下降。这种降低发生在妊娠 7 周左右，并在约妊娠中期达到最低点，比基线低 5～10mmHg[15, 16]。血压约在妊娠晚期开始上升，并在分娩后恢复到妊娠前基线水平。妊娠期心率会增加 20%～25%，在妊娠晚期达到高峰 [5]。

四、诊断

在非妊娠高血压患者中，醛固酮 / 肾素比率（aldosterone/renin ratio，ARR）升高且血浆肾素活性受到抑制，提示原发性醛固酮增多症。在妊娠期，肾素和醛固酮的生理性升高会使原发性醛固酮增多症的诊断复杂化，因为 ARR 可能下降，导致假阴性结果。

如果有严重高血压，特别是在妊娠前或妊娠 20 周前，伴或不伴有低钾血症，应考虑在妊娠期进行原发性醛固酮增多症筛查 [17]。

在醛固酮水平升高的情况下，抑制 PRA 有利于诊断高血压孕妇原发性醛固酮增多症。然而，妊娠期孕酮的拮抗作用可通过降低醛固酮和使钾水平正常化来掩盖原发性醛固酮增多症。在这种情况下，原发性醛固酮增多症可能在分娩后才表现出来，因为此时孕酮水平已经下降 [18]。

由于顾虑到血浆容量过度增加，不建议在妊娠期进行包括盐水输注或口服盐负荷确认测试 [4]。同样，由于血管紧张素转化酶抑制药（angiotensin-converting enzyme inhibitor，ACEI）对胎儿的不利影响，不建议进行卡托普利激发试验 [4]。在妊娠期进行过盐水抑制试验的先前病例中，血浆醛固酮水平并没有得到恰当抑制 [19-21]。在少数病例中，24h 尿液醛固酮升高被用于辅助诊断原发性醛固酮增多症 [19]。

如果需要成像来评估肾上腺腺瘤，推荐的成像方式是肾上腺 MRI[1, 22]。

由于胎儿有辐射暴露风险，不建议在妊娠期

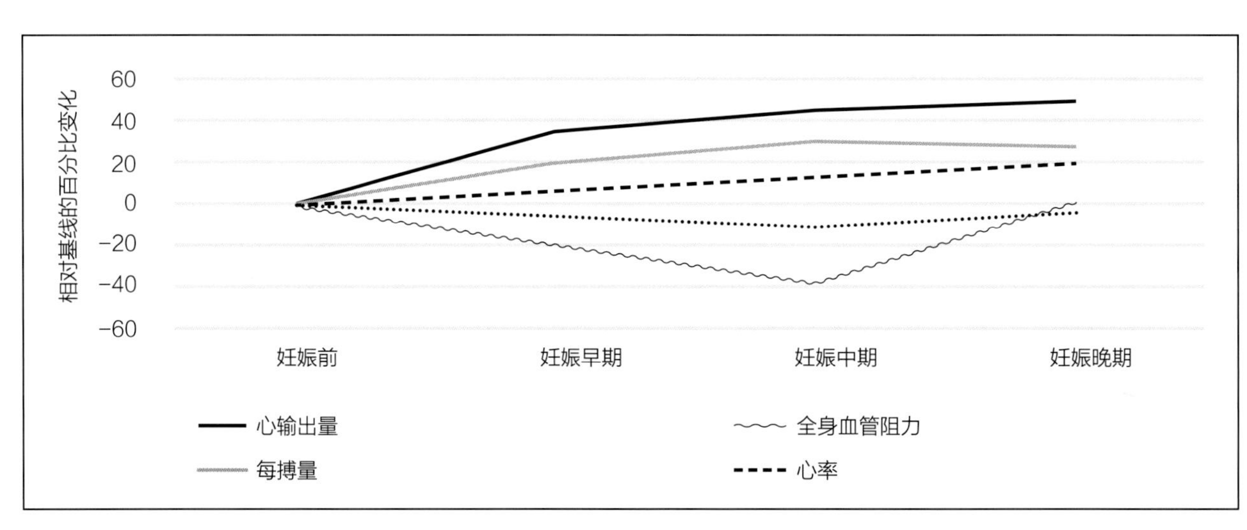

▲ 图 4-1　妊娠期心血管系统的血流动力学变化

进行肾上腺静脉造影以区分单侧和双侧疾病，应推迟到分娩后进行[17, 22]。

五、治疗

目前尚无关于妊娠期原发性醛固酮增多症的官方管理指南。

主要目标是治疗高血压，以预防胎儿和母体的并发症。鉴于一些抗高血压药物都能穿过胎盘屏障，妊娠期继发于原发性高钠血症的高血压治疗与其他病因引起的高血压治疗相似。

在妊娠期，α- 甲基多巴是治疗高血压的一线药物之一[22, 23]。其他用于治疗原发性高血压的药物包括肼屈嗪和钙通道阻滞药（如硝苯地平）[24-29]。由于对胎儿有潜在的毒性作用，ACEI 在妊娠期禁用。然而，最近的研究已经开始重新评估它们造成先天性畸形的风险。

盐皮质激素受体拮抗药，如螺内酯和依普利酮，通常是治疗原发性醛固酮增多症的一线药物。然而，由于螺内酯可以穿过胎盘屏障，根据动物模型，在妊娠期使用螺内酯存在理论上的风险，即男性胎儿女性化。因此，不建议在妊娠期使用盐皮质激素受体拮抗药，应在妊娠前 1 个月左右停止使用[23]。在妊娠期使用螺内酯治疗原发性高血压的有限案例中，没有发现男婴女性化或畸形[4]。有 1 例女性胎儿在母亲使用螺内酯直至妊娠 5 个月的情况下出现性别模糊[30]。目前没有关于妊娠期使用依普利酮的有效证据[19]。

虽然利尿药通常不用于治疗妊娠期高血压，但保钾利尿药阿米洛利已用于治疗妊娠并发原发性高钠血症，且效果良好[31, 32]。

如果在孕前诊断出分泌醛固酮的肾上腺瘤，建议进行手术切除。如果在妊娠期确诊，对于难治性高血压患者，可以考虑在妊娠中期进行肾上腺切除术[33-38]。

参考文献

[1] Abdelmannan D, Aron DC. Adrenal disorders in pregnancy. Endocrinol Metab Clin North Am. Dec 2011;40(4):779–94.
[2] Mustafa R, Ahmed S, Gupta A, Venuto R. A comprehensive review of hypertension in pregnancy. J Pregnancy. 2012;2012:105918.
[3] Funder JW, Carey RM, Mantero F, et al. The management of primary aldosteronism: Case detection, diagnosis, and treatment: An Endocrine Society Clinical Practice guideline. J Clin Endocrinol Metab. 2016;101(5):1889–916.
[4] Morton A. Primary aldosteronism and pregnancy. Pregnancy Hypertens. 2015;5(4): 259–62.
[5] Sanghavi M, Rutherford JD. Cardiovascular physiology of pregnancy. Circulation. 2014;130(12):1003–8.
[6] Sealey JE, McCord D, Taufield PA, et al. Plasma prorenin in first-trimester pregnancy: Relationship to changes in human chorionic gonadotropin. Am J Obstet Gynecol. 1985;153(5):514–19.
[7] Lumbers ER, Pringle KG. Roles of the circulating renin-angiotensin-aldosterone system in human pregnancy. Am J Physiol Regul Integr Comp Physiol. 2014;306(2):R91–101.
[8] Hsueh WA, Luetscher JA, Carlson EJ, Grislis G, Fraze E, McHargue A. Changes in active and inactive renin throughout pregnancy. J Clin Endocrinol Metab. 1982;54(5):1010–16.
[9] Sampson AK, Hilliard LM, Moritz KM, et al. The arterial depressor response to chronic low-dose angiotensin II infusion in female rats is estrogen dependent. Am J Physiol Regul Integr Comp Physiol. 2012;302(1):R159–65.
[10] Oelkers W. Antimineralocorticoid activity of a novel oral contraceptive containing drospirenone, a unique progestogen resembling natural progesterone. Eur J Contracept Reprod Health Care. 2002;7(suppl 3):19–26.
[11] Hunter S, Robson SC. Adaptation of the maternal heart in pregnancy. Br Heart J. 1992;68(6):540–43.
[12] Mahendru AA, Everett TR, Wilkinson IB, Lees CC, McEniery CM. A longitudinal study of maternal cardiovascular function from preconception to the postpartum period. J Hypertens. 2014;32(4):849–856.
[13] Clapp JF, Capeless E. Cardiovascular function before, during, and after the first and subsequent pregnancies. Am J Cardiol. 1997;80(11):1469–73.
[14] Fisher C, MacLean M, Morecroft I, et al. Is the pregnancy hormone relaxin also a vasodilator peptide secreted by the heart? Circulation. 2002;106(3):292–95.
[15] Grindheim G, Estensen ME, Langesaeter E, Rosseland LA, Toska K. Changes in blood pressure during healthy pregnancy: A longitudinal cohort study. J Hypertens. 2012;30(2):342–50.

[16] Ouzounian JG, Elkayam U. Physiologic changes during normal pregnancy and delivery. Cardiol Clin. 2012;30(3): 317–29.
[17] Riester A, Reincke M. Progress in primary aldosteronism: Mineralocorticoid receptor antagonists and management of primary aldosteronism in pregnancy. Eur J Endocrinol. 2015;172(1):R23–30.
[18] Ronconi V, Turchi F, Zennaro MC, Boscaro M, Giacchetti G. Progesterone increase counteracts aldosterone action in a pregnant woman with primary aldosteronism. Clin Endocrinol (Oxf). 2011;74(2):278–79.
[19] Cabassi A, Rocco R, Berretta R, Regolisti G, Bacchi-Modena A. Eplerenone use in primary aldosteronism during pregnancy. Hypertension. 2012;59(2):e18–e19.
[20] Neerhof MG, Shlossman PA, Poll DS, Ludomirsky A, Weiner S. Idiopathic aldosteronism in pregnancy. Obstet Gynecol. 1991;78(3 Pt 2):489–91.
[21] Shalhav AL, Landman J, Afane J, Levi R, Clayman RV. Laparoscopic adrenalectomy for primary hyperaldosteronism during pregnancy. J Laparoendosc Adv Surg Tech A. 2000;10(3):169–71.
[22] Young WF. Diagnosis and treatment of primary aldosteronism: Practical clinical perspectives. J Intern Med. 2019;285(2):126–48.
[23] Landau E, Amar L. Primary aldosteronism and pregnancy. Ann Endocrinol (Paris). 2016;77(2):148–60.
[24] Kosaka K, Onoda N, Ishikawa T, et al. Laparoscopic adrenalectomy on a patient with primary aldosteronism during pregnancy. Endocr J. 2006;53(4):461–66.
[25] Lotgering FK, Derkx FM, Wallenburg HC. Primary hyperaldosteronism in pregnancy. Am J Obstet Gynecol. 1986;155(5):986–88.
[26] Lu W, Zheng F, Li H, Ruan L. Primary aldosteronism and pregnancy: A case report. Aust N Z J Obstet Gynaecol. 2009;49(5):558.
[27] Fujiyama S, Mori Y, Matsubara H, et al. Primary aldosteronism with aldosteroneproducing adrenal adenoma in a pregnant woman. Intern Med. 1999;38(1):36–39.
[28] Schlienger JL, Duval J, Langer B, Jaeck D, Schlaeder G. Conn's adenoma in pregnancy. Presse Med. 1990; 19(39):1810.
[29] Wang W, Long W, Li G, Yang H. Primary aldosteronism in pregnancy: Review of cases. Chin Med J (Engl). 1999; 112(6):574–75.
[30] Shah A. Ambiguous genitalia in a newborn with spironolactone exposure (abstract). Presented at the 93rd Annual Meeting of the Endocrine Society, Boston, MA. 2017; 4:227.
[31] Krysiak R, Samborek M, Stojko R. Primary aldosteronism in pregnancy. Acta Clin Belg. 2012;67(2):130–34.
[32] Al-Ali NA, El-Sandabesee D, Steel SA, Roland JM. Conn's syndrome in pregnancy successfully treated with amiloride. J Obstet Gynaecol. 2007;27(7):730–31.
[33] Aboud E, De Swiet M, Gordon H. Primary aldosteronism in pregnancy–should it be treated surgically? Ir J Med Sci. 1995;164(4):279–80.
[34] Baron F, Sprauve ME, Huddleston JF, Fisher AJ. Diagnosis and surgical treatment of primary aldosteronism in pregnancy: A case report. Obstet Gynecol. 1995;86(4 Pt 2):644–45.
[35] Gordon RD, Fishman LM, Liddle GW. Plasma renin activity and aldosterone secretion in a pregnant woman with primary aldosteronism. J Clin Endocrinol Metab. 1967;27(3):385–88.
[36] Nursal TZ, Caliskan K, Ertorer E, Parlakgumus A, Moray G. Laparoscopic treatment of primary hyperaldosteronism in a pregnant patient. Can J Surg. 2009;52(5):E188–90.
[37] Shigematsu K, Nishida N, Sakai H, et al. Primary aldosteronism with aldosteroneproducing adenoma consisting of pure zona glomerulosa-type cells in a pregnant woman. Endocr Pathol. 2009;20(1):66–72.
[38] Solomon CG, Thiet M, Moore F, Seely EW. Primary hyperaldosteronism in pregnancy. A case report. J Reprod Med. Apr 1996;41(4):255–58.

第四节　库欣综合征

Ela Banerjee　Vicky Cheng　著
冯俏丽　译　　樊尚荣　校

要　点

- 库欣综合征患者由于皮质醇过多可导致无排卵性不孕，因此很少妊娠。
- 肾上腺腺瘤是引起妊娠期库欣综合征的最常见原因。
- 妊娠会导致生理性皮质醇增多症，使库欣综合征的诊断具有挑战性。
- 妊娠期库欣综合征会增加孕妇患妊娠期糖尿病、妊娠期高血压和子痫前期的风险，以及增加胎儿患病和死亡的风险。
- 目前对妊娠期库欣综合征尚无明确的诊断方法，而且评估皮质醇增多症的常规检查会受到妊娠期生理性高皮质醇症的干扰。目前提出的标准是在出现提示库欣综合征症状的患者中，尿液游离皮质醇大于正常值上限的 3 倍和深夜唾液皮质醇大于正常值上限的 3 倍。
- 妊娠期库欣综合征的治疗包括手术或药物治疗。与单纯的药物治疗相比，手术治疗的结果更成功。然而，即使是经过治疗的病例（如子痫前期和早产等）并发症也很常见。

一、流行病学

库欣综合征每年在普通人群的发病率为（2～25）/100 万[1]。

1. 非妊娠人群中库欣综合征的病因

- 分泌促肾上腺皮质激素（adrenocorticotropic hormone，ACTH）的垂体腺瘤（70%）。
  - ◇ 也称为库欣病[1, 2]。
  - ◇ 每年发病率为（1.2～2.4）/100 万。
  - ◇ 占所有垂体肿瘤的 1.2%～5.6%。
  - ◇ 女性发病率较高，比例为（3～4）：1。对女性来说，30—40 岁时发病率达高峰。
- 肾上腺腺瘤（15%）[2, 3]。
- 其他原因包括异位 ACTH 分泌、嗜铬细胞瘤和 Carney 综合征（15%）。

2. 妊娠期库欣综合征的原因[4]

- 肾上腺腺瘤（60%）。
- 分泌 ACTH 的垂体腺瘤（33%）。
- 异位 ACTH 分泌（7%）。
- 不太常见的原因包括嗜铬细胞瘤和肾上腺增生症。

未经治疗的库欣综合征女性很难怀孕。库欣综合征通常会导致无排卵性不孕，不受控制的高皮质醇症会抑制卵巢中卵泡正常发育和排卵。尽管如此，目前已经报道了超过 260 例库欣综合征患者成功怀孕。

虽然库欣病是普通人群中皮质醇过多最常见病因，但肾上腺腺瘤是妊娠期库欣综合征的最常见病因。

妊娠期肾上腺皮质醇增多导致库欣综合征的发病率升高尚未研究透彻[5]。有观点认为，库欣病会导致皮质醇和肾上腺雄激素分泌过剩。其种高雄激素状态导致 70% 以上的库欣病患者出现闭经。然而，在那些典型的孤立性皮质醇过多的肾上腺库欣综合征患者中，排卵可能较少受到抑制[2-5]。

异位 ACTH 分泌患者有严重的高皮质醇症和闭经，使妊娠率更低。

患有库欣综合征女性妊娠时，产妇并发症发生率和胎儿患病率很高，胎儿死亡率至少为 20%[5]。

一项系统性综述比较了孕妇中活动性与治愈性库欣综合征的特点[1]，该研究结果总结于表 4-1。

表 4-1 Caimari 等对妊娠期皮质醇增多症原因和库欣综合征（CS）相关并发症的数据总结

分　类	活动性 CS	治愈性 CS	*P*
患者人数（%）	214（81.4%）	49（18.6%）	
诊断时的年龄	28.9±5.2 年	30.4±5.6 年	*P*=0.075
病因	肾上腺瘤（44.1%）	垂体库欣病（73%）	*P*<0.001
分娩时的胎龄	34 周	39 周	*P*<0.001
剖宫产分娩	51.7%	21.9%	*P*=0.003
妊娠期糖尿病	36.9%	2.3%	*P*=0.003
妊娠期高血压	40.5%	2.3%	*P*<0.001
子痫前期	26.3%	2.3%	*P*=0.001
胎儿丢失	23.6%	8.5%	*P*=0.021
胎儿患病率	33.3%	4.9%	*P*<0.001
早产	65.8%	2.56%	*P*<0.001

二、病理生理学

正常妊娠包括由于母体下丘脑－垂体－肾上腺轴（hypothalamic-pituitary-adrenal axis，HPA）激活而导致生理性皮质醇增多症状态[4, 6]。然而，妊娠期生理性皮质醇增多症并不引起库欣综合征的临床表现，如腹部大面积紫纹、近端肌肉无力、皮肤萎缩、骨质疏松或心力衰竭[4]。

1. 促肾上腺皮质激素释放激素生理学

促肾上腺皮质激素释放激素（corticotropin-releasing hormone，CRH）通常在下丘脑中合成。胎盘也合成和释放具有生物活性的 CRH。从妊娠 8 周开始，胎盘分泌的 CRH 呈指数级增长，增加了 1000 倍；这种分泌在妊娠 40 周分娩开始前达到高峰[5-7]。

CRH 水平在分娩后 24h 内恢复到非妊娠期水平。胎盘 CRH 有助于胎儿 HPA 和胎儿肾上腺发育和成熟，从而生成胎儿肾上腺类固醇[4-7]。胎盘 CRH 也作用于母体 HPA，并触发母体皮质醇生成增加。

2. ACTH 生理学

除了母体 CRH 刺激垂体释放 ACTH 外，胎盘也会直接释放 ACTH。此外，母体对 ACTH 的正常反馈控制减弱，导致 ACTH 水平呈指数增长[5]。ACTH 水平在分娩时达到高峰，几乎比妊娠早期高出 3 倍。然而，血浆 ACTH 分泌昼夜模式在正常妊娠期保留。

胎盘 CRH 和 ACTH 导致妊娠期母体肾上腺肥大，皮质醇分泌增加。皮质醇水平的升高有助于激活细胞内信号的级联，从而诱发分娩。在子宫平滑肌上也发现了 CRH 受体，因此 CRH 也可能有助于分娩[7]。

3. 妊娠期皮质醇增多症

妊娠期库欣综合征导致母体皮质醇分泌不受控制和调节的上升，导致妊娠期糖尿病（gestational diabetes mellitus，GDM）、妊娠期高血压和子痫前期风险增加。皮质醇增多症的并发症还包括伤口愈合不良、骨质疏松症、骨折、精神症状、产妇心力衰竭和死亡[5]。

- GDM。
    - ◇ 皮质醇增多症会影响空腹和餐后血糖。
    - ◇ 皮质醇通过上调生成葡萄糖的酶来增加葡萄糖生成。
    - ◇ 皮质醇诱导选择性胰岛素抵抗，阻止胰岛素对肝脏葡萄糖生成的抑制作用。
    - ◇ 皮质醇还增加了肌肉分解速度，导致肌肉质量下降、对胰岛素反应性降低和葡萄糖摄取受损[8]。

◇ 11β- 羟基类固醇脱氢酶 1 型（11-β- hydroxysteroid dehydrogenase 1，11β-HSD1）是一种位于肝脏和脂肪组织的酶。它将无生物活性的可的松转化为活性皮质醇，因此在皮质醇增多症的情况下，它的活性增加会加剧胰岛素抵抗[8]。

- 妊娠期高血压。
  - ◇ 11β- 羟基类固醇脱氢酶 2 型（11-β- hydroxysteroid dehydrogenase 2，11β-HSD2） 将活性皮质醇转化为可的松，并在胎盘和盐皮质激素受体（mineralocorticoid receptor，MR）靶组织（如肾皮质）中高度表达。11β-HSD2 通过使皮质醇失活而防止皮质醇与盐皮质激素受体结合[4, 5, 8-10]。
  - ◇ 在库欣综合征中，高浓度的皮质醇压制了 11β-HSD2，使盐皮质激素受体激活，引起肾小管钠重吸收增加和血管扩张。
  - ◇ 皮质醇还直接作用于血管紧张素Ⅱ，降低一氧化氮活性，加剧内皮损伤，增加血管通透性，这些都会使高血压恶化[10]。
- 子痫前期。
  - ◇ 在高达 80% 患有子痫前期的孕妇胎盘中可以检测到皮质醇，而大多数血压正常孕妇的胎盘中没有皮质醇[11]。
  - ◇ 在胎盘层面，11β-HSD2 的作用是保护胎儿免受高水平母体皮质醇影响。妊娠期库欣综合征致胎盘 11β-HSD2 过饱和及失调，使胎盘皮质醇水平升高，导致胎儿出生体重低和子痫前期[8, 11]。

4. 骨质疏松症

皮质醇过量会抑制骨形成，增加骨吸收，还会影响肠道对钙的吸收，以及影响骨代谢的生长激素和促性腺激素分泌，从而导致骨质流失和骨质疏松性骨折[12]。

三、诊断

库欣综合征的生化诊断很难确定，因为妊娠的生理性皮质醇增多症导致血浆皮质醇、皮质醇结合球蛋白（cortisol-binding globulin，CBG）、尿游离皮质醇（urinary free cortisol，UFC）和深夜唾液皮质醇均升高[1, 4-6, 13]。

1. 临床表现

患有库欣综合征的孕妇会出现体重增加、高血压、瘀青和多毛等症状，然而库欣综合征通常在妊娠 12～26 周时被诊断，部分原因是妊娠也能引起相应的变化。

而部分症状（如肌无力、腹部外区域大面积紫纹和骨质疏松等），提示是库欣综合征而不是正常妊娠[3]。

2. 游离皮质醇

正常妊娠中，血清游离皮质醇在妊娠 11 周时增加约 1.6 倍，随着妊娠的进展增加 2～3 倍。

在妊娠早期和妊娠晚期，UFC 增加可高达 3 倍。

深夜唾液皮质醇是衡量游离皮质醇的一个指标，会增加 2～3 倍。

3. CBG

胎盘产生的 E_2 增加刺激肝脏产生 CBG，在妊娠末期达到最高水平，并因此增加循环中结合皮质醇的水平。这可以保护母体免受生理性皮质醇增多症的不良影响。

CBG 增加导致总皮质醇水平升高，因此用于筛查库欣综合征的 1mg 地塞米松抑制试验变得不准确，因为该试验中早晨的血浆或血清皮质醇包含了总皮质醇的测量而非游离皮质醇，因此妊娠患者的假阳性率很高[5]。

产后，血浆 CRH、ACTH 和皮质醇的水平迅速下降到与它们生物半衰期相一致的非妊娠期范围[5]。

尽管肾上腺腺瘤是妊娠期库欣综合征的主要原因，但由于上述妊娠的生理性高皮质醇状态，这些患者通常不会出现 ACTH 抑制的情况[4, 5]。

4. 诊断性检测选项

- 产生过量的皮质醇。
  - ◇ 目前还没有诊断妊娠期库欣综合征的筛查或诊断方法。

- ◇ 美国内分泌学会建议，在妊娠早期和妊娠晚期，结合 UFC 水平大于正常值上限（upper limit of normal，ULN）的 3 倍和深夜唾液皮质醇大于 ULN 的 3 倍，可用于筛查妊娠期库欣综合征。
- ◇ 在正常妊娠期，皮质醇分泌保持脉冲式的昼夜节律，因此这种昼夜脉冲节律的丧失也是库欣综合征的标志[5, 13]。

- 确定原因。
  - ◇ 一旦确诊库欣综合征，应测定 ACTH，以确定 ACTH 依赖性与 ACTH 非依赖性的病因。
  - ◇ 由于大多数患有库欣综合征的孕妇，无论病因如何，ACTH 都正常或升高。因此，ACTH 低于正常值可提示 ACTH 非依赖疾病，应及时进行肾上腺影像学检查。
  - ◇ 如果 ACTH 没有被抑制，8mg 地塞米松抑制试验可以区分垂体和异位 ACTH 分泌过多。尽管 CRH 刺激试验可以在非妊娠患者中进行，但 CRH 是 FDA 规定妊娠 C 类药物，在妊娠期的使用应慎重[5, 13]。
- 岩下窦采血（inferior petrosal sinus sampling，IPSS）。
  - ◇ 在某些生化和或影像学检查结果不一致的病例中，可能需要进行这项检测，以帮助诊断作为库欣综合征其中一种病因的库欣病。
  - ◇ 只有在完成所有非侵入性评估后，才应考虑在妊娠期进行这项检查，而且只应在有经验的中心尝试。
  - ◇ 在该检查过程中对于使用放射线的顾虑，限制了其在妊娠期的应用[13]。
- 影像学。
  - ◇ 肾上腺影像学检查有助于识别肾上腺库欣综合征。超声诊断是安全和有效的。然而，当肿瘤较小时，它的敏感性较低，可用 MRI 和 CT 检查；对于妊娠 32 周后的孕妇，MRI 是首选。
  - ◇ 用 MRI 对垂体进行影像学检查有助于库欣病的诊断。然而，妊娠期对垂体进行成像有一些注意事项。垂体的大小在妊娠期通常会增加 2 倍。因此，如果使用非妊娠期的尺寸标准来评估孕妇的垂体病变，生理性变化可能被错误地标记为垂体腺瘤。此外，由于对胎儿器官发育过程中致畸可能的潜在担忧，不在妊娠期的前 3 个月内常规进行 MRI 检查，但在妊娠 32 周后被认为是安全的。不建议在妊娠期使用钆，因为 FDA 规定钆为妊娠 C 类药物，会导致成像的敏感性下降。因此，妊娠 12～32 周的孕妇行 MRI 检查时，需权衡利弊[5, 13]。

四、治疗

虽然未经治疗的库欣综合征对母体和胎儿的不良影响可以通过降低 UFC 至妊娠期超过正常值上限范围来控制，但这个方面尚未得到很好的研究[5]。

关于妊娠期库欣综合征的治疗，目前尚无共识，但如果发现肾上腺或垂体腺瘤，可考虑在妊娠中期进行手术治疗[9]。

手术方案选择包括肾上腺库欣综合征患者的单侧与双侧肾上腺切除术，以及库欣病患者经蝶手术（transsphenoidal surgery，TSS）[5]。有一项研究评估了接受 TSS、肾上腺切除术、垂体外放射治疗或药物治疗的库欣综合征孕妇，发现尽管治疗成功且病情缓解，但仍有相当多的患者发展为子痫和早产[13]。

建议在围术期尽早使用氢化可的松，以减少肾上腺危象的风险[9]。

药物治疗可在妊娠早期或妊娠晚期开始用于治疗库欣综合征，但由于药物不良反应，通常作为继手术后的二线治疗（表 4-2）[1, 4]。

（一）禁忌、无效或研究不足的医疗方法

- 赛庚啶可减少 ACTH 的分泌，已在 3 个病例中安全使用，但是有效性不佳[5]。
- 氨鲁米特能抑制类固醇生物合成途径中的几个步骤[6]，但由于导致胎儿男性化和致畸的不良反应，应避免在妊娠期使用[3, 5]。
- 米托坦是一种肾上腺素分解剂，直接抑制肾

上腺皮质并改变类固醇外周代谢。由于有致畸作用，妊娠期禁止使用该药[1, 4, 5]。

- 由于放疗的延迟效果和致畸作用，妊娠期禁忌放疗[1, 4]。
- 帕瑞肽是一种生长抑素类似物，缺乏在妊娠期使用的公开证据和研究[14]。

表 4-2 妊娠患者库欣综合征的药物治疗方案

药物治疗	作用机制	评 论
美替拉酮 剂量为 0.5～3.0g/d	11β- 羟化酶抑制药	• 一般来说耐受性良好 • 最常使用，因为对母体肝功能或胎儿发育的不利影响最小[5] • 加重高血压和进展为子痫前期的担忧限制了其使用[5] • 已知有 1 例因使用该药而导致肾上腺功能不全的报道[3] • 在动物研究中可穿过胎盘屏障，但在人类中没有新生儿异常的报道[1,4]
酮康唑 剂量为 0.6～1.0g/d	11β- 羟化酶和 17,20- 赖氨酸酶抑制药	• 成功用于治疗库欣综合征，但由于酮康唑在动物实验中能穿过胎盘屏障，导致畸形和流产，因此被 FDA 列为妊娠 C 类药物 • 抗雄激素作用抑制芳香化酶活性 • 推荐给需要紧急内科治疗且不能耐受美替拉酮的患者[5]
卡麦角林 剂量为 2.0～3.5mg/w	多巴胺受体激动药	• 减少库欣病的 CRH 分泌[6] • 2016 年以前有一个关于使用卡麦角林的案例报道[3]

FDA. 美国食品药品管理局；CRH. 促肾上腺皮质激素释放激素

参考文献

[1] Caimari F, Valassi E, Garbayo P, et al. Cushing's Syndrome and Pregnancy Outcomes: A Systematic Review of Published Cases, Endocrine. 2017;55: 555–563.
[2] Barbot M, et al. Cushing's Syndrome: Overview of Clinical Presentation, Diagnostic Tools and Complications, Best Practice & Research Clinical Endocrinology & Metabolism. 2020;34: 101380.
[3] Bronstein MD, Machado MC, Fragoso MCBV, Management of Pregnant Patients with Cushing's Syndrome, European Journal of Endocrinology. 2015;173: R85–R91.
[4] Machado MC, Fragoso MC, Bronstein MD. Pregnancy in Patients with Cushing's Syndrome, Endocrinology and Metabolism Clinics of North America. 2018;47: 441–449.
[5] Lindsay JR, Nieman LK. The Hypothalamic-Pituitary-Adrenal Axis in Pregnancy:Challenges in Disease Detection and Treatment, Endocrine Reviews. 2005;26(6): 775–799.
[6] Buescher MA, McClamrock HD, Adashi EY. Cushing Syndrome in Pregnancy, Obstetrics and Gynecology. 1992;79(1): 130–137.
[7] Grammatopoulos DK. Placental Corticotrophin-Releasing Hormone and Its Receptors in Human Pregnancy and Labour: Still a Scientific Enigma, Journal of Neuroendocrinology. 2018;20: 432–438.
[8] Barbot M, Ceccato F, Scaroni C. Diabetes Mellitus Secondary to Cushing's Disease, Front Endocrinol (Lausanne). 2018;9:284.
[9] Mellor A, Harvey RD, Pobereskin LH, Sneyd JR. Cushing's Disease Treated by Transsphenoidal Selective Adenomectomy in Mid-Pregnancy, British Journal of Anaesthesia. 1998;80(6): 850–852.
[10] Cicala MV, Mantero F. Hypertension in Cushing's Syndrome: From Pathogenesis to Treatment, Neuroendocrinology. 2010;92(1): 44–49.
[11] Hogg K, Blair JD, McFadden DE, von Dadelszen P, Robinson WP. Early Onset Pre-Eclampsia Is Associated with Altered DNA Methylation of Cortisol-Signaling and Steroidogenic Genes in the Placenta, PLoS One. 2013;8(5): e62969.
[12] Holgado-Galicia MV, Magno JD, Acelajado-Valdenor C, Isip-Tan IT, Lim-Abrahan MA. Cushing's Syndrome in Pregnancy, BMJ Case Reports. 2011;2011: bcr0120113720.
[13] Lindsay JR, Jonklaas J, Oldfield EH, Nieman LK. Cushing's Syndrome during Pregnancy: Personal Experience and Review of the Literature, Journal of Clinical Endocrinology & Metabolism. 2005; 90(5); 3077–3083.
[14] Brue T, Amodru V, Castinetti F. Management of Cushing's Syndrome during Pregnancy: Solved and Unsolved Questions, European Journal of Endocrinology. 2018;178(6): R259–R266.

第五节 肾上腺皮质癌

Dushyanthy Arasaratnam Nadia Barghouthi Vladimer Bakhutashvili 著
冯俏丽 译 樊尚荣 校

要点

- 肾上腺皮质癌很少在妊娠期被诊断出来，这一人群的大多数证据来自于病例报道。
- 肾上腺皮质癌在妊娠和非妊娠患者中预后都很差。
- 诊断应包括对皮质醇增多症、高雄激素症、醛固酮增多症、变肾上腺素和儿茶酚胺分泌过多的生化检测。
- 目前认为手术切除并在分娩后进行米托坦治疗，是治疗妊娠期肾上腺皮质癌的最佳疗法。
- 由于该类肿瘤大多会产生过量皮质醇，因此应在围术期开始使用氢化可的松，以防止手术切除后出现肾上腺功能不全。

一、流行病学

肾上腺肿瘤很常见，占普通人群3%～10%，其中大部分是没有明显激素分泌的良性腺瘤。相比之下，肾上腺皮质癌（adrenocortical carcinoma，ACC）是一种罕见病，每年的发病率约为（1～2）/100万[1]。

ACC具有双峰年龄分布，最初高峰为5岁前的儿童期，随后在40—50岁再次上升[2, 3]。与男性相比，女性发病率更高，发现的中位年龄更早，约为43岁，而男性为48岁[2, 4]。

妊娠期ACC发病率相对增高，表明雌激素升高是危险因素。女性使用避孕药和男性吸烟也会增加发病风险[1, 5]。

预后根据欧洲肾上腺肿瘤研究网络（European Network for the Study of Adrenal Tumors，ENSAT）分期系统分类的非妊娠患者资料，即肿瘤≤5cm，局限在肾上腺（ENSAT 1），10年生存率为80%；肿瘤＞5cm，局限在肾上腺（ENSAT 2），生存率为60%；延伸到邻近组织或淋巴结（ENSAT 3）使生存率下降到40%，远处转移（ENSAT 4）使10年的生存率下降到10%[1, 4]。

一个包含12例妊娠患者（与非妊娠患者相匹配）的法国病例系列报道发现，妊娠期诊断的ACC的1年生存率为50%，3年为28%，5年和8年均为13%，妊娠期或产后立即确诊是预后不良的独立预测因素[4]。

以下为报道的妊娠期ACC并发症[4]。

- 早产。
- 胎儿生长受限。
- 死胎。
- 产后出血。
- 高血压。
- 糖尿病。
- 子痫。
- 溶血、肝酶升高、血小板减少（hemolysis, elevated liver enzymes, low platelet count，HELLP）综合征。

二、病理生理学

尽管在高达80%的儿童中，生殖系统*TP53*突变是ACC的潜在遗传原因，但是这些突变只有3%～7%成年ACC患者发生[1]。以下为与ACC相关的其他遗传性癌症综合征[1, 3]。

- 贝克威思－威德曼综合征（Beckwith-Wiedemann syndrome）。
- 多发性内分泌肿瘤（multiple endocrine neoplasia，MEN）1型。
- 家族性腺瘤性息肉病。
- 神经纤维瘤病1型。
- 沃纳综合征（Werner syndrome）。

所有 ACC 都源于单克隆细胞群，最常见的是 IGF-2 过量表达和 Wnt/beta-catenin 通路激活及其他遗传异常[1,2]。

50%～60% 的 ACC 会分泌过多激素，其中皮质醇和雄激素最常见[2,3]。

三、诊断

妊娠期 ACC 极为罕见，大部分现有文献来自病例报道。关于妊娠期 ACC 的文献很少，部分原因是 ACC 总体上比较罕见，患有激素分泌型肿瘤女性生育力较低，以及在区分该病的症状和体征与正常妊娠状态方面存在困难[6,7]。

在非妊娠患者中，40%～60% 患者存在激素过多迹象[1]。在妊娠期，有文献表明，几乎所有肿瘤都有皮质醇增多症和（或）高雄激素症的特征[8]。通常，糖皮质激素过多占激素分泌型 ACC 的 50%～80%，肾上腺雄激素过多占 40%～60%，而醛固酮分泌过多病例很少，仅占 2%～7%。在所有激素分泌型 ACC 中，有 50% 同时分泌皮质醇和雄激素[6]。在妊娠期，这一比例似乎更大，一项记录了 12 例 ACC 的研究报道，所有患者均表现为皮质醇增多症，而其中 75% 同时伴有雄激素分泌[8]。

对怀疑存在 ACC 患者的处理方法包括生化指标检测和放射学评估。生化指标评估可以确定肿瘤生物学特性、诊断及预后（因为分泌糖皮质激素的肿瘤与更具侵略性的疾病有关），指导切除后的激素替代要求，并确定潜在的肿瘤标志物以进行监测[6]。生化指标评估需要评估糖皮质激素、盐皮质激素、雄激素和儿茶酚胺。妊娠是一个独特的挑战，因为胎儿－胎盘单位改变了母体的激素代谢和反馈机制。

（一）实验室评估

评估疑似 ACC 肿块通常从 1mg 地塞米松抑制试验（dexamethasone suppression test，DST）后皮质醇水平和基础促肾上腺皮质激素（adrenocorticotropic hormone，ACTH）水平开始，以确定 ACTH 的独立性[6]。

可以通过午夜的唾液皮质醇或 24h UFC 来证实。妊娠期这些激素水平评估很复杂，通用的诊断参数并不适用。

据报道，所有库欣综合征患者在妊娠期 ACTH 水平都正常或升高，其中包括 ACTH 非依赖的（肾上腺）疾病[9]。50% 肾上腺库欣综合征孕妇无法抑制 ACTH 分泌[10]。

妊娠是一种高皮质醇症状态，血浆皮质醇水平比正常范围高 2～3 倍。血清总皮质醇和游离皮质醇、UFC 和 ACTH 均有生理性升高[9]。尽管如此，昼夜变化仍然存在[11]。

妊娠期皮质醇过量的诊断主要通过 24h UFC，以及午夜的唾液或血浆皮质醇水平进行判定。由于 HPA 对地塞米松的作用失去敏感性，正常妊娠中 80% 以上的 DST 产生假阳性结果，这种影响持续到产后 5 周[2,5]。在一系列妊娠期库欣综合征病例中（包括 122 例女性 136 次妊娠的数据），UFC 水平平均增加 8 倍，昼夜变化消失。美国内分泌学会建议将 UFC 大于妊娠早期或妊娠晚期的正常上限的 3 倍用于诊断妊娠期皮质醇增多症，并建议不使用 DST。识别昼夜变化消失情况是有帮助的，遗憾的是在这种情况下没有血浆皮质醇的规范证据，而且在妊娠期使用唾液皮质醇也没有得到验证[2,9]。

额外的肾上腺皮质类固醇激素前体，如 17-羟孕酮、雄烯二酮和 11- 脱氧皮质醇，有助于评估疑似 ACC 的肾上腺肿物[6]。与正常肾上腺皮质相比，ACC 类固醇激素合成效率相对较低，因此尿液类固醇分析可以发现前体和代谢物增加，即使是无激素功能的 ACC[1]。

个体甾体代谢物谱也可用于监测复发、进展和治疗反应[6]。血浆中的 17- 羟基类固醇、皮质酮、去氧皮质醇和可的松在妊娠期均可上升，与上升 2～3 倍的皮质醇相一致[9]。其使这些类固醇前体的使用具有挑战性，因为尚未确定妊娠期正常值范围。

对怀疑 ACC 患者应测量 DHEA-S 和睾酮[1]。妊娠期雄激素通常会升高，但尚未确定妊娠正常参考范围[9]。肾上腺皮质肿瘤分泌雄激素以应对

hCG。睾酮、双氢睾酮和脱氢表雄酮在对 hCG 反应中增加[12]。

筛查高醛固酮症需要分析血浆肾素活性（plasma renin activity，PRA）和血浆醛固酮浓度（plasma aldosterone concentration，PAC）[1]。在非妊娠个体中，醛固酮 / 肾素＞20 和 PAC＞10ng/dl，同时肾素被抑制，则视为筛查阳性[2]。妊娠期 PRA 增加 3～7 倍，PAC 增加 5～20 倍。尽管醛固酮浓度显著增加，但其分泌仍受正常生理刺激（如体位）影响[9]。醛固酮增多症的一些临床特征可被有抗盐皮质激素作用的孕酮掩盖[2]。

对任何不确定的肾上腺肿物都应评估血浆变肾上腺素，以排除嗜铬细胞瘤，因为仅凭横断面成像无法将其与 ACC 区分[6]。妊娠期儿茶酚胺水平没有改变，因此嗜铬细胞瘤的实验室检查与非妊娠状态相似[2]。

（二）影像学

ACC 通常体积较大，测量值＞4cm，并且具有中心坏死和出血的特异性[1]。为了限制胎儿的辐射暴露，通常用超声和 MRI 来筛选和确定肾上腺病变。FDA 规定钆是妊娠 C 类药物，不用于这些肿物的定性。

在 MRI 上，ACC 表现出特异性的信号衰减，在 T_1 加权像上与肝实质呈等信号或低信号，在 T_2 加权像上呈高信号。使用对比剂后的图像显示主要是不规则的周边强化，中心无强化区域继发于出血或坏死。T_1 加权像上的高信号是由于肿瘤内部出血，而 T_2 加权像上的高信号通常代表肿瘤坏死区域。

高达 30% 的 ACC 可以看到钙化，但钙化也可以与其他病理变化一起出现，并不是一个显著的特征。在化学位移 MRI 上，细胞内的脂质可以引起相对于同相位图像的非同相位图像的信号损失。由于 MRI 的多平面能力，可以更好地显示局部器官的直接侵犯[1]。

四、治疗

关于妊娠期诊断 ACC 的治疗方案证据有限。妊娠导致肿瘤复发和生长的可能性增加[1]。

据报道，在妊娠期或产后不久被诊断为肿瘤晚期的女性，其胎儿结局不佳，可能出现胎儿生长受限、早产和死胎。

在妊娠期或分娩后确诊的女性中，ACC 相关死亡率高出 4 倍[8]。在一项研究中，对局限性疾病患者进行肾上腺切除术或肾上腺切除术加米托坦治疗，与匹配的对照组相比，胎儿结局良好，总生存率不受妊娠影响。该研究中女性在妊娠前或妊娠期均未接受米托坦治疗[6]。

鉴于预后不佳，有人建议无论处于任何妊娠周，均应将手术切除作为一线治疗，并应提供米托坦辅助治疗，即使肿瘤局限于肾上腺[6, 8]。

完全切除肿瘤是最有效的治疗方法。可采用腹腔镜或开放式手术。腹腔镜手术引起复发、肿瘤破裂或癌扩散的风险较高，因此通常建议局限性疾病采用开放式手术[6]。在妊娠期，由于手术时间短、对腹腔干扰小、出血少等优点，腹腔镜手术可能是首选。腹腔镜手术中的气体充气可能会发生二氧化碳气腹，这可能会增加妊娠患者的血液二氧化碳分压，对胎儿构成潜在威胁。增大的子宫也可能对这种方法构成挑战[5]。

如果在妊娠前期发现了 ACC，可以考虑医源性终止妊娠，特别是对于第三期或第四期肿瘤[8]。

术后，建议静脉注射或口服氢化可的松，以补充治疗肾上腺功能不全[5]。

非妊娠患者的证据表明，米托坦治疗可以延长根治性切除的 ACC 的无复发生存期。然而，不建议在妊娠期使用[8]。

虽然理论上存在因 ACC 中雄激素分泌过多而导致胎儿性腺发育紊乱的风险，但几乎没有支持这种说法的证据[1]。

有病例报道了米托坦在成功受孕和妊娠期的使用，并没有引起胎儿肾上腺功能障碍的证据[1]。怀疑米托坦可以穿过胎盘屏障是源于对形态相似的农药 DDT 的观察，在 DDT 暴露区婴儿的脐血中可以检测到 DDT。在一个妊娠 21 周进行选择性流产的病例中，羊水和脐带血中并不能检测到米托坦含量。另一个病例检测到脐带血中的米托坦含量与母体血清相似，新生儿的ACTH水平明显升高，但血液中的皮质醇却正常[13]。鉴于缺乏胎儿在子宫内暴露米托坦的良好证据和长期证据，目前的观点认为，妊娠期不应使用米托坦，而在分娩后应尽快使用[6]。

FDA将米托坦列为妊娠D类药物，并能在母乳中检测到，因此不建议在使用这种药物时进行母乳喂养[14]。

参考文献

[1] Else T, Kim AC, Sabolch A, Raymond VM, Kandathil A, Caoili EM, et al. Adrenocortical Carcinoma. Endocrine Reviews. 2013;35(2): 282–326.

[2] Eschler DC, Kogekar N, Pessah-Pollack R. Management of Adrenal Tumors in Pregnancy. Endocrinology and Metabolism Clinics of North America. 2015;44(2): 381–397.

[3] Lacroix A. Clinical Presentation and Evaluation of Adrenocortical Tumors [Internet]. 2019 [cited 2021 Jan 21]. Available from:https://www.uptodate.com/contents/clinical-presentation-and-evaluation-ofadrenocortical-tumors#H11

[4] Raffin-Sanson M-L, Abiven G, Ritzel K, Corbière PD, Cazabat L, Zaharia R, et al. Corticosurrénalome et grossesse. Annales d'Endocrinologie. 2016;77:139–147.

[5] Zhang Y, Yuan Z, Qiu C, Li S, Zhang S, Fang Y. The Diagnosis and Treatment of Adrenocortical Carcinoma in Pregnancy: A Case Report. BMC Pregnancy and Childbirth. 2020;20(1):1–5.

[6] Kiseljak-Vassiliades K, Bancos I, Hamrahian A, Habra M, Vaidya A, Levine AC, et al. American Association of Clinical Endocrinology Disease State Clinical Review on the Evaluation and Management of Adrenocortical Carcinoma in an Adult: A Practical Approach. Endocrine Practice. 2020;26(11):1366–1383.

[7] Jairath A, Aulakh BS. Adrenocortical Carcinoma in Pregnancy: A Diagnostic Dilemma. Indian Journal of Urology. 2014 Jul;30(3):342–344.

[8] Abiven-Lepage G, Coste J, Tissier F, Groussin L, Billaud L, Dousset B, et al. Adrenocortical Carcinoma and Pregnancy: Clinical and Biological Features and Prognosis. European Journal of Endocrinology. 2010 Nov;163(5):793–800.

[9] Lekarev O, New MI. Adrenal Disease in Pregnancy. Best Practice & Research:Clinical Endocrinology & Metabolism. 2011;25(6):959–973.

[10] Lindsay JR, Jonklaas J, Oldfield EH, Nieman LK. Cushing's Syndrome during Pregnancy: Personal Experience and Review of the Literature. Journal of Clinical Endocrinology & Metabolism. 2005 May 1;90(5): 3077–3083.

[11] Nolton WE, Lindheimer MD, Rueckert PA, Oparil S, Ehrlich EN. Diurnal Patterns and Regulation of Cortisol Secretion in Pregnancy. Journal of Clinical Endocrinology & Metabolism. 1980 Sep 1;51(3):466–472.

[12] Morris LF, Park S, Daskivich T, Churchill BM, Rao CV, Lei Z, et al. Virilization of a Female Infant by a Maternal Adrenocortical Carcinoma. Endocrine Practice. 2011 Apr;17(2):E26–E31.

[13] Tripto-Shkolnik L, Blumenfeld Z, Bronshtein M, Salmon A, Jaffe A. Pregnancy in a Patient with Adrenal Carcinoma Treated with Mitotane: A Case Report and Review of Literature. Journal of Clinical Endocrinology and Metabolism. 2013 Feb;98(2):443–447.

[14] Bristol-Myers Squibb Company. Lysodren (Mitotane). U.S. Food and Drug Administration website: https://www. accessdata.fda.gov/drugsatfda_docs/label/2013/016885s025lbl.pdf. Revised Nov 2013. Accessed June 2021.

第六节　肾上腺功能不全

Julia C. W. Lake　著
冯俏丽　译　　樊尚荣　校

要　点

- 妊娠与下丘脑 – 垂体 – 肾上腺轴活动明显增加有关，血清皮质醇和醛固酮水平比非妊娠态下高出数倍。
- 妊娠期肾上腺功能不全的诊断包括上午 8 点钟皮质醇＜3.0μg/dl，或者 250μg 促肾上腺皮质激素刺激的皮质醇在妊娠早期＜25μg/dl，在妊娠中期＜29μg/dl，或者在妊娠晚期＜32μg/dl。
- 氢化可的松每天剂量为 12～15mg/m^2（体表面积），是妊娠期糖皮质激素补充的首选药物。在妊娠中期或妊娠晚期可能需要调整剂量，增加 20%～40%。
- 在阴道分娩的第二产程，应给予负荷剂量的静脉滴注氢化可的松，剂量为每 6～8 小时，50～100mg。在剖宫产前，应静脉滴注 100mg 的负荷剂量氢化可的松。
- 对于原发性肾上腺功能不全患者，在妊娠期可能需要增加氟氢可的松的剂量。

一、流行病学

在以白种人为主的人群中，原发性肾上腺功能不全的发病率估计为（117～140）/100 万[1, 2]。

原发性肾上腺功能不全的发病率为（4.7～6.2）/100 万，并且有上升趋势[1, 2]。

在发达国家，原发性肾上腺功能不全的主要原因是自身免疫性肾上腺炎（Addison 病）。

自身免疫性肾上腺炎以女性居多，通常在 30—50 岁被诊断[3]。

在结核病高发的国家，结核性肾上腺炎是导致原发性肾上腺功能不全的主要原因[4]。

继发性肾上腺功能不全比原发性肾上腺功能不全更常见，估计发病率为（150～280）/100 万[5]。

二、病理生理学

肾上腺功能不全是一个非特异性术语，用于描述皮质醇缺乏的临床综合征。

虽然不常见，但肾上腺功能不全可能在妊娠期隐匿地出现，对母体和胎儿都有潜在严重后果。

HPA 三个组成部分中任何一个出现紊乱，都可能导致临床上明显的肾上腺功能不全。

当盐皮质激素和糖皮质激素分泌都因肾上腺皮质功能障碍而出现不全时，就可以诊断为原发性肾上腺功能不全。

任何中断垂体 ACTH 或下丘脑 CRH 分泌过程都可导致继发性和三发性肾上腺功能不全。

中枢性（继发性或三发性）肾上腺功能不全最常见原因是长期使用外源性皮质类固醇，导致垂体前叶皮质萎缩、垂体 ACTH 分泌减少、肾上腺皮质萎缩、皮质醇释放减少。继发性肾上腺功能不全与盐皮质激素缺乏无关，因为肾小球区对 RAAS 的作用仍有反应[5]。

（一）糖皮质激素和母体的肾上腺功能

妊娠与 HPA 功能明显增加的状态有关。由于妊娠高雌激素血症，肝脏产生的皮质类固醇结合球蛋白（corticosteroid-binding globulin，CBG）增加到妊娠前的 2 倍。

母体 ACTH 水平随孕周增加逐渐上升。至 33～37 孕周时，ACTH 水平比非妊娠期平均增加 5 倍，在分娩时则急剧增加 15 倍[6]。

胎盘产生 CRH 和 ACTH 从 7 孕周开始上升，并刺激母体总皮质醇和游离皮质醇水平上升[7, 8]。

该生理适应性与血清总皮质醇和唾液中游离皮质醇水平随着妊娠的进展而逐渐增加有关[9]。到妊娠 26 周，血浆皮质醇增加了 3 倍[10]。

尽管皮质醇水平明显升高，但孕妇并没有表现出与库欣综合征有关的典型症状，如瘀斑、近端肌无力和背颈部脂肪过多。

- 既往理论认为，妊娠期孕酮水平升高的抗糖皮质激素作用导致了相对惰性的皮质醇作用[11, 12]。
- 同样，生理性皮质醇升高并不影响发育中的胎儿。
  - ◇ 11β-HSD2 催化大部分母体皮质醇转化为惰性可的松，从而减少胎儿过量的糖皮质激素暴露，过量暴露可能导致胎儿生长受限和子痫前期[13]。

（二）糖皮质激素和胎儿肾上腺功能

胎儿肾上腺来自中胚层（皮质）和外胚层（髓质）。肾上腺原基在妊娠5～6周时即可识别[10-14]。到妊娠7～8周时，中胚层细胞由来自神经嵴组织的交感神经细胞浸润，将形成肾上腺髓质。

胎儿的肾上腺包含一个明确的区域，后来形成成人的肾小球区、筋膜区和网状区，此外还有一个更大的胎儿区。由于3β-羟类固醇脱氢酶（3-β-hydroxysteroid dehydrogenase，3β-HSD）的相对缺乏和DHEA磺化转移酶的主导作用，与皮质醇相比，胎儿区产生大量无活性脱氢表雄酮（dehydroepiandrosterone，DHEA）和硫酸脱氢表雄酮（dehydroepiandrosterone-sulfate，DHEA-S）[15]。

胎儿DHEA和DHEA-S最终由胎盘转化为雌激素[14, 16]。

胎儿在妊娠早期通过胎儿3β-羟类固醇脱氢酶2型（3-β-hydroxysteroid dehydrogenase 2，3β-HSD2）的瞬时表达产生糖皮质激素，在8～9个月达到高峰。胎儿肾上腺功能的主要刺激是胎儿垂体ACTH[17]。

胎儿的HPA负反馈在妊娠后半期是完整的。这一点在男性化的先天性肾上腺增生症（congenital adrenal hyperplasia，CAH）中可以找到证据支持，已经证明应用地塞米松可以使胎盘11β-HSD2失活[18]。

约2/3的胎儿皮质醇来自于胎儿肾上腺，其余1/3来自于胎盘[10, 19]。

（三）盐皮质激素

正常妊娠期对母体循环需求增加与RAAS变化有关。正常妊娠足月时，全身总血容量增加40%～45%，以便为母胎–胎盘单位提供足够灌注。红细胞质量增加20%。由于醛固酮介导的钠潴留，血浆容量增加45%～50%。尽管如此，由于子宫–胎盘单位血管扩张性增加和外周血管阻力降低，血压下降[20]。总之，这些变化会使足月红细胞压积降低15%，从而减少分娩过程中每失血量丢失的红细胞质量，从而保护携氧能力[21]。

由于肝脏在雌激素作用下产生的底物增加，血浆肾素活性在妊娠早期会增加[22]。足月时，肾素和血管紧张素水平比正常非妊娠女性范围高出3～8倍[13, 22, 23]。到妊娠38周，血浆中醛固酮浓度增加了10～20倍[22, 24]。尽管醛固酮水平急剧上升，RAAS对体位变化保持正常生理反应，没有发生低钾血症或低钠血症。

妊娠使肾小球滤过率（glomerular filtration rate，GFR）增加50%，因此滤过的钠负荷也会增加[13]。盐水输注前后尿中钠排泄量减少，表明孕妇对钠的需求量增加，以保持体内平衡[25]。

妊娠期孕酮水平与血浆雌二醇水平同步增加。孕酮作为盐皮质激素受体拮抗剂，将醛固酮从其肾脏受体中置换出来[12]。接近分娩时，由于肾小球区发育，胎儿肾上腺能够分泌醛固酮[10, 17]。

三、诊断

（一）临床表现

大多数原发性肾上腺功能不全病例是在妊娠前诊断的。然而，分娩压力可能会使未诊断的原发性肾上腺功能不全患者出现肾上腺危象。诊断妊娠期肾上腺功能不全应高度警惕，因为一些症状是非特异性的，而且经常发生在正常妊娠期。

如果孕妇出现亚急性疲劳、厌食、体重减轻、腹痛、体位性低血压、色素沉着、呕吐、低血糖、高钾血症或低钠血症等症状，需评估是否存在肾上腺功能不全。对于已有自身免疫性疾病（如1型糖尿病或白癜风）患者，更应提高警惕[26]。

妊娠期肾上腺功能不全的临床表现往往不清楚。

- 原发性肾上腺功能不全的妊娠患者可能不存在高钾血症。
- 低钠血症在正常妊娠期很常见。
- 正常妊娠期，色素沉着（黄褐斑）很常见。值得注意的是，在原发性肾上腺功能不全的情况下，与促肾上腺皮质素和ACTH过量相关的色素沉着通常表现在机械摩擦增加的部位，如瘢痕、指关节、足趾和口腔黏膜，而妊娠黄褐斑只发生在暴露于阳光的部位[27]。
- 与肾上腺功能不全相关的持续呕吐可能被误诊为妊娠剧吐，特别是在妊娠早期[26-28]。

在怀疑继发性肾上腺功能不全的情况下，对每天接受5mg泼尼松或同等剂量超过3周的女性，需要对HPA进行评估，因为这可能导致ACTH水平受到抑制，从而导致肾上腺皮质束状带萎缩[29]。

（二）实验室评估

当临床高度怀疑肾上腺功能不全时，由于延迟治疗可能会造成严重后果，需要立即使用糖皮质激素治疗。不应为获取皮质醇和ACTH水平而推迟皮质激素治疗。

妊娠期HPA发生了一些复杂变化，最终导致血浆皮质醇总量和CBG升高[13, 30]。在解释妊娠患者实验室检查时需考虑这些因素。

如果患者有典型的临床表现，随机清晨皮质醇水平＜3.0μg/dl，可确诊肾上腺功能不全[31, 32]。

晨间皮质醇水平为3～32μg/dl，应谨慎解释，特别是在妊娠中期和妊娠晚期，可能会出现假性正常[33]。在这些情况下，需要用促肾上腺皮质激素刺激试验对HPA进行动态测试。

- 以前曾建议将给予250μg促肾上腺皮质激素30min后的血浆皮质醇值＜18μg/dl作为妊娠期肾上腺功能不全诊断值。
- 后来作者建议，根据以前报道的妊娠晚期早上8点钟的血浆皮质醇水平和低剂量促肾上腺皮质激素刺激试验的结果，以30μg/dl作为250μg促肾上腺皮质激素刺激试验诊断值[31]。
- 最近的证据表明，妊娠期特异性促肾上腺皮质激素刺激试验的皮质醇诊断值，即妊娠早期为25μg/dl，妊娠中期为29μg/dl，妊娠晚期为32μg/dl[23, 32, 34]。

由于当母体血糖水平＜40 mg/dl（2.2mmol/L）时对胎儿有潜在风险，妊娠期禁用胰岛素耐量试验。同样，由于有诱发肾上腺危象的风险，不建议在妊娠期进行甲状腺素刺激试验。

一旦确认皮质醇缺乏，下一步用ACTH水平区分原发性和继发性肾上腺功能不全。

- 血浆ACTH＞100pg/ml与原发性肾上腺功能不全相一致，即使在激素水平预计会升高的妊娠晚期也是如此[13]。
- 应进行1次以上的测量，因为激素水平可能波动很大。样品应收集在预先冷却的EDTA管中，并在冰浴中运输。
- 根据临床表现，可能需要进行其他检查。例如，如果存在21-羟化酶抗体，应促使评估自身免疫性多腺体综合征，其中也可能包括1型糖尿病、自身免疫性甲状腺疾病、恶性贫血和乳糜泻。

四、治疗

原发性和继发性肾上腺功能不全的糖皮质激素替代与胎儿致畸或胎儿丢失增加无关[35, 36]。

氢化可的松是妊娠期首选的糖皮质激素替代品，其生理剂量为12～15mg/m^2（体表面积）[37]。氢化可的松总剂量的2/3应在早晨清醒后给药，其余1/3应在傍晚给药，以模拟正常昼夜变化。有些患者可能每天服用3次更好，但这种方案的依从性可能会下降，而且与每天2次的剂量相比，没有证据支持患病率或死亡率会有所改善[38]。

糖皮质激素的剂量在妊娠早期一般不需要增加。然而，CBG上升可能导致妊娠后期对氢化可的松剂量需求的增加。临床上通常在妊娠中期或妊娠晚期开始将氢化可的松的剂量增加20%～40%[32]。

确定糖皮质激素替代是否足够，要根据临床参数，如血压、体重和每3个月的血糖水平来评估[32]。不应使用 ACTH、24h 尿液游离皮质醇和随机皮质醇水平来调整剂量[39, 40]。

糖皮质激素替代不足会增加肾上腺危象风险。过度替代会增加妊娠期糖尿病、妊娠期高血压、原有子痫前期恶化、体重增加风险，如果是慢性病，还会增加因心血管疾病所致的死亡率[41, 42]。

肾上腺功能不全需要在分娩时增加糖皮质激素的剂量。

- 在阴道分娩第二产程，应静脉滴注 50～100mg 负荷剂量的氢化可的松，随后的剂量根据分娩进展决定。
- 剖宫产前，应静脉滴注 100mg 负荷剂量的氢化可的松，并在分娩后每 6～8 小时继续滴注[23]。
- 氢化可的松由胎盘 11β-HSD2 代谢，使胎儿发生接触过量糖皮质激素的可能性极低。随后在 48h 内减量至常规替代剂量应足以恢复到妊娠前需求，而不会出现危象[27, 32]。
- 每升母乳中排泄的糖皮质激素不到 0.5%[36]。

原发性肾上腺功能不全患者的氟氢可的松剂量通常为每天 0.1mg，妊娠和非妊娠患者的剂量为每天 0.05～0.2mg。由于孕酮的抗盐皮质激素作用，妊娠期盐皮质激素的剂量可能会根据血清钾水平增加而增加，但通常保持稳定[32]。

参考文献

[1] 1. Lovas, Kristian, and Eystein S. Husebye. "High prevalence and increasing incidence of Addison's disease in Western Norway." Clin Endocrinol 56, no. 6 (2002):pp 787–791.

[2] Laureti, Stefano, Luigi Vecchi, Fausto Santeusanio, and Alberto Falnori. "Is the prevalence of Addison's disease underestimated?" JCEM 84, no. 5 (1999): p 1762.

[3] Kong, Marie-France, and William Jeffcoate. "Eighty-six cases of Addison's disease." Clin Endocrinol 41, no. 6 (1994): pp 757–761.

[4] Soule, Steven. "Addison's disease in Africa:a teaching hospital experience." Clin Endocrinol 50, no. 1 (1999): pp 115–120.

[5] Nicolaides, NC et al. Adrenal Insufficiency. In: Feingold KR, Anawalt B, Boyce A et al., editors. Endotext [Internet]. South Dartmouth, MA: MDText.com, Inc.; (2000).

[6] Carr, Bruce R., C. Richard Parker, James D. Madden, Paul C. MacDonald, and John C. Porter. "Maternal plasma adrenocorticotropin and cortisol relationships throughout human pregnancy." Am J Obstet Gynecol 139, no. 4 (1981): pp 416–422.

[7] Ambroziak U, Agnieszka Kondracka, Zbigniew Bartoszewicz, Malgorzata Krasnodebska-Kiljanska, and Tomasz Bednarczuk. "The morning and late-night salivary cortisol ranges for healthy women may be used in pregnancy." Clin Endocrinol 83, no. 6 (2015): pp 774–778.

[8] Dorr, Helmuth G., Andreas Heller, Hans T. Versmold, Wolfgang G. Sippell, Marion Herrmann, Frank Bidlingmaier, and Dieter Knorr. "Longitudinal study of progestins, mineralocorticoids, and glucocorticoids throughout human pregnancy." J Clin Endocrinol Metab 68, no. 5 (1989): pp 863–868.

[9] Allolio, Bruno, Jochen Hoffmann, E. A. Linton, Werner Winkelmann, Martin Kusche, and Heinrich M. Schulte. "Diurnal salivary cortisol patterns during pregnancy and after delivery: relationship to plasma corticotrophin releasing-hormone." Clinical Endocrinol 33, no. 2 (1990): pp 279–289.

[10] Winter, Jeremy, Richard A. Polin, William W. Fox, and Steven H. Abman. Fetal and Neonatal Adrenocortical Physiology. Elsevier Health Sciences (2004):pp 1915–1922.

[11] Kajantie, Eero, Leo Dunkel, Ursula Turpeinen, Ulf-Hakan Stenman, Peter J. Wood, Mika Nuutila, and Sture Andersson. "Placental 11 β-hydroxysteroid dehydrogenase-2 and fetal cortisol/cortisone shuttle in small preterm infants." J Clin Endocrinol Metab 88, no. 1 (2003): pp 493–500.

[12] Quinkler M., B. Meyer, C. Burnke-Vogt, C. Grossman, U., Gruber, W. Oelkers, S. Diederich, and V. Bahr. "Agonistic and antagonistic properties of progesterone metabolites at the human mineralocorticoid receptor." Eur J Endocrinol 146, no. 6 (2002): pp 789–799.

[13] Lindsay John R, and Lynette K. Nieman. "The hypothalamic-pituitary-adrenal axis in pregnancy: challenges in disease detection and treatment." Endocr Rev 26, no. 6 (2005): pp 775–799.

[14] Strauss III, Jerome, Fredrico Martinez, and Marianthi Kiriakidou. "Placental steroid hormone synthesis: unique features and unanswered questions." Biol Reprod 54, no. 2 (1996): pp 303–311.

[15] Parker, CR. "Dehydroepiandrosterone and dehydroepia-

ndrosterone sulfate production in the human adrenal during development and aging." Steroids 64 (1999): pp 640–647.
[16] Geller DH, and Miller WL. Molecular development of the adrenal gland. In: Pescovitz Ora Hirsch and Erica A. Eugster, editors. Pediatric Endocrinology: Mechanisms, Manifestations, and Management. Section VIII Adrenal, chapter 36. Philadelphia, PA: Lippincott Williams & Wilkins; (2004): pp 561–572.
[17] Mesiano, Sam. Endocrinology of human pregnancy and fetal-placental neuroendocrine development. In: Yen and Jaffe's Reproductive Endocrinology. Amsterdam: Elsevier; (2019): pp 256–284. Elsevier, USA.
[18] Michel, David, and Maguelone G. Forest. "Prenatal treatment of congenital adrenal hyperplasia resulting from 21-hydroxylase deficiency." J Pediatr 105, no. 5 (1984): pp 799–803.
[19] Otta Carolina Fux, Paula Szafryk de Mereshian, Gabriel Santino Iraci, and Maria Rosa Ojeda de Pruneda. "Pregnancies associated with primary adrenal insufficiency." Fertil Steril 90, no. 4 (2008): pp 1199. e17–1199.e20.
[20] Bird, Ian M, Lubo Zhand, and Ronald R. Magness. "Possible mechanisms underlying pregnancy-induced changes in uterine artery endothelial function." Am J Physiol Regul Integr Comp Physiol 284, no. 2(2003): pp R245–R258.
[21] Soma-Pillay, Priya, Catherine Nelson-Piercy, Heli Tolppanen, and Alexandre Mebazaa. "Physiological changes in pregnancy." Cardiovasc J Afr 27, no. 2 (2016): p 89 doi:10.5830/CVJA-2016-021.
[22] Wilson, Maxim, Alberto Morganti, Ioannis Zervoudakis, RL Letcher, BM Romney, P Von Oeyon, S Papera, Jean E Sealey, and John H Laragh. "Blood pressure, the renin-aldosterone system and sex steroids throughout normal pregnancy." Am J Med 68, no. 1 (1980): pp 97–104.
[23] Langlois, Fabienne, ST Dawn, and Maria Fleseriu. "Update on adrenal insufficiency: diagnosis and management in pregnancy." Curr Opin Endocrinol Diabetes Obes 24, no. 3 (2017): pp184–192.
[24] Sims Ethan, AH, and Kermit E. Krantz. "Serial studies of renal function during pregnancy and the puerperium in normal women." J Clin Investig 37, no. 12 (1958): pp 1764–1774.
[25] Weinberger, Myron H, Norman J. Kramer, Clarence E. Grim, and Loren P. Petersen. "The effect of posture and saline loading on plasma renin activity and aldosterone concentration in pregnant, nonpregnant and estrogen treated women." J Clin Endocrinol Metab 44, no. 1 (1977): pp 69–77.
[26] George, LD, R Selvaraju, K Reddy, TV Stout, and LD KE Premawardhana. "Vomiting and hyponatremia in pregnancy." BLOG-Int J Obstet Gy 107, no. 6 (2000): pp 808–809.
[27] Lebbe M, and Arlt W. What is the best diagnostic and therapeutic management strategy for an Addison patient during pregnancy? Clin Endocrinol 78 (2013): pp 497–502.
[28] Seaward, PG, RF Guidozzi, and EWW Sonnendecker. "Addisonian crisis in pregnancy. Case report." BJOG 96, no. 11 (1989): pp 1348–1350.
[29] McKenna David S, Glynn M Wittber, Nagaraja HN, and Phillip Samuels. "The effects of repeat doses of antenatal corticosteroids on maternal adrenal function." Am J Obstet Gynecol 183, no. 3 (2000): pp 669–673.
[30] Petraglia Felice, Paul E Sawchenko, Jean Rivier, and Wylie Vale. "Evidence for local stimulation of ACTH secretion by corticotropin-releasing factor in human placenta." Nature 328 (1987): pp 717–719.
[31] Grinspoon Steven K, and BM Biller. "Clinical review 62: Laboratory assessment of adrenal insufficiency." J Clin Endocrin Metab 79, no. 4 (1994): pp 923–931.
[32] Bornstein Stefan R, Bruno Allolio, Wiebke Arlt, Andreas Barthel, Andrew Don-Wauchope, Gary D. Hammer, Eystein S Husebye et al. "Diagnosis and treatment of primary adrenal insufficiency: an Endocrine Society Clinical Practice guideline." J Clin Endocrinol Metab 101, no. 2 (2016): pp 364–389.
[33] Nolten WE, MD Lindheimer, S Oparil, PA Rueckert, and EN Ehrlich. "Desoxycorticosterone in normal pregnancy. II Cortisol-dependent fluctuations in free plasma desoxycorticosterone." Am J Obstet Gynecol 133, no. 6 (1979): pp 644–648.
[34] Fleseriu, Maria, Ibrahim A. Hashim, Niki Karavitaki, Shlomo Melmed, M. Hassan Murad, Roberto Salvatori, and Mary H. Samuels. "Hormonal replacement in hypopituitarism in adults: an Endocrine Society Clinical Practice guideline." J Clin Endocrinol Metab 101, no. 11 (2016): pp 3888–3921.
[35] Walsh, Sadie D, and FR Clark. "Pregnancy in patients on long-term corticosteroid therapy." Scott Med J 12, no. 9 (1967): pp 302–306.
[36] Sidhu Rajinder, K, and DF Hawkins. "Prescribing in pregnancy-corticosteroids." Clin Obstet Gynaecol 8 (1981): pp 383–404.
[37] Yuen, Kevin CJ, Lindsay E Chong, and Christian A Koch. "Adrenal insufficiency in pregnancy: challenging issues in diagnosis and management." Endocrine 44 (2013): pp 283–292.
[38] Groves, RW, GC Toms, BJ Houghton, and Monson, JP. (1988). "Corticosteroid replacement therapy: twice or thrice daily?" J R Soc Med 81, no. 9 (1988): pp 514–516.
[39] Feek, CM, JG Ratcliffe, J Seth, CE Gray, AD Toft, and WK Irvine. "Patterns of plasms cortisol and ACTH concentrations in patients with Addison's disease treated with conventional corticosteroid replacement." Clin Endocrinol 14, no. 5 (1981):pp 451–458.
[40] Hahner Stephanie, and Allolio Bruno. "Therapeutic management of adrenal insufficiency." Best Pract Res Clin Endocrinol Metab 23, no. 2 (2009): pp 167–179.
[41] Anand, Gurpreet, and Felix Beuschlein. "Fertility, pregnan-

cy and lactation in women with adrenal insufficiency." Eur J Endocrinol 178, no. 2 (2018): pp R45–R53.
[42] Bergthorsdottir Ragnhildur, Maria Leonsson-Zachrisson, Anders Oden, and Gudmendur Johansson. "Premature mortality in patients with Addison's disease: a population-based study." JCEM 91, no. 12 (2006): 4849–4853.

第七节　先天性肾上腺皮质增生症

Reshmitha Radhakrishnan　Tharani Rajeswaran　著
钟世林　译　　樊尚荣　校

要　点

- 肾上腺激素的生成包括胆固醇转化为糖皮质激素、盐皮质激素和雄激素的过程。
- 类固醇激素在应激反应、水盐调节，以及性别决定和生殖发育中起着至关重要的作用。
- 先天性肾上腺皮质增生症是一组常染色体隐性遗传病，其特征是类固醇合成受损。
- 先天性肾上腺皮质增生症最常见的原因是由 *CYP21A2* 基因突变引起的 21- 羟化酶缺乏[1, 2]，占先天性肾上腺皮质增生症的 95% 以上。其他突变形式包括与 3β- 羟化类固醇脱氢酶 2 型基因突变相关的 3β- 羟化酶缺乏症和 11β- 羟化酶基因突变引起的 11β- 羟化酶缺乏症。
- 典型先天性肾上腺皮质增生症患者需要终身使用糖皮质激素和盐皮质激素治疗。
- 非典型先天性肾上腺皮质增生症患者可能需要在妊娠前服用类固醇激素来诱导排卵，但通常不需要在妊娠期继续使用糖皮质激素。

一、流行病学

新生儿筛查研究表明，全球 CAH 发病率为 1：（14 000～18 000），仅在美国和欧洲，受 CAH 影响的人群占 1：（10 000～15 000）[3]。

在某些人群中 CAH 发病率较高，如在德系犹太人和尤皮克人中，CAH 发生率高达 1/282[4]。

典型 CAH 发病率约为 1/16 000，非典型 CAH 发病率为 1/600，是最常见的隐性遗传病之一[5]。

二、病理生理学

下丘脑产生的 CRH 刺激垂体产生 ACTH。ACTH 刺激肾上腺皮质合成皮质醇。

（一）肾上腺皮质的 3 个区域

- 球状带分泌盐皮质激素。
- 束状带分泌糖皮质激素。
- 网状带分泌性类固醇。

CAH 严重程度受编码 21- 羟化酶的 *CYP21A2* 基因发生的各种突变影响。

- 在典型 CAH 中，21- 羟化酶基本上没有酶活性，这会导致皮质醇和醛固酮缺乏。较轻的 CAH，21- 羟化酶有部分酶活性，可导致轻度或可忽略的皮质醇缺乏。

21- 羟化酶将 17- 羟孕酮（17-hydroxyprogesterone，17-OHP）转化为 11- 脱氧皮质醇，这是皮质醇的前体。21- 羟化酶还能将孕酮转化为去氧皮质酮，这是醛固酮的前体。

21- 羟化酶缺乏会导致皮质醇合成减少，然后通过负反馈的调节，促进垂体释放 ACTH 增多。ACTH 激增又促进 17-OHP 和孕酮合成，然后增加雄激素生产。

三、诊断

典型的CAH在儿童早期就能诊断出来，而症状较轻的非典型CAH通常在青春期或成年期诊断。

典型的CAH可进一步分为简单的男性化型和耗盐型，通常在婴儿期诊断[6]。

非典型CAH可表现为多毛症、颞部秃顶和月经不规律，通常在妊娠前诊断。推荐在卵泡期早上8点钟监测17-OHP水平，排卵会导致其水平增高。

- 早上8点钟17-OHP＜200ng/dl可排除CAH。
- 早上8点钟17-OHP＞1000ng/dl可诊断CAH。
- 若17-OHP为200～1000ng/dl，建议行促肾上腺皮质激素刺激试验进一步诊断。
- 如果促肾上腺皮质激素刺激试验后，17-OHP＞1000ng/dl则可诊断CAH。

四、治疗

虽然一些患有非典型CAH女性需要在妊娠前用类固醇治疗以诱导排卵，但使用长效类固醇或妊娠期使用类固醇通常是没有必要的。

所有典型CAH患者均需终身使用糖皮质激素和盐皮质激素治疗。患有典型CAH孕妇在整个妊娠期都应继续使用氢化可的松、泼尼松或氟氢可的松治疗。

如果在妊娠期出现肾上腺功能不全症状，则从妊娠第24周开始，糖皮质激素剂量可增加20%～40%[8]。

分娩前，可考虑额外增加25～50mg氢化可的松。

不建议使用可通过胎盘的糖皮质激素（如地塞米松）。

- 如果既往有妊娠合并CAH病史，或者夫妻双方为已知突变杂合子，使用地塞米松治疗可以降低女性胎儿雄性化的风险。
- 有女胎合并CAH风险的妊娠女性，需要在妊娠后6周内（女胎生殖器开始男性化前）进行治疗。由于CAH不影响男性生殖器形成，地塞米松不应作为产前治疗的一部分。
- 使用地塞米松是一种试验性治疗，因为治疗对胎儿和孕妇的长期风险在很大程度上是未知的，但研究表明使用地塞米松会降低女性胎儿生殖器男性化风险[9-14]。

参考文献

[1] White PC, New MI, Dupont B. HLA-linked congenital adrenal hyperplasia results from a defective gene encoding a cytochrome P-450 specific for steroid 21-hydroxylation. Proc Natl Acad Sci USA. 1984;81(23):7505–7509.

[2] Krone N, Dhir V, Ivison HE, Arlt W. Congenital adrenal hyperplasia and P450 oxidoreductase deficiency. Clin Endocrinol (Oxf). 2007;66(2):162–172.

[3] Milyani AA, Al-Agha AE, Al-Zanbagi M. Initial presentations and associated clinical findings in patients with classical congenital adrenal hyperplasia. J Pediatr Endocrinol Metab. 2018 Jun 27;31(6):671–673.

[4] Pang S, Murphey W, Levine LS, et al. A pilot newborn screening for congenital adrenal References 103 hyperplasia in Alaska. J Clin Endocrinol Metab 1982;55:413.

[5] Speiser PW, Dupont BO, Rubinstein P, Piazza A, Kastelan A, New MI. High frequency of nonclassical steroid 21-hydroxylase deficiency. Obstet Gynecol Surv. 1986;41(4):244–245.

[6] White PC, Speiser PW. Congenital adrenal hyperplasia due to 21-hydroxylase deficiency. Endocr Rev. 2000;21(3):245–291.

[7] Kohn B, Levine LS, Pollack MS, Pang S, Lorenzen F, Levy D, Lerner AJ, Rondanini GF, Dupont B, New MI. Late-onset steroid 21-hydroxylase deficiency: a variant of classical congenital adrenal hyperplasia. J Clin Endocrinol Metab. 1982;55(5):817–827.

[8] Bornstein SR, Allolio B, Arlt W, Barthel A, Don-Wauchope A, Hammer GD, Husebye ES, Merke DP, Murad MH, Stratakis CA, Torpy DJ. Diagnosis and treatment of primary adrenal insufficiency: an Endocrine Society Clinical Practice guideline. J Clin Endocrinol Metab. 2016;101(2):364–389.

[9] Mercè Fernández-Balsells M, Muthusamy K, Smushkin G, Lampropulos JF, Elamin MB, Abu Elnour NO, Elamin KB, Speiser et al. Guidelines on congenital adrenal hyperplasia. J Clin Endocrinol Metab, 2018;103(11):4043–4088.

[10] Agrwal N, Gallegos-Orozco JF, Lane MA, Erwin PJ, Montori VM, Murad MH. Prenatal dexamethasone use for the prevention of virilization in pregnancies at risk for classical congenital adrenal hyperplasia because of 21-hydroxylase (CYP21A2) deficiency: a systematic review and meta-analyses. Clin Endocrinol (Oxf). 2010;73(4):436–444.
[11] Németh S, Riedl S, Kriegshäuser G, Baumgartner-Parzer S, Concolino P, Neocleous V, Phylactou LA, Borucka-Mankiewicz M, Onay H, Tukun A, Oberkanins C. Reverse-hybridization assay for rapid detection of common CYP21A2 mutations in dried blood spots from newborns with elevated 17-OH progesterone. Clin Chim Acta. 2012;414:211–214.
[12] Carmichael SL, Shaw GM, Ma C, Werler MM, Rasmussen SA, Lammer EJ. National Birth Defects Prevention Study. Maternal corticosteroid use and orofacial clefts. Am J Obstet Gynecol. 2007;197:585(6):e1–7.
[13] New MI, Carlson A, Obeid J, Marshall I, Cabrera MS, Goseco A, Lin-Su K, Putnam AS, Wei JQ, Wilson RC. Prenatal diagnosis for congenital adrenal hyperplasia in 532 pregnancies. J Clin Endocrinol Metab. 2001;86(12):5651–5657.
[14] Pole JD, Mustard CA, To T, Beyene J, Allen AC. Antenatal steroid therapy for fetal lung maturation: is there an association with childhood asthma? J Asthma. 2009;46(1):47–52.

第八节 肾上腺急症之肾上腺危象

Julia C.W. Lake **著**
钟世林 **译** 樊尚荣 **校**

要 点

- 肾上腺危象被定义为在肾上腺功能不全的情况下，健康状况急性恶化，并伴有绝对低血压（收缩压<100mmHg）或相对低血压，其特征在静脉滴注糖皮质激素后 1～2h 消退。
- 怀疑肾上腺危象时，绝不应为了实验室评估而延迟糖皮质激素的使用。
- 对于已知或未完全诊断的潜在肾上腺功能不全，不论是阴道分娩还是剖宫产，都需要使用应激剂量的皮质激素来防止肾上腺危象的发生。
- 治疗肾上腺危象的标准方法是快速静脉滴注 100mg 氢化可的松，之后每 6 小时重复滴注 50mg，且在第 1 个小时内静脉滴注 1L 生理盐水。
- 推荐以书面形式向每一位肾上腺功能不全的患者提供有关肾上腺危象预防的宣教，应用应激剂量皮质激素预防肾上腺危象是宣教的重点。

一、流行病学

据估计，妊娠合并肾上腺功能不全的患病率为 5.5/10 万，并呈稳步上升趋势[1]。

每年有 6%～8% 肾上腺功能不全患者经历肾上腺危象[2]。

在 20 世纪 50 年代激素替代疗法出现之前，Addison 病的孕产妇死亡率高达 35%～45%，诊断为 Addison 病的女性不建议妊娠[3]。使用生理剂量，适当时超生理剂量糖皮质激素和盐皮质激素替代品，可极大改善产妇和胎儿结局[4]。

尽管现代技术的进步，原发性肾上腺功能不全患者的孕产妇死亡率仍显著高于普通人群（OR=22.30，95%CI 6.82～72.96）。死亡率增加主要是由于产后感染和静脉血栓栓塞造成[1]。分娩期或分娩后肾上腺危象是肾上腺功能不全女性死亡率增加的常见原因，如果采取适当预防措施，完全可以避免死亡。

二、病理生理学

糖皮质激素主要通过 2 种机制提高血压。

- 在血管平滑肌中，它们增加了对血管紧张素Ⅱ和儿茶酚胺的敏感性。
- 它们同时减少一氧化氮介导的内皮扩张[5]。

在肾脏中，糖皮质激素通过远端肾单位盐皮质激素受体增加水钠潴留和排钾[6]。缺乏这些糖皮质激素诱导的血管活性和肾脏作用会导致低血压、低钠血症和高钾血症。

皮质醇抑制炎症细胞因子，这种抑制的缺失会导致不适、厌食和发热。缺乏炎症细胞因子抑制也会导致糖皮质激素缺乏患者出现嗜酸性粒细胞增多、中性粒细胞减少和淋巴细胞增多等免疫细胞群改变。

在糖皮质激素缺乏的情况下会减少糖异生，导致低血糖。

由于皮质醇循环半衰期为 90min，在出现皮质醇缺乏后数小时内就可能出现肾上腺危象的临床表现[7]。

胎儿糖皮质激素水平可能影响母体糖皮质激素水平。妊娠 33 周后，胎儿肾上腺皮质醇分泌会增加，母体分泌肾上腺皮质醇会减少。在这种情况下，糖皮质激素经胎盘从胎儿到母亲的传递可能对预防分娩期和分娩后的肾上腺危象有保护作用。

三、诊断

肾上腺危象一个可以被广泛接受的定义是“与绝对低血压（收缩压＜100mmHg）或相对低血压（收缩压比平时血压低 20mmHg 以上）相关健康状况的急性恶化，这些特征在静脉滴注糖皮质激素后 1～2h 消退”[7]。

肾上腺危象诱发因素

- 胃肠道感染是孕妇和非孕妇肾上腺功能不全患者肾上腺危象最常见的诱发因素[8]。
- 尿路感染是妊娠期常见诱因。
- 如果患者口服氢化可的松没有完全吸收，妊娠呕吐可能会导致危象。
- 未坚持使用糖皮质激素替代疗法或使用剂量不足，特别是在需要增加剂量的妊娠中期和妊娠晚期，也可能会导致肾上腺危象。
- 其他潜在诱因包括出血、受伤和社会心理压力[9]。
- 如果患者在分娩之前和整个分娩过程中没有接受应激剂量糖皮质激素，分娩本身可能会引发危象。ACTH 水平在分娩期增加了 15 倍，进一步证明在分娩期应激剂量糖皮质激素是必不可少的[10]。

如果患者有典型临床表现（见第 4 章第六节），则早晨随机皮质醇水平＜3.0μg/dl 可确诊为肾上腺功能不全[11, 12]。

早晨皮质醇为 3～32μg/dl 时应谨慎判断，特别是在妊娠中期和妊娠晚期，出现假“正常”情况[12, 13]。

妊娠期特异性 250μg 促肾上腺皮质激素刺激试验中，妊娠早期皮质醇诊断值为 25μg/dl，妊娠期为 29μg/dl，妊娠晚期为 32μg/dl，仅适用于非应激患者[8, 12]。一般来说，必须谨慎地解读皮质醇水平，因为在感染、疾病或压力的情况下，皮质醇水平也会急剧上升[14]。还应注意促肾上腺素刺激试验，不能排除近期垂体功能障碍导致的急性中枢性肾上腺功能不全。

在肾上腺危象或怀疑肾上腺危象的情况下，实验室评估不应延误使用糖皮质激素。

四、治疗

在怀疑或确诊肾上腺危象的情况下，快速给予 100mg 氢化可的松静脉滴注，此后每 6 小时重复给予 50mg 氢化可的松静脉滴注，外加 1 小时内≥1L 生理盐水静脉滴注，这是标准的治疗措施[7]。

优先考虑治疗疾病诱因，因为它有助于预防复发。

氢化可的松≥50mg 相当于≥0.1mg 氟化可的松，将提供足够的盐皮质激素活性，以便在给药过程中不需要再加氟化可的松。

如果没有氢化可的松，可以每 24 小时静脉滴注地塞米松 4mg，或者泼尼松龙 25mg，然后在前 24h 内使用 2 次 25mg 泼尼松龙，共 75mg。由于这些皮质类固醇没有足够的盐皮质激素活性，应继续使用氟化可的松。

肾上腺功能不全引起的低血糖可能需要静脉滴注葡萄糖。

应对患者及其家属进行有关预防肾上腺危象的教育，强调调整剂量的目的、需要应激剂量的情况及何时寻求紧急治疗。向患者提供的讨论、指导和信息应包括以下内容。

- 如果患者体温超过 38℃，氢化可的松剂量应增加 1 倍；如果患者体温超过 39℃，氢化可的松剂量应增至 3 倍 [15]。
- 患者应接受一次 100mg 应激剂量氢化可的松的肌内注射治疗。演示如何正确地肌内注射氢化可的松将有助于确保患者能够在应激环境下成功应用。保障患者在任何时候都能够寻求紧急治疗。
- 应建议所有肾上腺功能不全患者佩戴医疗警报手环或项链，并详细说明与应激相关的剂量要求，如果电子医疗记录允许按重要性对问题列表进行分类，肾上腺功能不全应放在靠近顶部的位置，并附有一个容易识别的注释，说明如果患者病危，将需要应激剂量的皮质类固醇进行治疗 [7]。
- 怀疑即将发生肾上腺危象的孕妇应立即寻求紧急救治。

参考文献

[1] Schneiderman, M., N. Czuzoj-Shulman, A. R. Spence, and H. A. Abenhain. "Maternal and neonatal outcomes of pregnancies in women with Addison's disease: a population-based cohort study on 7.7 million births." BJOG: An International Journal of Obstetrics and Gynaecology 124, no. 11 (2017): 1772–1779.

[2] Rushworth, R. Louise, David J. Torpy, and Henrik Falhammer. "Adrenal crises: perspectives and research directions." Endocrine 55, no. 2 (2017): 336–345.

[3] Brent, Florence. "Addison's disease and pregnancy." The American Journal of Surgery 79, no. 5 (1950): 645–652.

[4] Remde, H., K. Zopf, J. Schwander, and M. Quinkler. "Fertility and pregnancy in primary adrenal insufficiency in Germany." Hormone and Metabolic Research 48, no. 5 (2016): 301–311.

[5] Walker, Brian R., Alan. A. Connacher, David J. Webb, and Christopher R.W. Edwards. "Glucocorticoids and blood pressure: a role for the cortisol/cortisone shuttle in the control of vascular tone in man." Clinical Science 83, no. 2 (1992): 171–178.

[6] Fraser, Robert, David L. Davies, and John McConnell. "Hormones and hypertension." Clinical Endocrinology 31, no. 6 (1989): 701–746.

[7] Rushworth R., Louise, David J. Torpy, and Henrik Falhammar. "Adrenal crisis." NEJM 381, no. 9 (2019): 852–861.

[8] Hahner, Stephanie, Christina Spinnler, Martin Fassnacht, Stephanie Burger-Stritt, Katharina Lang, Danijela Milovanovic, Felix Beuschlein, Holger S. Willenberg, Marcus Quinkler, and Bruno Allolio. "High Incidence of adrenal crisis in educated patients with References 107 chronic adrenal insufficiency: a prospective study." JCEM 100, no. 2 (2015): 407–416.

[9] McFarlane, C. N., and L. H. Truelove. "Addison's disease in pregnancy." BJOG: An International Journal of Obstetrics & Gynaecology 64, no. 6 (1957): 891–897.

[10] Petraglia, Felice, Paul E. Sawchenko, Jean Rivier, and Wylie Vale. "Evidence for local stimulation of ACTH secretion by corticotropin-releasing factor in human placenta." Nature 328 (1987): 717–719.

[11] Grinspoon Steven, K., and B. M. Biller. "Clinical review 62: Laboratory assessment of adrenal insufficiency." Journal of Clinician Endocrinology & Metabolism 79, no. 4 (1994): 923–931.

[12] Suri, Daesman, Jill Moran, Judith U. Hibbard, Kristen Kasza, and Roy E. Weiss. "Assessment of adrenal reserve in pregnancy: defining the normal response to the adrenocorticotropin stimulation test." Journal of Clinician Endocrinology & Metabolism 91, no. 10 (2006): 3866–3872.

[13] Nolten, W. E., M. D. Lindheimer, S. Oparil, P. A. Rueckert, and E. N. Ehrlich. "Desoxycorticosterone in normal pregnancy. II Cortisol-dependent fluctuations in free plasma desoxycorticosterone." American Journal of Obstetrics & Gynecology 133, no. 6 (1979): 644–648.

[14] Cooper, Mark Stuart, and Paul Michael Stewart. "Adrenal insufficiency in critical illness." Journal of Intensive Care Medicine 22, no. 6 (2007): 348–362.

[15] Bornstein, Stefan R, Bruno Allolio, Wiebke Arlt, Andreas Barthel, Andrew Don-Wauchope, Gary D. Hammer, Eystein S. Husebye et al. "Diagnosis and treatment of primary adrenal insufficiency: an Endocrine Society clinical practice guideline." Journal of Clinician Endocrinology & Metabolism 101, no. 2 (2016): 364–389.

第5章 垂体疾病

Pituitary

第一节 垂体偶发腺瘤

Jessica Perini **著**

孙伟杰 **译** 刘石萍 **校**

要 点

- 垂体偶发腺瘤（偶发瘤）指在针对非垂体激素功能相关症状的影像学检查中发现垂体病变。
- 病变<1cm 者为微偶发瘤，病变≥1cm 者为大偶发瘤。
- 垂体偶发瘤可能为无功能或功能性（产生过量的垂体激素）。
- 妊娠期由于部分垂体激素的生理变化，确定垂体瘤是否有功能存在一定困难。
- 偶发瘤可能通过占位效应或激素反馈作用抑制垂体激素的产生。
- 如偶发瘤临近视神经或视交叉，即使没有视觉症状，也应接受正式的视野检查。
- 垂体偶发瘤的治疗因肿瘤类型和临床表现而异，其中包括观察、药物治疗或手术切除。

一、流行病学

在非妊娠人群中，高达38%的影像学检查可以发现垂体偶发瘤，其发生率因影像技术、患者年龄和其他因素而异[1]。

垂体偶发瘤在妊娠人群中的发病率尚不明确，但由于妊娠期垂体生理性增大2～3倍，其发病率可能高于一般人群，这种增大常被误诊为垂体腺瘤。

妊娠期发现的垂体偶发瘤多为无功能性，因为功能性肿瘤常导致不孕[2]。

二、病理生理学

妊娠期垂体生理性增大，主要是促乳激素细胞的增生。正常妊娠时垂体可能增大3倍，在分娩后数月内恢复正常大小。

1. 催乳素瘤

- 微催乳素瘤在妊娠期通常不会增大。
- 高达30%的大催乳素瘤在妊娠期显著增大[3]。

大多数其他功能性垂体瘤不会在妊娠期或因妊娠增大。

妊娠通常不会导致无功能性垂体腺瘤的增大。此外，垂体生理性增大加之先前存在的肿瘤，可能会导致新的视觉症状或头痛[2]。

确定垂体意外瘤是否有功能可能很困难，因为垂体激素因妊娠期生理变化常有所升高。

2. 正常妊娠

- 催乳素水平可能上升至300ng/ml或更高（非妊娠正常人群：<25ng/ml）。
- 生长激素（growth hormone，GH）水平因雌激素作用和胎盘产生GH而升高。

- 皮质醇、促肾上腺皮质激素（adrenocorticotropic hormone，ACTH）和促肾上腺皮质激素释放激素（corticotropin-releasing hormone，CRH）因雌激素对皮质醇结合球蛋白（cortisol-binding globulin，CBG）的作用、皮质醇清除率降低及胎盘、胎膜和蜕膜产生 CRH 而改变[4]。

三、诊断

妊娠期意外发现垂体肿块时，需要进行评估以确定病变是否存在以下情况。

- 肿块效应导致视野缺损、破坏或累及周围区域。
- 随时间发生变化或增大。
- 功能亢进，可能导致不良妊娠结局。
- 导致垂体部分或完全功能减退。

1. 影像学检查

- 最好的成像方式是采用垂体磁共振成像（magnetic resonance imaging，MRI），妊娠期通常不使用钆。
- MRI 可显示肿瘤是否压迫或毗邻视交叉。
- MRI 可能会显示肿物对周围脑组织的占位效应（如血管阻塞）。

如果存在视交叉或视神经受累或视觉症状，则需要进行正式的视野检查。

应详细询问病史和进行全面体检，以评估是否存在激素功能障碍的症状和体征。

2. 功能亢进的实验室评估

- 催乳素瘤。
  - ◇ 诊断妊娠期催乳素瘤很困难，因为正常妊娠期催乳素水平显著升高。
  - ◇ 一些实验室提供妊娠期催乳素水平的参考值为 300ng/ml，但通常不超过 400ng/ml。因此，诊断垂体偶发瘤时，催乳素水平＞400ng/ml 可能提示催乳素瘤。
  - ◇ 大催乳素瘤是唯一一种在妊娠期体积可能增大的垂体瘤；因此，需要特别关注和密切监测[5]（见第 5 章第四节）。
- 促肾上腺皮质激素瘤（库欣病）。
  - ◇ 妊娠期库欣综合征的诊断见第 4 章第四节。
  - ◇ 产生促肾上腺皮质激素的垂体瘤需要在妊娠期进行治疗，因为过量的皮质醇会增加患病率和死亡率。
- 促甲状腺素瘤。
  - ◇ 测量促甲状腺激素（thyroid stimulating hormone，TSH）、游离甲状腺素（free thyroxine，FT_4）和甲状腺素（thyroxine，T_4）。
  - ◇ TSH 升高或不合理正常（未抑制 TSH）的妊娠期 T_4 水平显著高于正常范围表明患有 TSH 瘤。
  - ◇ TSH 瘤可导致妊娠合并甲状腺功能亢进症，应进行治疗。
- 生长激素瘤（肢端肥大症）。
  - ◇ 测量胰岛素样生长因子 -1（insulin-like growth factor-1，IGF-1）是诊断肢端肥大症的第一步。
  - ◇ 正常妊娠期（不合并肢端肥大症）IGF-1 通常升高。
  - ◇ 妊娠期怀疑为肢端肥大症者，可以考虑观察[5]（见第 5 章第二节）。
- 黄体生成素瘤或促卵泡刺激素瘤
  - ◇ 妊娠期测量黄体生成素（luteinizing hormone，LH）、卵泡刺激素（follicle-stimulating hormone，FSH）和雌二醇价值不大。

3. 垂体功能减退的实验室评估

- 中枢性肾上腺功能不全。
  - ◇ 有关诊断评估，见第 4 章第六节。
- 中枢性甲状腺功能减退症。
  - ◇ 妊娠期 FT_4 或 T_4 低于正常参考范围，TSH 水平降低或不合理正常（未升高）表明中枢性甲状腺功能减退。
  - ◇ 妊娠期 FT_4 或 T_4 低于正常范围，TSH 升高表明原发性甲状腺功能减退。未经治疗的原发性甲状腺功能减退症可导致垂体促甲状腺激素细胞肥大，并在垂体影像学检查上表现为肿块。

妊娠期无需对垂体功能减退症患者进行其他激素评估，尽管产后可能会进行进一步检查。

四、治疗

1. 催乳素瘤（见第 5 章第四节）

- 如果妊娠进展正常，垂体瘤＜1cm，且未累及视交叉，通常不建议治疗。
- 如果患者出现视觉症状或已知肿块累及视交叉，则需要进行视野检查。
- 对于大腺瘤，高达 21% 的病例可能会出现显著增长；因此，建议进行更密切的监测[3]。
  - ◇ 妊娠期每 1～3 个月进行 1 次视野检查。
  - ◇ 如果出现头痛或视野缺损或病情进展，复查 MRI。

如果肿瘤生长导致相关症状或增长迅速，可在与患者充分沟通后开始治疗。

- 治疗包括使用多巴胺受体激动药或手术。
  - ◇ 多巴胺受体激动药可能比手术对患者和胎儿更安全，但妊娠期长期使用多巴胺受体激动药的相关证据有限。
  - ◇ 尽管关于妊娠期溴隐亭安全性的证据更多，但卡麦角林似乎同样安全，2 种药物在妊娠期的不良后果发生率与普通人群相似[3]。
  - ◇ 尽管溴隐亭和卡麦角林治疗妊娠期催乳素瘤的安全性相似，且卡麦角林在降低催乳素瘤大小和催乳素水平方面通常更有效，但一些国家未批准在妊娠期使用卡麦角林。
- 多巴胺受体激动药应从最低剂量开始，并在开始治疗 2 周后测量催乳素水平。
  - ◇ 如果催乳素水平没有下降，则应缓慢增加剂量，2 周后复测催乳素水平。
  - ◇ 剂量应缓慢增加，直到催乳素水平开始下降。
  - ◇ 一旦催乳素水平呈稳定下降趋势，应逐渐减少剂量，以达到维持催乳素水平稳定改善的最低有效剂量。
  - ◇ 妊娠期不需要催乳素正常化，因为这段时间的治疗旨在限制肿块生长，而不是使催乳素水平正常化。

使用溴隐亭或卡麦角林会降低女性产后泌乳的能力。

尽管手术会增加胎儿丢失的风险，但如果多巴胺受体激动药治疗不能缩小肿瘤，或者使用药物后视力仍恶化，手术可以在妊娠中期进行[3,6]。

为评估肿瘤大小的变化，可在分娩后 1～3 个月复查 MRI。

2. 库欣病（见第 4 章第四节）

库欣病的治疗对于降低母婴严重并发症的风险是必要的。

库欣病的最佳治疗方法是经蝶手术切除[7]。

3. 中枢性甲状腺功能亢进症

中枢性甲状腺功能亢进症的治疗对于降低母婴并发症的风险是必要的。

提供妊娠期最佳建议的证据不足。

对于大腺瘤，经蝶手术切除或缩小肿瘤是最佳治疗方法，可应用于妊娠期。

如无法进行手术或患者选择将手术推迟到分娩后，在妊娠早期使用 β 受体拮抗药和丙基硫氧嘧啶（propylthiouracil，PTU），或者在妊娠中晚期使用甲巯咪唑治疗甲状腺功能亢进症，可以减少甲状腺激素的分泌和缓解甲状腺毒症的症状[8, 9]。

如果不进行手术，定期评估视野和监测压迫症状至关重要。

4. 肢端肥大症（见第 5 章第二节）

肢端肥大症在妊娠期通常不必治疗，可推迟至产后[5]。

5. 无功能性垂体瘤或产生 LH/FSH 的垂体瘤

如无视神经或视交叉受累，在妊娠期通常不需治疗，但应在产后进行监测。

6. 垂体功能减退

有必要应用糖皮质激素替代治疗中枢性肾上腺功能不全（见第 4 章第六节）。

- 有必要使用左甲状腺素（levothyroxine，LT_4）治疗中枢性甲状腺功能减退症（见第 3 章第一节）。
  - ◇ 对于中枢性甲状腺功能减退症，需依据 FT_4 或 T_4 水平指导 LT_4 的剂量，因为垂体疾病患者循环中 TSH 水平不能反映甲状腺功能。

参考文献

[1] Freda PU, Beckers AM, Katznelson L, et al. Pituitary incidentaloma: An endocrine society clinical practice guideline. J Clin Endocrinol Metab. 2011;96(4):894–904.

[2] Rosmino J, Tkatch J, Di Paolo MV, Berner S, Lescano S, Guitelman M. Non-functioning pituitary adenomas and pregnancy: One-center experience and review of the literature. Arch Endocrinol Metab. 2021;64(5):614–622.

[3] Molitch ME. Endocrinology in pregnancy: Management of the pregnant patient with a prolactinoma. Eur J Endocrinol. 2015;172(5):R205–R213.

[4] Mastorakos G, Ilias I. Maternal and fetal hypothalamic-pituitary-adrenal axes during pregnancy and postpartum. Ann N Y Acad Sci. 2003;997:136–149.

[5] Molitch ME. Pituitary tumors and pregnancy. Growth Horm IGF Res. 2003;13(Suppl A):S38–S44.

[6] Brodsky JB, Cohen EN, Brown BW Jr, Wu ML, Whitcher C. Surgery during pregnancy and fetal outcome. Am J Obstet Gynecol. 1980;138(8):1165–1167.

[7] Lindsay JR, Jonklaas J, Oldfield EH , Nieman LK. Cushing's syndrome during pregnancy: Personal experience and review of the literature. J Clin Endocrinol Metab. 2005;90(5):3077–3083.

[8] A buzaid H, Farouki K, Athreya A, Mahajan P. Case report: A rare case of central hyperthyroidism during pregnancy—diagnostic and therapeutic challenge. World J Res Rev. 2016;2(6):21–23.

[9] Beck-Peccoz P, Brucker-Davis F, Persani L, Smallridge RC, Weintraub BD. Thyrotropinsecreting pituitary tumors. Endocr Rev. 1996;17(6):610–638.

第二节　肢端肥大症

Maitri Shelly Kalia-Reynolds　**著**

孙伟杰　**译**　　刘石萍　**校**

要 点

- 肢端肥大症由垂体生长激素细胞分泌过多的生长激素引起，多为良性垂体腺瘤。
- 由于妊娠相关激素的变化，妊娠期诊断肢端肥大症具有挑战性，常需产后确诊。
- 对于大多数既往患有肢端肥大症的患者，妊娠期应停用肢端肥大症的药物，因为在妊娠期病情即使未有改善，也趋于稳定。
- 如果肢端肥大症孕妇的症状明显（包括持续性头痛或提示肿瘤生长的新发视力障碍），可以考虑进行药物或手术治疗。
- 多巴胺受体激动药在哺乳期不适用，而且很少有证据支持在哺乳期使用奥曲肽或培维索孟。

一、流行病学

最近的研究报道称，肢端肥大症的发病率为 1.1/10 万 [1]。妊娠女性肢端肥大症更为罕见，因为肿瘤的压迫效应导致促性腺激素和生长激素释放激素（growth hormone-releasing hormone，GHRH）减少，从而导致频发生育障碍。在分泌生长激素 - 催乳素的混合腺瘤中伴发的高催乳素血症，亦进一步损害生育能力。

最近，得益于肢端肥大症和不孕症的治疗进展，妊娠率有所上升。大多数研究报道称，对已有肢端肥大症患者进行手术、药物和或放射治疗，可增加自然妊娠和助孕成功的可能性 [2]。关于未控制的肢端肥大症的妊娠率和妊娠期新诊断的肢端肥大症的证据有限。

二、病理生理学

（一）正常妊娠期垂体的变化

正常妊娠期垂体随妊娠周数增加而逐渐增大。这是由于雌激素和孕激素水平升高导致促乳激素细胞增生和肥大的结果[3]。

垂体重量可能为660～760mg，体积相应增加30%[4, 5]。

极少数情况下会出现视交叉受压和相关视野缺损，该变化通常在分娩后消退。

雌激素和孕激素水平升高也可导致相对生长激素抵抗[6]。

人类生长激素的两种主要亚型包括正常型生长激素（GH-normal，GH-N）和变异型生长激素（GH-variant，GH-V）。

- GH-N。
  - ◇ 也称为垂体生长激素。
  - ◇ 由垂体前叶的促生长激素细胞脉冲式分泌。
  - ◇ 主要由下丘脑通过GHRH的刺激作用和生长激素抑制素的抑制作用共同控制[6]。
- GH-V。
  - ◇ 也称为胎盘生长激素。
  - ◇ 仅由胎盘的合胞滋养层表达，并以不受下丘脑控制的连续式分泌到母体血液中。
  - ◇ 在妊娠8周时可以检测到[6, 7]。

正常妊娠的后半期，由于GH-V逐渐升高的负反馈作用，GH-N分泌显著下降，GH-V成为母体血液中生长激素的主要形式，也是肝脏IGF-1合成和分泌的主要刺激物[6, 8]。

妊娠晚期，GH-V和IGF-1水平持续上升，至妊娠37周左右达峰值，从而进一步抑制GH-N[6]。

（二）肢端肥大症患者妊娠期垂体的变化

肢端肥大症是由GH分泌增加引起的，GH分泌增加导致肝脏IGF-1分泌过量。尽管肢端肥大症也可由外周肿瘤异位生成GH或下丘脑或神经内分泌肿瘤过度分泌GHRH引起，大多数（95%）肢端肥大症病例是由分泌GH的良性垂体腺瘤所致[1, 9]。

可能导致肢端肥大症的遗传综合征包括多发性内分泌肿瘤1型、McCune-Albright综合征、家族性肢端肥大症和Carney综合征[1]。

妊娠早期，生长激素抵抗导致IGF-1水平降低（通过减少产生和增加转化），可能导致肢端肥大症的临床改善。与正常妊娠不同，在肢端肥大症患者中，来自自主腺瘤的GH-N不受循环中GH-V或IGF-1的负反馈抑制。因此，妊娠中期后，GH-N和GH-V同时升高[10]。

大多数患者在妊娠期未发生肿瘤生长。在一项研究中，10%的孕妇出现无症状肿瘤生长，因此建议妊娠期定期监测视野变化[6, 11, 12]。

三、诊断

肢端肥大症的典型特征包括手足粗大、手指和足趾宽大。通常会出现面部畸形，其中包括长方形脸、鼻子变宽、前额突出、下颌变大和牙齿间距过大。患者还可能出现头痛、关节痛和（或）骨痛、疲劳、热耐受或视觉变化。身体变化通常是隐匿性缓慢进展，导致诊断延迟[1, 9, 12]。

GH和IGF-1水平过高也会对多器官系统产生不良影响[1, 12]。

- 在多达80%的肢端肥大症患者中观察到睡眠呼吸暂停，其由上下颌的生长，以及上颚、舌头和悬雍垂的软组织增厚所致。
- 肢端肥大症的心脏影响包括高血压、瓣膜病、心肌肥厚或心力衰竭。
- 生长激素过量也会导致胰岛素抵抗，高达56%的肢端肥大症患者被诊断糖尿病。
- 常有与骨关节炎类似的非炎症性退行性病变。

对于有肢端肥大症临床表现的患者，美国内分泌学会指南建议测量血清IGF-1[9]。然而，妊娠本身的激素变化使得对GH的评估更为复杂。

- 常用的GH分析无法有效区分垂体GH（GH-N）和胎盘产生的变异型GH（GH-V），从而导致结果不准确[10]。
- 由于正常妊娠与GH水平降低和IGF-1水平升高相关，使用标准的非妊娠期参考范围可能会导致妊娠期肢端肥大症误诊[6]。

垂体 MRI 检查通常用于因急性颅内病变症状而考虑存在垂体占位的患者[10]。

鉴于上述挑战，近期一项综述建议将肢端肥大症的确诊推迟到产后[6]。

四、处理

肢端肥大症的治疗目标包括 GH 和（或）IGF-1 水平的正常化、缓解疾病症状和体征及降低死亡率[13]。美国内分泌学会指南还提出了生化指标的控制目标，即随机 GH＜1.0ng/ml 和年龄相应的 IGF-1 正常值。

肢端肥大症患者有 3 种治疗方式，即手术、药物和放射治疗。

对于大多数患者，主要治疗方法应该是经蝶垂体手术。如果术后病情持续，则应使用药物。药物或通过减少垂体生长激素分泌作用，如生长抑素受体配体（somatostatin receptor ligands，SRL）和多巴胺受体激动药，抑或通过竞争性阻断生长激素受体起作用[9]。

SRL 包括奥曲肽、兰瑞肽和帕瑞肽。

- 奥曲肽和兰瑞肽是第一代 SRL，与生长抑素受体（somatostatin receptor，SSTR）亚型 2 具有高度亲和力。奥曲肽有多种剂型，其中包括速效奥曲肽注射液、长效释放（long-acting release，LAR）注射液和最近 FDA 批准的缓释口服胶囊[9, 14]。
- 兰瑞肽每月 1 次，皮下注射。
- 帕瑞肽是结合 SSTR2 和 SSTR5 的第二代 SRL。与奥曲肽 LAR 相比，帕瑞肽 LAR 控制生化指标能力更强。帕瑞肽 LAR 与高血糖相关，因此不适用于血糖控制不佳患者[13, 15]。
- 对于使用长效 SRL 的患者，美国内分泌学会指南建议在备孕前 2 个月改用短效奥曲肽[9]。最近的一项综述指出，经常有患者在接受长效 SRL 时妊娠，因此建议在每次注射前测量人绒毛膜促性腺激素（human chorionic gonadotrophin，hCG）水平，以尽量减少胎儿暴露[6]。

可能有助于肢端肥大症治疗的多巴胺受体激动药是卡麦角林和溴隐亭。多巴胺受体激动药的效果不如 SRL，因此仅适用于 IGF-1 轻度升高（低于正常上限的 2.5 倍）时的药物选择[13, 15]。如果 SRL 单一疗法不能控制病情，也可添加多巴胺受体激动药[15]。卡麦角林的耐受性优于溴隐亭，然而在妊娠期使用溴隐亭的经验更多[13, 15]。多巴胺受体激动药可能导致不良反应，包括胃肠道不适、低血压和头痛[15]。

培维索孟可拮抗 GH 与其受体的结合，并抑制 IGF-1 的外周产生。与 SRL 或多巴胺受体激动药相比，培维索孟类药物治疗后 GH 高分泌持续存在。因此，不应通过监测 GH 水平来评估培维索孟的有效性[9]。与帕瑞肽不同，培维索孟可通过抑制肝脏葡萄糖生成从而益于血糖控制[13]。对于服用培维索孟的患者，应定期监测肝功能。一项研究表明，5.2% 的患者转氨酶水平是正常水平的 3 倍[15, 16]。

由于肢端肥大症的惰性和大多数患者在妊娠期肿瘤停止生长，建议大多数患者在妊娠期停止对肢端肥大症的药物治疗。

- 如果患者出现持续性头痛或新发视力障碍，可能表明肿瘤扩大，则可考虑进行药物治疗[6, 9]。
- 对于不能耐受药物治疗或有肿瘤生长症状的患者，可以考虑手术治疗。由于全身麻醉与早产和胎儿丢失的风险增加有关，妊娠期经蝶手术通常用于紧急情况。如果需要，手术的最佳时间是妊娠中期[10, 17]。

支持孕妇在肢端肥大症中使用药物治疗的证据有限，因为尚无该人群的临床试验药物。药物治疗安全性的潜在证据基于动物研究和病例报道。

- 奥曲肽通过胎盘并可能与胎盘 SSTR 结合[6]。在一项包含 1 例患者的研究中，奥曲肽与子宫动脉血流的短期（＜10min）减少有关[18]。尽管使用奥曲肽后出生体重和身长都较低，但在近 50 例患者中，短时接触奥曲肽后没有出现严重的不良胎儿结局[6, 10, 18]。
- 长效 SRL，即兰瑞肽和帕瑞肽与动物的胎儿不良反应有关。

- 如果妊娠期需要药物治疗，可以考虑使用多巴胺受体激动药。有大量证据支持多巴胺受体激动药在妊娠催乳素瘤患者治疗中的安全性[10, 19, 20]。
- 一个全球数据库描述了27例孕产妇在妊娠期接触培维索孟的病例。虽然未发现培维索孟的不良胎儿结局，但一些病例的证据不完整[21]。

由于证据有限，对于有哺乳意愿的肢端肥大症患者的哺乳期管理存在争议。

- 多巴胺受体激动药会抑制泌乳，因此与母乳喂养相矛盾[22, 23]。
- 奥曲肽可以在乳汁中排泄，但是口服途径的吸收尚不清楚[6]。
- 帕瑞肽和兰瑞肽都会进入泌乳大鼠的乳汁中[24, 25]，由于母乳中可能存在帕瑞肽，且其半衰期长，建议在停用帕瑞肽后6个月内避免母乳喂养[25]。有1例患者母乳中的培维索孟水平低于分析的定量下限[26]。

参考文献

[1] Colao A, Grasso LFS, Giustina A, et al.Acromegaly. Nat Rev Dis Primers. Mar 21,2019; 5(1):20.
[2] Grynberg M, Salenave S, Young J, et al. Female gonadal function before and after treatment of acromegaly. J of Clin Endocrinol Metab. Oct 2010; 95(10):4518–25.
[3] Pivonello R, De Martino MC, Auriemma RS, et al. Pituitary tumors and pregnancy: The interplay between a pathologic condition and a physiologic status. J Endocrinol Invest. Feb 2014; 37(2):99–112.
[4] Gonzalez JG, Elizondo G, Saldivar D, et al. Pituitary gland growth during normal pregnancy: An in vivo study using magnetic resonance imaging. Am J Med. Aug 1988; 85(2):217–20.
[5] Dinç J, Esen F, Demirci A, et al. Pituitary dimensions and volume measurements in pregnancy and postpartum. MR assessment. Acta Radiol. Jan 1998; 39(1):64–9.
[6] Abucham J, Bronstein MD, Dias ML. Management of endocrine disease: Acromegaly and pregnancy: A contemporary review. Eur J Endocrinol. Jul 2017; 177(1):R1–R12.
[7] Muhammad A, Neggers SJ, van der Lely AJ. Pregnancy and acromegaly. Pituitary. Feb 2017; 20(1):179–184.
[8] Newbern D, Freemark M. Placental hormones and the control of maternal metabolism and fetal growth. Curr Opin Endocrinol Diabetes Obes. Dec 2011; 18(6):409–16.
[9] Katznelson L, Laws Jr ER, Melmed S, et al. Acromegaly: An Endocrine Society clinical practice guideline. J Clin Endocrinol Metab. Nov 2014; 99(11):3933–51.
[10] Huang W, Molitch ME. Pituitary tumors in pregnancy. Endocrinol Metab Clin North Am. Sep 2019; 48(3):569–81.
[11] Caron P, Broussaud S, Bertherat, J, et al. Acromegaly and pregnancy: A retrospective multicenter study of 59 pregnancies in 46 women. J Clin Endocrinol Metab. Oct 2010; 95(10):4680–7.
[12] Katznelson L, Atkinson JK, Cook DM, et al. American Association of Clinical Endocrinologists medical guidelines for clinical practice for the diagnosis and treatment of acromegaly—2011 update. Endocr Pract. Jul–Aug 2011; 17(Suppl 4):1–44.
[13] Melmed S, Bronstein MD, Chanson P, et al. A consensus statement on acromegaly therapeutic outcomes. Nat Rev Endocrinol. Sep 2018; 14(9):552–61.
[14] Octreotide. Mycapssa delayed-release capsules package insert. Chiasma. Revised 6/2020.
[15] Shanik MH. Limitations of current approaches for the treatment of acromegaly. Endocr Pract. Feb 2016; 22(2):210–9.
[16] Schreiber I, Buchfelder M, Droste M, et al. Treatment of acromegaly with the GH receptor antagonist pegvisomant in clinical practice: Safety and efficacy evaluation from the German pegvisomant observational study. Eur J Endocrinol. Jan 2007; 156(1):75–82.
[17] Cheng V, Faiman C, Kennedy L, et al. Pregnancy and acromegaly: A review. Pituitary. Mar 2012; 15(1):59–63.
[18] Maffei P, Tamagno G, Nardelli GB, et al. Effects of octreotide exposure during pregnancy in acromegaly. Clin Endocrin (Oxf). 2010; 72:668–77.
[19] Woodmansee WW. Pituitary disorders in pregnancy. Neurol Clin. Feb 2019; 37(1):63–83.
[20] Molitch ME. Prolactinoma in pregnancy. Best Pract Res Clin Endocrinol Metab. 2011; 25:885–96.
[21] van der Lely AJ, Gomez R, Heissler JF, et al. Pregnancy in acromegaly patients treated with pegvisomant. Endocrine. Aug 2015; 49(3):769–73.
[22] Rains CP, Bryson HM, Fitton A. Cabergoline. A review of its pharmacological properties and therapeutic potential in the treatment of hyperprolactinaemia and inhibition of lactation. Drugs. Feb 1995; 49(2):255–79.
[23] Assal A, Malcom J, Lochnan H, et al. Preconception

counselling for women with acromegaly: More questions than answers. Obstet Med. Mar 2016; 9(1):9–14.
［24］Lanreotide. Somatuline depot injection package insert. Ipsen. Revised 6/2019.
［25］Pasireotide. Signifor package insert. Novartis. Revised 1/2020.
［26］Brian Sr, Bidlingmaier M, Wajnrajch MP, et al. Treatment of acromegaly with pegvisomant during pregnancy: Maternal and fetal effects. J Clin Endocrinol Metab. Sep 2007; 92(9):3374–77.

第三节　生长激素缺乏症

Beatriz Francesca Ramirez　著
孙伟杰　译　　刘石萍　校

要 点

- 关于儿童和成人生长激素缺乏症发病率和患病率的数据有限。
- 妊娠早期，垂体生长激素是母体血清中生长激素的主要形式。妊娠中晚期，胎盘生长激素是妊娠期胰岛素样生长因子 -1 水平的主要调节者。随着胎盘生长激素水平升高，垂体生长激素细胞分泌生长激素受到抑制。
- 妊娠期生长激素缺乏症的诊断具有挑战性，因为循环中胎盘生长激素的干扰通常会导致生长激素检测值升高或抑制。
- 生长激素缺乏症患者的胎盘生长激素水平与正常孕妇没有差异。妊娠晚期，生长激素缺乏症患者的胰岛素样生长因子 -1 水平升高幅度与正常孕妇相似。
- 一些研究支持在尝试受孕的同时使用重组人生长激素治疗女性患者。妊娠期继续使用重组人生长激素似乎不会改善母婴的结局。因此，在妊娠期通常会停止使用。

一、流行病学

成人生长激素缺乏症（growth hormone deficiency，GHD）可分为三大类[1]。

- 儿童期发病。
  - ◇ 可进一步分为器质性和特发性原因。
- 获得性（损伤或创伤）。
- 特发性。

成人 GHD 的原因与其他垂体激素缺乏或垂体功能减退的原因相同。一项排除肢端肥大症和库欣病的成人垂体机能减退症研究证明了以下病因[2]。

- 垂体肿瘤或治疗（包括手术和放疗）的结果（76%）。
- 垂体外肿瘤（颅咽管瘤和转移性疾病）（13%）。
- 原因不明（8%）。
- 结节病（1%）。
- 希恩综合征（0.5%）。

关于儿童和成人 GHD 发病率和患病率的数据有限，结果分别为每年（1.2～33）/10 万到（4.6～40.6）/10 万。这种差异的原因可能与垂体机能减退症或 GHD 的诊断缺乏标准化有关，影响了流行病学的评估[3]。

GHD 在男性中的发病率和患病率高于女性。

儿童孤立性 GHD 的患病率估计为 1/10 000～1/4000[4]。

目前没有关于孕妇 GHD 发病率和患病率的数据。

二、病理生理学

（一）妊娠期生长激素轴

胚胎植入和滋养层生长形成胎盘。胎盘的功能是协调母体激素环境，以确保胎儿的生长[5]。

胎盘产生胎盘生长激素（GH-V）和人胎盘生乳素（human placental lactogen，hPL）。这两种物质都能刺激 IGF-1，从而增加母体胰岛素抵抗，输送葡萄糖促进胎儿生长[6]。

妊娠早期，垂体生长激素（GH-N）是母体血清中 GH 的主要形式。在 GH 缺失的妊娠期患者中已经证实，GH-N 不通过胎盘，对于妊娠和正常胎儿发育来说也非必需。

此期间，雌二醇水平升高会导致 GH 抵抗状态，表现为 IGF-1 水平显著下降。在此之后，GH-V 水平开始升高，消除了 GH 抵抗，表现为 IGF-1 水平升高[7]。

GH-V 以与 GH-N 相同的亲和力与 GH 受体（GHR）结合，不穿过胎盘。

妊娠中晚期，GH-V 是 IGF-1 水平的主要调节因子，从妊娠 20 周开始，其浓度高于 GH-N。GH-V 的逐渐升高与 GH-N 分泌的持续下降有关。妊娠 36 周时，GH-V 水平与肢端肥大症女性的 GH 水平相当。

总之，胎盘在妊娠期调节生长激素系统，因为它成为生长激素的主要来源，而垂体分泌的生长激素受到抑制[5]。

（二）GHD 对促性腺轴的影响

GH 和 IGF-1 调节下丘脑－垂体－性腺轴，从青春期开始，持续终生。生长激素影响垂体促性腺激素的释放、颗粒细胞产生雌二醇、卵母细胞成熟、生育和哺乳。生长激素还能增强卵巢对促性腺激素的反应[7]。

IGF 系统是卵泡发育和性类固醇生成的主要卵巢内调节器之一。卵巢内有 IGF-1 和 IGF-2 受体表达。IGF-1 刺激颗粒细胞的增殖和活性。卵巢中的 IGF 系统接收来自胰岛素和 GH 信号通路的信息，并有助于控制卵巢功能，如青春期和排卵的开始[5]。

动物实验已经证明，GH 信号的紊乱会影响胚胎和胎盘的发育，妊娠早期母体 IGF-1 的增加对胎盘的正常形态和功能很重要。在 GHR 基因敲除小鼠中，胎儿大小和幼崽体重显著降低[5]。

女性 GHD 与青春期延迟、幼稚子宫、60% 的闭经和 75% 的卵巢多囊样改变有关。

Laron 综合征（GHR 基因异常引起的一种疾病，对 GH 完全不敏感）患者的性腺和生殖器较小，青春期开始延迟[8, 9]。鉴于在 Laron 综合征和其他 GH 抵抗原因的个体中可以观察到正常的排卵和生育能力，GH 在妊娠时的作用尚不清楚[8]。

三、诊断

孕妇的 GHD 可发生于儿童期或成人期。无论哪种情况，GHD 在妊娠前通常已明确诊断，在妊娠期无须进一步诊断。随着妊娠的进展，GH-V 控制着 IGF-1 的分泌，这给妊娠期 GHD 的诊断带来了挑战。

循环中与 GH-N 同源的胎盘 GH 产生的干扰常导致 GH 检测值的假性升高或抑制[10]。

正常情况下，妊娠中晚期血清 IGF-1 水平升高，这也使 GHD 的诊断复杂化[5, 7]。

诊断孕妇 GHD 的激发试验在妊娠期进行可能不安全，亦无相关的医学文献报道。因此，GHD 的评估应推迟到产后。

如孕妇为成年后获得性 GHD，应除外其他垂体激素缺乏症，对于未评估和治疗者，则应进行评估和治疗。

四、治疗

几项研究证实，GH 替代治疗可改善闭经或月经失调，并可能改善 GHD 患者的生育能力。这包括 GHD 女性的排卵障碍在实施生长激素替代疗法（GH replacement therapy, GHRT）后得到改善并自然受孕[5, 11]。

妊娠期 GH-N 缺乏似乎不会影响胎盘分泌生长激素或 IGF-1。因此，妊娠期 GHRT 是否有作用不明确。

有临床证据表明，与成人期发病的 GHD 女性相比，儿童期发病者妊娠结局更差[5]。

（一）妊娠期重组人生长激素治疗的争议

受孕期和妊娠期的 GHRT 未得到任何主流

内分泌组织的推荐。然而，来自临床护理实践的数据显示，大多数女性在进行 GHRT 时妊娠，研究表明，超过 50% 的女性在妊娠期继续 GHRT 治疗 [5]。

2019 年，美国临床内分泌学协会（AACE）生长激素工作组（Growth Hormone Task Force）指出，一些研究支持在尝试生育治疗的同时使用重组人生长激素（recombinant human GH，rhGH），妊娠期继续使用 rhGH 似乎不会影响孕妇或胎儿的结局。得出的结论是，需要更多的证据，目前不能推荐在妊娠期常规使用 rhGH[12]。

维也纳的 KIMS 研究评估了大样本量 GHD 和垂体功能低下患者的妊娠情况，得出 GHRT 方案与妊娠结局没有关系的结论 [11]。

如果在妊娠期继续进行 GHD 治疗，则很难根据妊娠期的血清 IGF-1 来调整 rhGH 剂量，一般来说，孕前的剂量会持续至妊娠早期 [5, 13]。GHRT 仅用于妊娠早期。

妊娠期 GHRT 的不良反应可能会加剧，其中包括外周水肿、关节痛、腕管综合征、感觉异常和糖耐量受损 [5, 14]，极罕见情况下会出现黄斑水肿。

活动性恶性肿瘤是 rhGH 治疗的禁忌证。

（二）GH 和哺乳

- 大鼠实验表明，GH 和催乳素对母乳的合成和分泌具有协同作用。GH 似乎能维持高脂肪、高能量密度母乳的合成和分泌，这种作用是由 GH 直接作用于乳腺引起的。催乳素对乳腺组织和乳汁合成有着主要作用 [15]。
- 在人类中，对泌乳不足母亲的研究表明，GHRT 可以改善母乳量，而不会对母亲或其婴儿产生不良影响 [16, 17]。rhGH 治疗似乎对母乳成分没有影响，并且无论 rhGH 剂量如何，母乳中的 rhGH 和 IGF-1 水平仍然较低 [18]。

参考文献

[1] Molitch ME, Clemmons DR, Malozowski S, Merriam GR, Shalet SM, Vance ML; Endocrine Society's Clinical Guidelines Subcommittee, Stephens PA. Evaluation and treatment of adult growth hormone deficiency: an Endocrine Society Clinical Practice Guideline. J Clin Endocrinol Metab. 2006 May;91(5):1621–34.

[2] Bates AS, Van't Hoff W, Jones PJ, Clayton RN. The effect of hypopituitarism on life expectancy. J Clin Endocrinol Metab. 1996 Mar;81(3):1169–72.

[3] Stochholm K, Christiansen JS. The Epidemiology of Growth Hormone Deficiency [Internet]. SpringerLink. Humana Press; 1970 [cited 2020Sep11]. Available from: https://link.springer.com/ chapter/10.1007/978-1-60761- 317-6_8

[4] Stanley T. Diagnosis of growth hormone deficiency in childhood. Curr Opin Endocrinol Diabetes Obes. 2012 Feb;19(1):47–52.

[5] Vila G, Luger A. Growth hormone deficiency and pregnancy: any role for substitution? Minerva Endocrinol. 2018 Dec;43(4):451–57.

[6] Alsat E, Guibourdenche J, Couturier A, Evain-Brion D. Physiological role of human placental growth hormone. Mol Cell Endocrinol. 1998 May 25;140(1–2):121–27.

[7] Abucham J, Bronstein MD, Dias ML. Management of endocrine disease: acromegaly and pregnancy: a contemporary review. Eur J Endocrinol. 2017 Jul;177(1): R1–12.

[8] Laron Z. Prismatic cases: Laron syndrome (primary growth hormone resistance) from patient to laboratory to patient. J Clin Endocrinol Metab. 1995 May;80(5):1526–31.

[9] Latrech H, Polak M. Syndrome de Laron: aspects diagnostiques, thérapeutiques et pronostiques [Laron syndrome: Presentation, treatment and prognosis]. Presse Med. 2016 Jan;45(1):40–45. French.

[10] Obuobie K, Mullik V, Jones C, John R, Rees AE, Davies JS, Scanlon MF, Lazarus JH. McCune-Albright syndrome: growth hormone dynamics in pregnancy. J Clin Endocrinol Metab. 2001 Jun;86(6):2456–58.

[11] Vila G, Akerblad AC, Mattsson AF, Riedl M, Webb SM, Hána V, Nielsen EH, Biller BM, Luger A. Pregnancy outcomes in women with growth hormone deficiency. Fertil Steril. 2015 Nov;104(5):1210–7.e1.

[12] Yuen KCJ, Biller BMK, Radovick S, Carmichael JD, Jasim S, Pantalone KM, Hoffman AR. American association of clinical endocrinologists and American College of Endocrinology guidelines for management of growth hormone deficiency in adults and patients transitioning from pediatric to adult care. Endocr Pract. 2019 Nov; 25(11):1191–1232.

[13] Møller N, Jørgensen JO. Effects of growth hormone on glucose, lipid, and protein metabolism in human subjects. Endocr Rev. 2009 Apr;30(2):152–77.

[14] Holmes SJ, Shalet SM. Which adults develop side-effects of growth hormone replacement? Clin Endocrinol (Oxf). 1995 Aug;43(2):143–49.
[15] Flint DJ, Gardner M. Evidence that growth hormone stimulates milk synthesis by direct action on the mammary gland and that prolactin exerts effects on milk secretion by maintenance of mammary deoxyribonucleic acid content and tight junction status. Endocrinology. 1994 Sep;135(3):1119–24.
[16] Gunn AJ, Gunn TR, Rabone DL, Breier BH, Blum WF, Gluckman PD. Growth hormone increases breast milk volumes in mothers of preterm infants. Pediatrics. 1996 Aug;98(2Pt 1):279–82.
[17] Milsom SR, Rabone DL, Gunn AJ, Gluckman PD. Potential role for growth hormone in human lactation insufficiency. Horm Res. 1998 Sep;50(3):147–50.
[18] Milsom SR, Breier BH, Gallaher BW, Cox VA, Gunn AJ, Gluckman PD. Growth hormone stimulates galactopoiesis in healthy lactating women. Acta Endocrinol (Copenh). 1992 Oct;127(4):337–43.

第四节 高催乳素血症

Krystel Feghali Gayatri Jaiswal **著**
孙伟杰 **译** 刘石萍 **校**

要 点

- 催乳素水平和垂体体积在整个妊娠期常增加。因此，不建议在妊娠期监测催乳素水平。
- 对于已知患有催乳素瘤的孕妇，如果发现任何视力变化，应通过正式的视野检查来监测和评估。
- 对于妊娠前曾服用多巴胺受体激动药且磁共振成像提示肿瘤大小稳定的患者，通常建议在确认妊娠后停止多巴胺受体激动药治疗。
- 建议将多巴胺受体激动药作为妊娠期进展的催乳素瘤的一线治疗。对药物治疗缺乏反应且视觉症状恶化的腺瘤，可在妊娠中期进行经蝶手术治疗。

一、流行病学

催乳素瘤是源于垂体中促乳激素细胞的腺瘤，是最常见的功能性垂体瘤，占所有垂体腺瘤的 40%[1]。

催乳素瘤的发病率为（60～100）/100 万，女性中更多见，最高发病率为 23.9/10 万，最常见于 25—34 岁的女性。

女性催乳素瘤通常是＜1cm 的微腺瘤[1]。

微催乳素瘤在整个妊娠期多是良性过程，4.5% 的病例出现无症状生长，只有＜2% 的病例出现症状性生长[1]。

20%～30% 的大催乳素瘤患者妊娠期出现肿瘤的症状性生长，风险随肿瘤增大和鞍外扩展而增加[1]。

目前研究表明，在停用多巴胺受体激动药后，妊娠可导致 2/3 的患者高催乳素血症缓解，这可能是由于肿瘤自身梗死所致。以下为缓解率[1]。

- 非肿瘤性（特发性）高催乳素血症 76%～100%。
- 微催乳素瘤 66%～70%。
- 大催乳素瘤 64%～70%。

二、病理生理学

位于垂体前叶的促乳激素细胞分泌催乳素，催乳素是母乳产生和分泌的重要介质。

多巴胺抑制促乳激素细胞的生长和分泌[2]。

妊娠期催乳素水平和垂体体积增加，这是由雌激素刺激作用增强引起垂体的促乳激素细胞增生介导的[1]。

催乳素瘤的大小也会随着妊娠期雌激素水平的升高而增加[2]。

妊娠期催乳素水平可高达 400ng/ml[3]，催乳素的升高为乳腺泌乳做好准备[4]。

微催乳素瘤在妊娠期很少增大，患者通常无症状。

约 1/3 大催乳素瘤体积在妊娠期增大，可能与头痛、视神经和视交叉受压风险增加，以及视野症状有关。

三、诊断

大多数催乳素瘤为妊娠前诊断。

妊娠期催乳素水平可能不会随着肿瘤增大而升高[5]。此外，正常妊娠期催乳素水平预计会升高。鉴于这些原因，催乳素水平可能具有误导性，不建议在妊娠期测量血清催乳素。

一些专家建议，如果催乳素瘤患者的催乳素水平持续＜400ng/ml，则可放心。当催乳素水平升高＞400ng/ml 时，应行视野检查。

1. 视野测试

- 妊娠期不建议常规进行视野检查。
- 出现视觉症状的女性应进行视野检查。
- 对于垂体大腺瘤超越蝶鞍的女性，无论视觉症状如何，建议在妊娠前和妊娠期每 3 个月进行 1 次视野检查。

2. 影像学检查

- 建议在妊娠前行垂体 MRI 以记录肿瘤大小并作为基线。此后，妊娠期不需要常规 MRI 检查。
- 建议出现头痛和或视野异常（双颞偏盲）的孕妇行 MRI（不用钆）检查来评估腺瘤大小。

四、治疗

患有催乳素瘤的女性应就催乳素瘤的自然病史在妊娠前进行咨询，并制订在整个妊娠期进行监测的明确计划[4]。

肿瘤是否生长取决于妊娠前腺瘤的大小（微腺瘤为 3%～4.5%，大腺瘤为 20%～32%）[1, 6]。患有催乳素瘤，尤其是大腺瘤的女性，在妊娠期应密切监测。

应定期观察妊娠患者，并观察其是否出现新的或恶化的头痛和或视力变化[4]。

- 微腺瘤：建议每 3 个月随访 1 次。
- 大腺瘤：建议至少每 3 个月随访 1 次，较大腺瘤的随访频率更高。

如果由于明显的腺瘤生长并伴有视力损害而需要治疗，多巴胺受体激动药是催乳素瘤的一线治疗方案[2]，卡麦角林对高达 90% 的催乳素瘤有效，70%～80% 的催乳素瘤使用溴隐亭有效[7]。

溴隐亭拥有最大的安全性数据，妊娠期应用安全。然而，关于妊娠期使用卡麦角林的证据较少，到目前为止，没有证据表明它对发育中的胎儿产生有害影响[2]。

为了限制发育中胎儿暴露于多巴胺受体激动药的时间，建议在妊娠期尽可能缩短治疗时间。通常建议在确认妊娠后停用该药物。早期停用多巴胺受体激动药后，尚未发现会增加自然流产、异位妊娠、滋养细胞疾病、多胎妊娠或先天性畸形风险[8]。

如果患者在妊娠前曾接受过多巴胺受体激动药治疗，建议使用之前耐受的多巴胺受体激动药。

如果首选的溴隐亭无效，建议改用卡麦角林[9]。

如果药物治疗未能成功缓解视觉症状，建议妊娠中期行经蝶手术。若已达妊娠晚期，手术应尽可能推迟到产后[1]。

少数微腺瘤或鞍内大腺瘤患者可选择经蝶手术。与药物治疗相比，经蝶手术仅在 60% 的病例中可实现催乳素水平永久正常化，且与一些发病率和死亡率相关[2]。

母乳喂养注意事项

- 多巴胺受体激动药会影响催乳素分泌，从而影响泌乳。
- 妊娠期使用多巴胺受体激动药治疗后，应告知患者可能无法母乳喂养。
- 对于妊娠期需要多巴胺受体激动药治疗但希望母乳喂养的女性，应在产后停用多巴胺受体激动药之前进行 MRI 检查，以确认肿瘤无增长[1]。
- 如果需要，停止哺乳后可以恢复多巴胺受体激动药治疗。

参考文献

[1] Almalki MH, Alzahrani S, Alshahrani F, Alsherbeni S, Almoharib O, Aljohani N, et al. Managing Prolactinomas during Pregnancy. Front Endocrinol (Lausanne). 2015;6:85.
[2] Molitch ME. Endocrinology in Pregnancy: Management of the Pregnant Patient with a Prolactinoma. Eur J Endocrinol. 2015;172(5):R205–R213.
[3] Bronstein MD. Prolactinomas and Pregnancy. Pituitary. 2005;8(1):31–38.
[4] Melmed S, Casanueva FF, Hoffman AR, et al. Diagnosis and Treatment of Hyperprolactinemia: an Endocrine Society Clinical Practice Guideline. J Clin Endocrinol Metab. 2011;96(2):273–288.
[5] Divers WA Jr, Yen SS. Prolactin-Producing Microadenomas in Pregnancy. Obstet Gynecol. 1983;62(4):425–429.
[6] Gillam MP, Molitch ME, Lombardi G, Colao A. Advances in the Treatment of Prolactinomas. Endocr Rev. 2006;27(5):485–534.
[7] Maiter D. Management of Dopamine Agonist-Resistant Prolactinoma. Neuroendocrinology. 2019;109(1):42–50.
[8] Molitch ME. Prolactinoma in Pregnancy. Best Pract Res Clin Endocrinol Metab. 2011;25(6):885–896.
[9] Liu C, Tyrrell JB. Successful Treatment of a Large Macroprolactinoma with Cabergoline during Pregnancy. Pituitary. 2001;4(3):179–185.

第五节 鞍区无功能肿块

Oksana Symczyk 著
孙伟杰 译 刘石萍 校

要 点

- 颅咽管瘤是罕见的良性肿瘤，起源于 Rathke 囊的残余上皮细胞。
- Rathke 裂囊肿是由位于垂体前后叶之间的被覆上皮形成的鞍内囊肿。
- Rathke 裂囊肿通常较小，常在影像学上偶然发现。
- 妊娠期颅咽管瘤和 Rathke 裂囊肿除了激素异常［包括垂体功能减退和（或）尿崩症］外，还会出现头痛和视觉异常等临床症状。
- 对于伴有视神经压迫或垂体功能减退的颅咽管瘤，建议采用经蝶手术切除。
- 妊娠期 Rathke 裂囊肿通常不需要治疗，除非体积较大且伴有压迫症状和（或）垂体激素功能障碍。

一、颅咽管瘤

（一）流行病学

颅咽管瘤在普通人群中很少见，占所有脑肿瘤的 1%～3%[1]。

颅咽管瘤占 19 岁以下脑肿瘤患者的 5%～10%[1, 2]。

只有 9 例妊娠合并颅咽管瘤的病例报道，其中 1 例为疾病复发。

通过治疗，3 年的总生存率＞85%[2]。

（二）病理生理学

颅咽管瘤是发生在鞍上区的局限性上皮性肿瘤。

颅咽管瘤通常是良性的。然而，由于肿瘤位置的原因，常见垂体受压和激素功能障碍。此外，这些肿瘤可导致位于垂体上方的视交叉受压，导致视觉障碍。

临床上有 2 种不同的亚型[2, 3]

- 成釉质细胞型。

◇ 最常见的颅咽管瘤类型。
◇ 由β-catenin基因突变引起。

- 乳头型。

◇ 几乎只发生在成年人身上。
◇ 来自*BRAF*基因突变。

（三）诊断

1. 症状

出现头痛、视觉异常、烦渴多尿和（或）垂体前叶激素缺乏症的综合征应考虑本病的可能。

大多数症状与颅内压升高有关。

妊娠期肿瘤可能增大，导致视交叉受压，引起以下病变[4, 5]。

- 视野缺损。
- 视神经盘水肿。
- 视神经萎缩。

垂体受压通常会导致垂体前叶和后叶功能障碍，症状包括肾上腺功能不全、甲状腺功能减退症、性腺功能减退和尿崩症[6, 7]。

与视觉异常和低血压相关的突发性严重头痛表明垂体卒中，垂体出血是需要立即使用糖皮质激素治疗和神经外科会诊的急症（见第5章第九节）[8]。

生化检测可能会发现以下任何一种或全部激素的缺乏。

- 用于反映生长激素的IGF-1。
- TSH和FT_4。
- 早上8点钟血浆或血清皮质醇。
- 催乳素。

2. 影像学检查

钆增强MRI是诊断大多数鞍区肿块的首选检查，然而妊娠期禁用钆，在妊娠中期或晚期进行无钆MRI检查可能有助于诊断[9-19]。

- 影像学表现。

◇ 成釉质细胞型颅咽管瘤表现为分叶状囊性，通常伴有钙化，经常表现出局部侵犯。
◇ 乳头型颅咽管瘤是鞍上区边界清楚、实性为主或囊实性球性肿瘤。这种亚型通常发生在第三脑室。

- 头部CT可用于检测肿瘤钙化（颅咽管瘤中一种常见的表现），但不建议在妊娠期使用。

（四）治疗

对于出现视力障碍的孕妇，建议进行正式的视野检查。

手术是颅咽管瘤的推荐治疗方法，治疗目标是完全切除所有肿瘤细胞。

尽管颅咽管瘤是良性肿瘤，但如果未能彻底切除，有可能局部复发。

约50%的患者需多次手术控制肿瘤生长[20]。

手术方式取决于肿瘤的位置和大小，以及与其他结构如垂体、漏斗、鞍膈、第三脑室和视交叉的关系。

对于妊娠患者，当肿瘤位于鞍内区域时，经蝶窦入路是最安全的手术选择。如果经蝶窦入路不能完全切除肿瘤，产后可考虑经颅切除。

两种手术后最常见的并发症都是中枢性尿崩症，90%的患者会出现这种情况，60%～80%的患者呈永久性[21]。

对于评估手术困难或不能接受手术风险的孕妇，也可以考虑产后的放射治疗。

二、Rathke裂囊肿

（一）流行病学

- 据报道，Rathke裂囊肿偶然在4%～33%的尸检病例中发现[22]。
- 男女比例为1∶3。
- 通常为30—50岁。

（二）病理生理学

Rathke裂囊肿是蝶鞍的良性先天性病变。

它们来源于Rathke囊的胚胎残留，Rathke囊在胎龄的第24天出现。

- 随着Rathke囊向颅骨方向延伸，颅咽管形成；同时，漏斗部由间脑的神经上皮向下生长而形成。
- 妊娠3～5个月，Rathke囊前壁的细胞增殖形成垂体前叶。

- 漏斗部分化为正中隆起、垂体柄和垂体后叶。
- 颅咽管闭塞失败导致垂体前叶远侧部和垂体后叶神经部之间形成囊肿[23]。

（三）诊断

1. 症状

- 头痛、视力障碍、烦渴、多尿和（或）垂体前叶激素缺乏的症状等应考虑本病[24]。
- 大多数症状与颅内压升高有关。
- 妊娠期肿瘤可能增大，导致视交叉受压，引起以下病变[4, 5]。
  - ◇ 视野缺损。
  - ◇ 视神经盘水肿。
  - ◇ 视神经萎缩。
- 垂体受压通常会导致垂体前叶和后叶功能障碍，症状包括肾上腺功能不全、甲状腺功能减退、性腺功能减退和尿崩症[6, 7]。
- 虽然垂体卒中在 Rathke 裂囊肿中很少见，但已有一些病例报道。如果诊断出卒中，应立即应用糖皮质激素并进行神经外科会诊[24, 25]。

2. 实验室检查

生化测试可能会发现以下任何一种或所有激素的缺乏。

- 反映生长激素的 IGF-1。
- TSH 和 FT_4。
- 早上 8 点钟血浆或血清皮质醇。
- 催乳素。

3. 影像学检查

钆增强 MRI 是诊断大多数鞍区肿块的首选方法，但钆为妊娠期禁忌。在妊娠中期或晚期行无钆 MRI 检查可能有助于诊断[10-19, 23]。

- 影像学表现。
  - ◇ 鞍区中央边界清晰、呈球形或卵圆形的病变。
  - ◇ 轮廓光滑、无钙化或边缘强化的囊性病变。
  - ◇ 大小通常＜3mm。
  - ◇ 妊娠期体积可能增加，但通常保持稳定。

4. 确诊

囊肿壁活检，但妊娠期不常规进行。

（四）治疗

对于发现视觉异常的孕妇，建议进行视野检查。

Rathke 裂囊肿的治疗取决于症状。

- 不引起任何症状的小 Rathke 裂囊肿不需要治疗。
- 对于仅以头痛为表现的患者，建议对症保守治疗[26]。
- 较大、有症状的 Rathke 裂囊肿可能需要手术，其中包括引流和囊肿切除，通常经蝶入路，且最好在妊娠中期进行。

参考文献

[1] Bunin GR, Surawicz TS, Witman PA, Preston-Martin S, Davis F, Bruner JM. The descriptive epidemiology of craniopharyngioma. J Neurosurg. 1998;89(4):547–51.

[2] Zacharia BE, Bruce SS, Goldstein H, Malone HR, Neugut AI, Bruce JN. Incidence,treatment and survival of patients with craniopharyngioma in the surveillance, epidemiology and end results program. Neuro Oncol. 2012;14(8):1070–78.

[3] Müller HL, Merchant TE, Warmuth-Metz M, Martinez-Barbera JP, Puget S. Craniopharyngioma. Nat Rev Dis Primers. 2019;5(1):75.

[4] Aydin Y, Can SM, Gŭlkilik A, Tŭrkmenoglu O, Alatli C, Ziyal I. Rapid enlargement and recurrence of a preexisting intrasellar craniopharyngioma during the course of two pregnancies. Case report. J Neurosurg. 1999;91(2):322–24.

[5] Maniker AH, Krieger AJ. Rapid recurrence of craniopharyngioma during pregnancy with recovery of vision: A case report. Surg Neurol. 1996;45(4):324–27.

[6] van der Wildt B, Drayer JI, Eskes TK. Diabetes insipidus in pregnancy as a first sign of a craniopharyngioma. Eur J Obstet Gynecol Reprod Biol. 1980;10(4):269–74.

[7] Hiett AK, Barton JR. Diabetes insipidus associated with craniopharyngioma in pregnancy. Int J Gynaecol Obstet. 1991;35(4):378–78.

[8] Zoia C, Cattalani A, Turpini E, Custodi VM, Benazzo M,

Pagella F, et al. Haemorrhagic presentation of a craniopharyngioma in a pregnant woman. Case Rep Neurol Med. 2014;2014:435208.
[9] Jain C. ACOG committee opinion no. 723: Guidelines for diagnostic imaging during pregnancy and lactation. Obstet Gynecol. 2019;133(1):186.
[10] Acr.org. [cited 2021 Apr 9]. Available from: https://www.acr.org/-/media/ACR/Files/Radiology-Safety/MR-Safety/Manual-on-MR-Safety.pdf
[11] Amin R, Darrah T, Wang H, Amin S. Editor's highlight: In utero exposure to gadolinium and adverse neonatal outcomes in premature infants. Toxicol Sci. 2017;156(2):520–26.
[12] Bird ST, Gelperin K, Sahin L, Bleich KB, Fazio-Eynullayeva E, Woods C, et al. Firsttrimester exposure to gadolinium-based contrast agents: A utilization study of 4.6 million U.S. pregnancies. Radiology. 2019;293(1):193–200.
[13] Chartier AL, Bouvier MJ, McPherson DR, Stepenosky JE, Taysom DA, Marks RM. The safety of maternal and fetal MRI at 3 T. AJR Am J Roentgenol. 2019;213(5):1170–73.
[14] Kallmes DF, Watson RE Jr. Gadolinium administration in undetected pregnancy: Cause for alarm? Radiology. 2019;293(1):201–2.
[15] Mervak BM, Altun E, McGinty KA, Hyslop WB, Semelka RC, Burke LM. MRI in pregnancy: Indications and practical considerations: MRI in pregnancy. J Magn Reson Imaging. 2019;49(3):621–31.
[16] Murata N, Gonzalez-Cuyar LF, Murata K, Fligner C, Dills R, Hippe D, et al. Macrocyclic and other non-Group 1 gadolinium contrast agents deposit low levels of gadolinium in brain and bone tissue:Preliminary results from 9 patients with normal renal function. Invest Radiol. 2016;51(7):447–53.
[17] Patenaude Y, Pugash D, Lim K, Morin L, Lim K, Bly S, et al. The use of magnetic resonance imaging in the obstetric patient. J Obstet Gynaecol Can. 2014;36(4):349–55.
[18] Ray JG, Vermeulen MJ, Bharatha A, Montanera WJ, Park AL. Association between MRI exposure during pregnancy and fetal and childhood outcomes. JAMA. 2016;316(9):952.
[19] Rogosnitzky M, Branch S. Gadoliniumbased contrast agent toxicity: A review of known and proposed mechanisms. Biometals. 2016;29(3):365–76.
[20] Mortini P, Losa M, Pozzobon G, Barzaghi R, Riva M, Acerno S, et al. Neurosurgical treatment of craniopharyngioma in adults and children: Early and long-term results in a large case series: Clinical article. J Neurosurg. 2011;114(5):1350–59.
[21] Gleeson H, Amin R, Maghnie M. "Do no harm": Management of craniopharyngioma. Eur J Endocrinol. 2008;159(Suppl 1):95–99.
[22] Teramoto A, Hirakawa K, Sanno N, Osamura Y. Incidental pituitary lesions in 1,000 unselected autopsy specimens. Radiology. 1994;193(1):161–64.
[23] Larkin S, Ansorge O. Development and microscopic anatomy of the pituitary gland. In: Feingold KR, Anawalt B, Boyce A, Chrousos G, de Herder WW, Dhatariya K, et al., editors. Endotext. South Dartmouth, MA: MDText.com; 2017.
[24] Kim E. Symptomatic Rathke cleft cyst: Clinical features and surgical outcomes. World Neurosurg. 2012;78(5):527–34.
[25] Martinez Santos J, Hannay M, Olar A, Eskandari R. Rathke's cleft cyst apoplexy in two teenage sisters. Pediatr Neurosurg. 2019;54(6):428–35.
[26] Amhaz HH, Chamoun RB, Waguespack SG, Shah K, McCutcheon IE. Spontaneous involution of Rathke cleft cysts: Is it rare or just underreported?: Report of 9 cases. J Neurosurg. 2010;112(6):1327–32.

第六节 垂体浸润性和炎症性疾病

Oksana Symczyk 著
孙伟杰 译 张淙越 校

要 点

- 垂体炎是一种垂体浸润性或炎症性疾病，可导致垂体前叶和后叶激素缺乏。
- 垂体炎的症状和体征包括头痛、视野障碍和脑神经麻痹。
- 淋巴细胞性垂体炎可在妊娠期和分娩后早期发生。
- 妊娠期垂体炎的治疗包括甲状腺激素和糖皮质激素替代治疗。高剂量的类固醇治疗仅适用于严重头痛或视觉缺陷的患者。

一、流行病学

淋巴细胞性垂体炎很少见，发病率约为1/900万[1]。

淋巴细胞性垂体炎是最常见的原发性浸润性垂体炎，女性多于男性，比例为3∶1[2,3]。

妊娠合并淋巴细胞性垂体炎患者多半在妊娠期诊断，通常是在妊娠的最后数月或产后的头几个月[3-8]。

尽管肉芽肿性垂体炎和黄瘤病性垂体炎在女性中的发生频率更高，但这两种类型都与妊娠无关[9-11]。

IgG4相关（浆细胞性）垂体炎在男性中更常见。它往往发生于高龄人群，与妊娠无明确相关性[12]。

二、病理生理学

1. 垂体浸润和炎症可能的主要或继发原因

- 淋巴细胞浸润。
- 巨细胞和组织细胞的肉芽肿浸润。
  - ◇ 与肺结核、结节病、肉芽肿伴多血管炎、药物（如利巴韦林和α干扰素）等有关。
- 泡沫样组织细胞引起的黄瘤病性垂体炎。
- 浆细胞浸润。
- 其他。
  - ◇ 血色素沉着症引起的铁沉积。
  - ◇ 包括生殖细胞肿瘤在内的肿瘤。
  - ◇ CTLA-4或PD-1免疫治疗。
  - ◇ 感染（包括真菌感染或梅毒）。

2. 亚型分类取决于所涉及的垂体节段

- 垂体前叶：淋巴细胞性腺垂体炎（lymphocytic adenohypophysitis，LAH）。
- 垂体后叶：淋巴细胞性漏斗性神经垂体炎（lymphocytic infundibular neurohypophysitis，LINH）。
- 混合性：淋巴细胞性漏斗性全垂体炎（lymphocytic infundibular panhypophysitis，LPH）。

3. 垂体炎导致腺垂体破坏，并伴有不同程度的垂体激素缺乏。

4. 浸润和炎症引起垂体增大可致的表现[3]

- 头痛。
- 视野缺损。
- 第Ⅲ、Ⅳ、Ⅵ对脑神经麻痹。
- 颈动脉闭塞非常罕见。

5. 淋巴细胞性垂体炎

- 最常见的原发性垂体炎。
- 一种免疫介导的疾病，其特征是淋巴细胞（主要是T细胞）浸润垂体。
- 通常与其他自身免疫性疾病相关，如系统性红斑狼疮、Sjögren综合征、桥本甲状腺炎和Addison病[2,8,13]。
- 没有对胎儿或妊娠结局不良影响的报道[14]。

三、诊断

典型表现包括垂体功能减退症状和（或）肿块性病变症状，如头痛和视野障碍。

与肿块性病变相比，浸润性垂体病变更容易导致尿崩症。如果出现过度口渴和排尿明显超过妊娠期经常出现的症状，则应怀疑尿崩症。

实验室检查可能会发现以下任何一种或所有激素的缺乏。

- 用于反映生长激素的IGF-1。
- TSH和FT_4。
- 上午8点钟血浆或血清皮质醇。
- 催乳素。

（一）影像学检查

- 无钆MRI是评估妊娠期蝶鞍的首选成像方式。
- 影像学表现[2,15]。
  - ◇ 垂体柄增厚，无偏移。
  - ◇ 对称性垂体增强。
  - ◇ 神经垂体“亮点”缺失。

（二）确诊

- 垂体活检，尽管在妊娠期不是常规检查。

四、治疗

对于出现视觉异常或影像学显示病灶靠近视

交叉的孕妇，建议进行正式视野检查。

建议在妊娠期进行保守治疗。

如果存在肾上腺功能不全和甲状腺功能减退症，应分别使用糖皮质激素和左甲状腺素治疗。

如果视力逐渐恶化、肿块压迫或神经损伤，则开始服用大剂量类固醇[16]。一些中心使用泼尼松 60mg/d 或地塞米松 8～10mg/d。由于证据有限，在治疗剂量或治疗时间上没有共识[17]。

在症状严重的难治性病例中，可以考虑进行减瘤手术，但没有关于妊娠期垂体炎手术治疗的可靠证据[3]。

参考文献

[1] Diego E, et al. A case report of lymphocytic hypophysitis related to pregnancy. Open J Endocr Metab Dis. 2015; 5(12):1–6.

[2] Bellastella A, Bizzarro A, Coronella C, Bellastella G, Sinisi AA, De Bellis A. Lymphocytic hypophysitis: A rare or underestimated disease? Eur J Endocrinol. 2003;149(5):363–76.

[3] Faje A. Hypophysitis: Evaluation and management. Clin Diabetes Endocrinol. 2016;2(15):1–8.

[4] Beressi N, Beressi JP, Cohen R, Modigliani E. Lymphocytic hypophysitis. A review References 133 of 145 cases. Ann Med Interne (Paris). 1999;150(4):327–41.

[5] Kidd D, Wilson P, Unwin B, Dorward N. Lymphocytic hypophysitis presenting early in pregnancy. J Neurol. 2003;250(11): 1385–87.

[6] Hashimoto K, Takao T, Makino S. Lymphocytic adenohypophysitis and lymphocytic infundibuloneur-ohypophysitis. Endocr J. 1997;44(1):1–10.

[7] Caturegli P, Lupi I, Landek-Salgado M, Kimura H, Rose NR. Pituitary autoimmunity:30 years later. Autoimmun Rev. 2008;7(8):631–37.

[8] Caturegli P, Newschaffer C, Olivi A, Pomper MG, Burger PC, Rose NR. Autoimmune hypophysitis. Endocr Rev. 2005;26:599–614.

[9] Hunn BHM, Martin WG, Simpson S Jr, Mclean CA. Idiopathic granulomatous hypophysitis: A systematic review of 82 cases in the literature. Pituitary. 2014;17(4):357–65.

[10] Folkerth RD, Price DL Jr, Schwartz M, Black PM, De Girolami U. Xanthomatous hypophysitis. Am J Surg Pathol. 1998;22(6):736–41.

[11] Hanna B, Li YM, Beutler T, Goyal P, Hall WA. Xanthomatous hypophysitis. J Clin Neurosci. 2015;22(7):1091–97.

[12] Shimatsu A, Oki Y, Fujisawa I, Sano T. Pituitary and stalk lesions (infundibulo-hypophysitis) associated with immunoglobulin G4-related systemic disease: An emerging clinical entity. Endocr J. 2009;56(9):1033–41.

[13] Landek-Salgado MA, Gutenberg A, Lupi I, Kimura H, Mariotti S, Rose NR, et al. Pregnancy, postpartum autoimmune thyroiditis, and autoimmune hypophysitis: Intimate relationships. Autoimmun Rev. 2010;9(3):153–57.

[14] Biswas M, Thackare H, Jones MK, Bowen-Simpkins P. Lymphocytic hypophysitis and headache in pregnancy. BJOG. 2002;109(10):1184–86.

[15] Sato N, Sze G, Endo K. Hypophysitis: Endocrinologic and dynamic MR findings. AJNR Am J Neuroradiol. 1998;19(3):439–44.

[16] Reusch JE-B, Kleinschmidt-DeMasters BK, Lillehei KO, Rappe D, Gutierrez-Hartmann A. Preoperative diagnosis of lymphocytic hypophysitis (adenohypophysitis) unresponsive to short course dexamethasone: Case report. Neurosurgery. 1992;30(2):268–71.

[17] Funazaki S, Yamada H, Hara K, Ishikawa S-E. Spontaneous pregnancy after full recovery from hypopituitarism caused by lymphocytic hypophysitis. Endocrinol Diabetes Metab Case Rep [Internet]. 2018. Available from: http://dx.doi.org/10.1530/edm-18-0081

第七节 尿崩症

Adnan Haider 著
孙伟杰 译 张淙越 校

要 点

- 妊娠前或妊娠期可出现中枢性和肾性尿崩症。
- 妊娠期尿崩症是妊娠期特有的疾病，在分娩后消失。
- 妊娠期血浆钠和渗透压水平降低。
- 妊娠期抗利尿激素释放的阈值降低。
- 妊娠期和哺乳期使用去氨加压素是安全的。

一、流行病学

妊娠期尿崩症（diabetes insipidus，DI）的患病率约为（2～4）/10 万[1-4]，其中包括中枢性、肾性或妊娠期 DI。

由于人们对 DI 的认识增加，其发病率可能会增加[1,5]。

妊娠期 DI 通常是自限性的，不增加母婴严重病率或死亡风险。此外，妊娠期 DI 可能是肝功能异常的首发表现，并可能与子痫前期有关。

二、病理生理学

抗利尿激素（anti-diuretic hormone，ADH）在视上核和室旁核中产生，并沿着垂体柄向下输送到垂体后叶储存。

ADH 由垂体后叶分泌，在垂体前叶渗透压感受器感受到血浆渗透压增加，以及颈动脉分叉处压力感受器检测到循环容量减少之后的反应[5]。

（一）妊娠期的生理变化

- 妊娠期渗透压调节系统的调定点下降使 ADH 分泌阈值降低，产生增加；然而由于胎盘产生的血管升压素酶分解 ADH，循环中 ADH 水平与非妊娠状态相似（见下文）[6]。
- hCG 引起口渴阈值降低[7,8]，导致血浆钠浓度降低约 5mEq/L，血浆渗透压降低约 10mOsm/kg[9]。
- 胎盘分泌血管升压素酶可使 ADH 失活，导致 ADH 半衰期显著缩短，清除率提高了 4 倍[10]。
- 在正常妊娠期，下丘脑核区产生的 ADH 增加了 4 倍。ADH 的增加抵消了妊娠期由于容量增加、GFR 和 ADH 清除率的增加而发生的多尿症。
- 血管升压素酶的浓度随胎盘重量成比例增加。血管升压素酶最初在妊娠 10 周可测出，并在妊娠晚期达峰值，增加 300 倍[11]。
- 分娩后血管升压素酶水平下降，每天下降 25%[12]。

DI 是激素和化学异常的结果，导致产生大量稀释（低渗）的尿液（多尿）。

DI 可在妊娠前或妊娠期发生。在某些情况下，先前存在的无症状 DI 可能在妊娠期表现出症状。

ADH 通过限制自由水的排出来维持正常的血浆渗透压。

下丘脑产生 ADH 的不足或垂体释放 ADH 的障碍导致中枢性 DI，因为自由水以不受控制的方式排泄到尿液中。

尽管下丘脑和垂体功能完整，ADH 的产生和释放正常，如果肾脏对 ADH 的作用无反应，仍可能发生肾性 DI。

妊娠期 DI 是由于胎盘产生的血管升压素酶导致 ADH 代谢加快和短暂缺乏而引起。血管升压素酶由肝脏代谢，因此已知肝功能不全或有肝功能不全风险的女性应监测妊娠期 DI 的发展。相反，诊断为妊娠期 DI 的女性应评估潜在的肝功能障碍[13]。妊娠期 DI 进展的其他危险因素包括子痫前期、HELLP 综合征和双胎妊娠[14]。

如果患者不能饮用足够的水来弥补肾脏失水，血液会变得高渗并出现高钠血症。

关于妊娠期烦渴多尿综合征的特征总结，见表 5-1。

三、诊断

（一）诊断 DI 的第一步是确定多尿

- 收集患者随意饮食时的 24h 尿液。
- 注释：无糖尿情况下的尿量＞50ml/（kg・d）或＞3L/d。
- 多尿症也可继发于糖尿病的高血糖引起，因此应除外糖尿病。

（二）其他实验室检查

- 血清钠≥140mEq/L。
- 血清渗透压≥280mOsm/kg。
- 尿渗透压＜300mOsm/kg。

血清 ADH 的测定几乎没有用处，因为胎盘血管升压素酶会导致 ADH 浓度低至无法测量。和肽素是 ADH 的前体激素，其浓度与 ADH 相似，但对血管升压素酶的作用不敏感。因此，尽管缺乏证据，但测定和肽素可能有助于区分中枢性 DI 和妊娠期 DI[6, 15]。

（三）限水试验

- 虽然使用限水试验进行动态检测对非妊娠患者的 DI 诊断至关重要，但由于高钠血症和子宫胎盘功能不全的风险增加，该方法在妊娠期应受到限制[6, 9]。
- 限水动态测试（如果需要）。
    - ◇ 在医院进行密切的母体和胎儿监护。
    - ◇ 确认多尿必须采集 24h 尿液。
    - ◇ 如果血清钠＞143mEq/L，不再限水，并经鼻内给予 10μg 或皮下 / 静脉滴注 4μg 去氨加压素（desmopressin，DDAVP）。
    - ◇ 如果血清钠正常，则继续限水。
        - › 一旦实验室检查显示轻度高渗透压（血

表 5-1　妊娠期和产后即刻烦渴 - 多尿综合征的特征

分　类	原发性烦渴症	妊娠期 DI	中枢性 DI	肾性 DI
病理生理	习惯性水中毒	胎盘血管升压素酶介导的 ADH 清除增加	ADH 分泌储备减少	ADH 肾抵抗
潜在原因或关联	以前未确诊的精神分裂症、焦虑症	可能与子痫前期或肝脏异常有关	浸润性进展、神经外科手术史、特发性	低钾血症、高钙血症、锂中毒、遗传基因突变
分娩后消失	否	是	否	否
下次妊娠复发	可能	否	是 *	是
管理	转诊精神科	对 DDAVP 敏感	对 DDAVP 敏感	对 DDAVP 无反应，渴饮，分娩后考虑服用噻嗪类利尿药或非甾体抗炎药

*. 淋巴细胞性垂体炎预计不会在下次妊娠中复发

DI. 尿崩症；ADH. 抗利尿激素；DDAVP. 去氨加压素

清钠 143～146mEq/L 或血浆渗透压 290～295mOsm/kg），测量尿液渗透压。
 › 然后鼻内给予 10μg 或皮下 / 静脉滴注 4μg DDAVP。
- ◇ 每 30 分钟测量 1 次尿渗透压和尿量，持续 2h。
- ◇ 注释：尿液渗透压增加到 300mOsm/kg 以上可见于妊娠期或中枢性 DI。

四、治疗

（一）中枢性或妊娠期尿崩症

- 中枢性和妊娠期 DI 均可使用 DDAVP 治疗。
- DDAVP。
  - ◇ 抗血管升压素酶的血管升压素类似物。
  - ◇ 妊娠期药物分类为 B 类。
  - ◇ 选择性激活非升压作用的 V2 受体，从而避免刺激血压或子宫收缩[16, 17]。
  - ◇ 半衰期 12h。
  - ◇ 可经鼻内、口服、静脉、肌内或皮下给药。
    - › 肠外 DDAVP 的药效是鼻内制剂的 10 倍，是口服制剂的 100 倍（表 5-2）。
  - ◇ 起始剂量：经鼻给予 10μg 或睡前口服 0.05mg DDAVP。
  - ◇ 可以滴定调节给药量以缓解多尿症，并维持正常妊娠血清钠水平 133～140mEq/L。
- 如果患者出现高钠血症，通过口服或静脉补充自由水来纠正。

（二）肾性 DI

- DDAVP 无效，因为存在肾脏 ADH 抵抗。
- 鼓励饮水解渴，以避免出现高钠血症。
- NSAID 和噻嗪类利尿药已用于非妊娠患者，但不推荐用于妊娠期[18]。

表 5-2 DDAVP 换算表

皮下或肌内	鼻 内	口 服
1μg	10μg	100μg（或 0.1mg）

DDVAP. 去氨加压素

参考文献

[1] Hime MC, Richardson JA. Diabetes insipidus and pregnancy. Case report, incidence and review of literature. Obstet Gynecol Surv. 1978; 33: 375–379.
[2] Chanson P, Salenave S. Diabetes insipidus and pregnancy. Ann Endocrinol (Paris). 2016; 77(2): 135–138.
[3] Kondo T, Nakamura M, Kitano S, et al. The clinical course and pathophysiological investigation of adolescent gestational diabetes insipidus: A case report. BMC Endocr Disord. 2018; 18(1): 4.
[4] Quigley J, Shelton C, Issa B, Sripada S. Diabetes insipidus in pregnancy. Obstet Gynecol. 2018; 20: 41–48.
[5] Robertson GL. Physiology of ADH secretion. Kidney Int suppl. 1987; 21: S20–S26.
[6] Bichard LK, Torpy DJ. Diabetes insipidus complicating apoplexy during pregnancy: The potential use of copeptin. Intern Med J. 2020; 50(7): 877–879.
[7] Davison JM, Sheils EA, Philips PR. Serial evaluation of vasopressin release and thirst in human pregnancy. Role of HCG in the osmoregulatory changes of gestation. J Clin Invest. 1988; 81: 798–806.
[8] Lindheimer MD, Barron WM, Davidson JM. Osmoregulation of thirst and vasopressin release in pregnancy. Am J Physiology. 1989; 257: F159–F169.
[9] Lindheimer MD. Polyuria and pregnancy: Its cause, its danger. Obstet Gynecol. 2005; 105: 1171–1172.
[10] Durr JA, Hoggard JG, Hunt JM, Schrier RW. Diabetes insipidus in pregnancy associated with abnormally high vasopressinase activity. N Engl J Med. 1987; 316; 1070–1074.
[11] Davison JM, Sheills EA, Philips PR. Barron WM, Lindheimer MD. Metabolic clearance of vasopressinase in human pregnancy. Am J physiol. 1993; 264: F348–F353.
[12] Page EW. The value of plasma pitocinase determinations in obstetrics. Am J Obstet Gynecol. 1946; 52: 1014–1022.

[13] Marques P, Gunawardana K, Grossman A. Transient diabetes insipidus in pregnancy. Endocrinol Diabetes Metab Case Rep. 2015; 2015: 150078.
[14] Gambito R, Chan M, Sheta M, et al. Gestational diabetes insipidus associated with HELLP syndrome: A case report. Case Rep Nephrol. 2012; 2012: 640365.
[15] Refardt J, Christ-Crain M. Copeptin-based diagnosis of diabetes insipidus. Swiss Med Wkly. 2020; 150: w20237.
[16] Ananthakrishnan S. Diabetes insipidus in pregnancy: Etiology, evaluation and management. Endo Prac. 2009; 15(4): 377–381.
[17] Ray JG. DDAVP use during pregnancy: An analysis of its safety for mother and child. Obstet Gynecol. 1998; 53: 450–455.
[18] Hague WM. Diabetes insipidus in pregnancy. Obstet Med. 2009 Dec; 2(4): 138–141.

第八节　妊娠期低钠血症

Anthony Parravani　Bethany Pellegrino　著
孙伟杰　译　　张淙越　校

要　点

- 轻度、正常容量性低钠血症在妊娠期常见，继发于抗利尿激素释放与刺激口渴的渗透压调定点的重置。
- 抗利尿激素不适当分泌综合征可发生在妊娠期，通常与低血容量、恶心和疼痛等非渗透性刺激有关，促进抗利尿激素的释放。
- 过量饮水可能是产程中低钠血症最常见的原因。
- 为了预防严重的症状性低钠血症，需要合理使用口服和静脉低渗液体，使用缩宫素期间严密监测钠水平，纠正导致抗利尿激素释放的潜在非渗透性刺激。
- 避免过快纠正低钠血症以预防严重并发症（如渗透性脱髓鞘综合征，曾被称为脑桥中央髓鞘溶解症）。

一、流行病学

目前没有妊娠期轻度低钠血症的发病率数据，普遍认为这种情况常见且为良性[1]。

严重的低钠血症［见抗利尿激素不适当分泌综合征（syndrome of inappropriate ADH，SIADH）］极罕见[2]，与子痫前期相关的 SIADH 病例报道相对罕见[3]。

二、病理生理学

非妊娠状态，维持血清渗透压和钠含量。

在非妊娠条件下，血浆渗透压保持在 275～295mOsm/L 的狭窄范围内。

血浆渗透压的任何变化都由渗透压感受器感应到并做出反应。

- 血浆渗透压增加 1%～2% 会导致垂体后叶释放 ADH，ADH 作用于肾脏集合管基底外侧膜上的精氨酸血管升压素受体 2（AVPR2）。这导致水通道蛋白 2 的上调和肾脏对水的吸收增加。
- 血浆渗透压的增加也会刺激下丘脑的口渴中枢，促使摄入水以帮助纠正高渗状态[4]。

妊娠状态

轻度低钠血症在妊娠期很常见。

从妊娠早期开始，到妊娠第 12 周稳定下来，血浆渗透压降低约 10mOsm/L，钠降低约 5mmol/L，这些改变在分娩后恢复[5, 6]。

肾脏对 ADH 的反应与非妊娠期相当，但是，妊娠期最大肾脏排水能力约为妊娠前的 1/3[7]。

- 这种状态以增加 ADH 需要更低的血浆渗透压为特征，有时称为重置渗透压调定点。
- 这些变化是由胎儿－胎盘单位介导的。

血管变化

- 妊娠期动脉相对充盈不足导致轻度低钠血症。
- 妊娠期雌激素和松弛素水平升高导致全身血管舒张。
- 心输出量的增加，以及肾素－血管紧张素和交感神经系统的激活可以抵消上述变化，但其综合效应是动脉血压的整体下降。
- 这引起非渗透性刺激及口渴刺激促使 ADH 释放[1]。

血管升压素酶

- 妊娠期随着导致 ADH 释放的多种因素的增加，ADH 的代谢发生显著变化。
- ADH 的代谢由血管升压素酶介导，血管升压素酶是胎盘滋养层细胞产生的一种氨肽酶，具有降解 ADH 的功能。
- 血管升压素酶的过度产生与妊娠相关的尿崩症有关，其中 ADH 的清除导致自由水的过度丢失、多尿和高钠血症（见第 5 章第七节）[8, 9]。

SIADH

- ADH 释放的不适当渗透性触发是 SIADH 的特征。
- 在这种情况下，ADH 的释放会导致过多的水潴留。
- 水潴留过多又与压力性利钠有关，导致自由水潴留和钠流失。
- 妊娠期与 SIADH 相关的非渗透性诱因是疼痛、恶心和恐惧。
- 当患者接受低渗液体时，血清钠水平会显著下降，无法排出自由水。
- 文献中有数例子痫前期患者出现 SIADH 的病例报道，但尚不完全清楚发生这种情况的原因。SIADH 和子痫前期低有效循环容量的联合作用可能导致上述严重低钠血症[1, 9, 10]。

妊娠期严重低钠血症的其他原因

- 烦渴可能会导致孕妇出现低钠血症，尤其是在围分娩期。
  - ◇ 由于压力或社会因素而增加的自由水摄入量可能会超过肾脏排泄水负荷的能力。
- 由于疼痛或恶心导致 ADH 释放增加和自由水过量摄入的联合作用可能导致孕妇严重低钠血症。
- 目前认为，产程中的低钠血症主要与过度饮水有关[2]。
- 使用缩宫素。
  - ◇ 缩宫素是一种由垂体后叶储存和释放的激素，其分子结构类似于 ADH。
  - ◇ 缩宫素的作用类似于 ADH，可促进肾脏对水的重吸收。
  - ◇ 产程中使用缩宫素以刺激子宫收缩，再加上低渗液体的使用，可导致严重的低钠血症。
    - › 目前的建议是在密切监测钠水平的情况下，将缩宫素注入乳酸林格液或生理盐水中，以预防严重低钠血症[2]。

三、诊断

（一）症状和体征

1. 取决于低钠血症的严重程度和持续时间

- 血钠 130～135mEq/L：一般无症状。
- 血钠＜130mEq/L：头痛、恶心、头晕、嗜睡、癫痫和昏迷。
- 症状通常不明显、非特异性，可能与子痫前期或分娩有关，因此及时考虑到才能有效识别[2, 3]。

2. 与严重低钠血症有关的因素

- 妊娠风险：子痫前期。
- 胎儿风险：羊水过少、羊水过多、胎儿生长受限和惊厥[3]。

妊娠期轻度低钠血症（血清钠≥130mEq/L），除非患者有症状，否则无须进一步检查。

对于更严重的低钠血症，检查与非妊娠患者相似。

- 评估容量状态，判断是低容、等容还是高容[1, 3]。
- 测量血清渗透压以排除假性低钠血症或高渗

低钠血症。

- 测量尿渗透压和随机尿钠，以判断是否为低渗透性低钠血症。
  - ◇ 评估患者使用的药物。
  - ◇ 评估患者的肾功能和 GFR。
  - ◇ 评估未诊断或未经治疗的肾上腺功能不全或甲状腺功能减退症。

（二）实验室检查

1. 重置渗透压调定点

- 低血清渗透压。
- 低尿渗透压。
- 尿钠水平表现多样。

2. SIADH

- 正常容量性低血清渗透压。
- 尽管存在低血清渗透压，但由于 ADH 分泌，尿液渗透压＞100mOsm/L。
- 尿钠＞40mmol/L，表明压力性利钠。

注：通常不依靠血浆 ADH 水平，因为临床上很难测量，尿液渗透压可作为 ADH 释放的替代指标[3,7]。

四、治疗

重置渗透压调定点导致妊娠期轻度低钠血症。

- 无须治疗。
- 液体限制和盐补充不太可能纠正钠水平，因为潜在因素是 ADH 释放调定点的变化。

（一）SIADH

- 需要密切监测以避免过度纠正。
- 液体限制和盐补充是无症状患者的基础治疗[5]。
- 对于有症状的严重低钠血症，有必要积极补充 3% 盐水[3]。
- 用于治疗低钠血症的血管升压素拮抗药（Vaptans）尚无妊娠期相关研究，但动物研究证据显示胎儿受影响的风险较低[9]。

（二）烦渴

- 限制自由水应是一种适当的治疗方法[2]。

（三）缩宫素

- 在使用缩宫素期间，监测血清钠水平。
- 在注射缩宫素时避免使用低渗液体[2]。

（四）治疗低钠血症应避免速度过快

- 目标是在 24h 内，血清钠浓度升高不超过 8～10mmol/L。
- 快速过度矫正可导致致命的渗透性脱髓鞘综合征（脑桥中央髓鞘溶解症）[3,4]。

参考文献

[1] Pazhayattil GS, Rastegar A, Brewster UC. Approach to the Diagnosis and Treatment of Hyponatremia in Pregnancy. Am J Kidney Dis. 2015; 65(4):623–627.

[2] Jellema J, Balt J, Broeze K, Scheele F, Weijmer M. Hyponatremia during Pregnancy. Internet J Gynecol Obstet. 2008; 12(1):1–6.

[3] Traill C, Halpern SH. Syndrome of Inappropriate Antidiuretic Hormone. In: Mankowitz S. (ed.) Consults on Obstetric Anesthesiology. Springer, Cham. 2018: 569–570.

[4] Rose BD. New Approach to Disturbances in the Plasma Sodium Concentration. Am J Med. 1986; 81(6):1033–1040.

[5] Feder J, Gomez JM, Serra-Aguirre F, Musso CG. Reset Osmostat. Indian J Nephrol. 2019; 29(4):232–234.

[6] Sutton AL, Schonnholzer K, Kassen BO. Transient Syndrome of Inappropriate Hormone Secretion During Pregnancy. Am J Kidney Dis. 1993; 21(4):444–445.

[7] Moen V, Brudin L, Rundgren M, Irestedt L. Hyponatremia Complicating Labour—rare or unrecognized? A prospective observational study. BJOG. 2009; 116:552–561.

[8] Kondo T, Nakamura M, Kitano S, et al. The Clinical Course and Pathophysiological Investigation of Adolescent Gestational Diabetes Insipidus: A Case Report. BMC Endocr Disord. 2018; 18(4):1–8.

[9] Marques P, Gunnawardana K, Grossman A. Transient Diabetes Insipidus. Endocrinol Diabetes Metab Case Rep. 2015; 2015:150078.

[10] Sardidogan E, Kirbas A, Elmas B, Caglar T. The Role of Hyponatremia in Preeclampsia. Medicine Science. 2017; 6(3):592–597.

第九节 垂体急症之希恩综合征和垂体卒中

Jessica Perini Nadia Barghouthi Gayatri Jaiswal 著
孙伟杰 译 张淙越 校

要 点

- 垂体卒中包括可能危及生命的垂体出血。
- 希恩综合征由产后出血后的垂体腺体急性梗死发展而来。
- 肾上腺危象是垂体损伤后最致命的后果。
- 中枢性甲状腺功能减退症也会出现，但症状和体征可能需要数周才能显现。
- 垂体梗死或出血后，可能缺乏一种或多种垂体激素，缺乏程度因人而异。
- 无乳往往是产后垂体功能不全的第一个症状。
- 希恩综合征和垂体卒中都需要及时诊断，立即用糖皮质激素治疗、神经外科会诊、并长期监测垂体激素功能。

一、流行病学

希恩综合征的患病率和发病率因国家而异，但总体上很少见。在发达国家女性发病率为（0.2～5）/10 万 [1]。

希恩综合征是垂体功能减退的一种罕见原因。约 0.5% 的女性垂体功能减退症病例可归因于希恩综合征 [2]。

因希恩综合征而发展为垂体功能减退症的女性中，高达 56% 垂体前叶激素的功能全部丧失，44% 部分丧失 [3]。

希恩综合征中垂体前叶激素受影响最常见，但垂体后叶激素偶尔也会受到影响，曾有病例报道了孤立性 ADH（也称为血管升压素）缺乏导致 DI[4, 5]。

无乳通常是希恩综合征患者的首发症状 [6]。

妊娠期垂体卒中的患病率约为 1/10 000[7]。

在妊娠期诊断为垂体卒中的女性，42%～47% 在妊娠前就已知垂体病变 [7]。

二、病理生理学

（一）希恩综合征

产程中、分娩时和分娩后的急性失血可导致严重低血压，引起脑垂体缺血性损伤。

- 以下几个因素使垂体在此期间更易受到损伤 [8]。
  - ◇ 妊娠期的垂体增大部分归因于促乳激素细胞增生。
  - ◇ 垂体体积的增大增加了腺体的代谢需求，但由于受蝶鞍结构的物理限制和供血血管的低压特点，血液供应不能显著增加。
- 可能增加患希恩综合征风险的危险因素 [8]。
  - ◇ 弥散性血管内凝血。
  - ◇ 贫血。
  - ◇ 子宫收缩乏力。
  - ◇ 血管痉挛。
  - ◇ 血栓史。
  - ◇ 高龄。

缺血性损伤和继发的坏死可能会影响一种、几种或全部垂体激素，其中包括垂体前叶和垂体后叶激素。

- 垂体前叶激素。
  - ◇ ACTH。
  - ◇ TSH。
  - ◇ 催乳素。
  - ◇ LH。
  - ◇ FSH。
  - ◇ GH。
- 垂体后叶激素。

◇ 催产素。

◇ ADH。

垂体促肾上腺皮质激素细胞的坏死将损害 ACTH 的分泌，ACTH 能刺激肾上腺产生皮质醇。

- 如果 ACTH 严重缺乏且进展迅速，肾上腺功能不全将快速进展，如果不能迅速识别和治疗，可能会发展为致命肾上腺危象，即严重低血压、低血糖、低钠血症和休克。
- 如果促肾上腺皮质激素细胞只是轻微受损，ACTH 缺乏可能不会立即显现，肾上腺功能不全的长期症状如嗜睡、食欲减退、体重减轻和腹泻可能会逐渐出现。

垂体促甲状腺激素细胞坏死将影响 TSH 的分泌，TSH 刺激甲状腺产生甲状腺激素。

- 由于甲状腺激素的半衰期较长（7 天），甲状腺功能减退的症状不会在产后立即出现。
- 甲状腺功能减退症的症状包括疲劳、体重增加、注意力不集中、畏寒和便秘。严重症状包括心动过缓、体温过低和精神状态改变。

垂体促乳激素细胞的坏死将会影响催乳素的产生。

- 低催乳素的主要症状是无乳，这通常是希恩综合征患者垂体功能减退的第一个表现。

促性腺激素细胞坏死导致 FSH 和 LH 的生成受损，FSH 和 LH 对卵巢功能和生育能力至关重要。

- 月经稀发和不孕是希恩综合征的常见表现。
- 由于中枢性性腺机能减退，在多年雌激素水平低下后，女性患骨质疏松症的风险增加。

垂体生长激素细胞的坏死会影响生长激素的产生。

- 生长激素缺乏可导致疲劳、肌肉或体重减少及幸福感降低。

垂体后叶坏死可能影响 ADH 功能，引起中枢性 DI，伴有排尿过多和口渴。催产素缺乏会削弱泌乳能力。

垂体机能减退的症状可能迅速发展或在数月到数十年内缓慢发展。

（二）垂体卒中

妊娠期垂体促乳激素细胞在大小和数量上都会增加。

约分娩后 3 天，垂体可能达到其妊娠前大小的 136%[7]。

腺体增大和妊娠状态会增加缺血、血栓形成和出血的风险。

发生垂体卒中的孕妇可能存在已经诊断或尚未诊断的垂体瘤。

当促乳激素细胞扩展到先前存在的垂体瘤或其附近时，出血风险增加。

垂体突然出血导致腺体肿胀和破坏，可能导致任一或所有垂体激素缺乏。

三、诊断

垂体卒中可表现为严重的突发性头痛、视力改变、嗜睡、恶心和呕吐。希恩综合征和垂体卒中都可以表现为肾上腺功能不全和无乳的症状。

（一）肾上腺功能不全

- 如果产后低血压在足够的液体复苏后仍持续存在，应高度怀疑急性肾上腺功能不全。
- 提示肾上腺功能不全的其他症状包括低钠血症、发热、恶心、呕吐、腹泻、极度疲劳、精神状态改变、多尿或新发充血性心力衰竭。
- 皮质醇＜5μg/dl（在某些指南中＜3μg/dl）表明肾上腺功能不全。
- 测量皮质醇水平需在应用糖皮质激素之前取血检测。
- 低皮质醇水平有助于诊断肾上腺功能不全，但糖皮质激素治疗不应因等待检测结果而延误。

中枢性甲状腺功能减退症的评估需同时检测 FT_4 和 TSH。

- FT_4 水平低、TSH 水平低或不合理正常即可确诊。
- 由于甲状腺激素的半衰期较长，在至少 4～6 周内实验室检查不一定会表现为甲状腺功能减退症。

产后即刻或数月后无乳应考虑希恩综合征。

- 催乳素水平低可诊断为低催乳素血症。

（二）影像学检查

- 产后行鞍区 MRI 检查可使用钆增强，但是妊娠期不选用钆。
- 约 70% 的希恩综合征患者中，脑垂体 MRI 显示空蝶鞍。垂体卒中者可以看到鞍内出血。

四、治疗

及时治疗激素缺乏症可以降低死亡率和病率。

希恩综合征患者所表现的垂体激素缺乏不会随着时间的推移而恢复。

由于肾上腺功能不全可能危及生命，因此应立即开始皮质醇替代。

- 肾上腺功能不全和肾上腺危象的处理分别见第 4 章第六节和第八节。
- 糖皮质激素治疗不应因等待皮质醇结果而延误。
- 如果应用类固醇药物前测得的皮质醇水平表明肾上腺功能正常，则可以停止使用糖皮质激素。

对于同时患有中枢性甲状腺功能减退症和低皮质醇症的患者，应在开始使用甲状腺激素之前进行糖皮质激素替代，以降低诱发肾上腺危象的风险。

- 中枢性甲状腺功能减退症的治疗包括用左甲状腺素替代，起始剂量为 1.6～1.7μg/（kg·d）。
- 对于中枢性甲状腺功能减退症的患者，需使用 FT_4 来指导左甲状腺素的剂量，因为 TSH 并不可靠。

性腺机能减退症应使用生理剂量的雌激素（在子宫完整的情况下加用孕酮）替代疗法治疗，直到患者达到标准绝经年龄，以最大限度地降低骨骼健康的风险。

希望继续妊娠者应咨询生殖专家。

尿崩症应使用 DDAVP 治疗（见第 5 章第七节）。

对于 GH 缺乏的患者，可以考虑 GH 替代，尽管其使用仍有争议（见第 5 章第三节）。

垂体卒中

- 除了之前讨论的激素治疗外，建议神经外科咨询。
- 随着时间的推移，促乳激素细胞和垂体均会缩小，用溴隐亭或卡麦角林等多巴胺受体激动药治疗有助于缓解症状，但可能会影响泌乳。

参考文献

［1］ Ramiandrasoa C, et al. Delayed diagnosis of Sheehan’s syndrome in a developed country: A retrospective cohort study. Euro J Endocrinol. 2013 Oct;169(4):431–438.
［2］ Genetu A, et al. A 45-year-old female patient with Sheehan’s syndrome presenting with imminent adrenal crisis: A case report. J Med Case Rep. 2021;15:229.
［3］ Keleștimur F, et al. Sheehan’s syndrome:Baseline characteristics and effect of 2 years of growth hormone replacement therapy in 91 patients in KIMS—Pfizer International Metabolic Database. Eur J Endocrinol. 2005 Apr;152(4):581–587.
［4］ Kumar S, et al. Sheehan syndrome presenting as central diabetes insipidus: A rare presentation of an uncommon disorder. Endocr Pract. 2011 Jan–Feb;17(1):108–114.
［5］ Laway BA, et al. Sheehan’s syndrome with central diabetes insipidus. Arq Bras Endocrinol Metabol. 2011 Mar;55(2):171–174.
［6］ Schrager S, Sabo L. Sheehan syndrome: A rare complication of postpartum hemorrhage. J Amer Brd Fam Prac. 2001;14(5):389–391.
［7］ Grand’Maison S, et al. Pituitary apoplexy in pregnancy: A case series and literature review. Obstet Med. 2015 Dec;8(4):177–183.
［8］ Karaca Z, et al. Sheehan syndrome. Nature Rev Dis Primers. 2016 Dec;2:16092.

第 6 章 钙和代谢性骨疾病

Calcium and Metabolic Bone Disorders

第一节 高钙血症和甲状旁腺功能亢进

Shira B. Eytan 著

钟世林 译 樊尚荣 校

要 点

- 妊娠期原发性甲状旁腺功能亢进的诊断可能比较困难，因为它与常见的妊娠症状相重叠。
- 妊娠期生理变化，如白蛋白水平降低和肾小球滤过率增加，可导致假性低钙血症。为了准确评估妊娠期的钙水平，应该根据白蛋白水平进行调整或检测钙离子。
- 妊娠期可对原发性甲状旁腺功能亢进进行治疗，但母亲和新生儿都应该进行密切随访，以避免并发症发生。如需手术治疗，优先选择妊娠中期进行。

一、流行病学

原发性甲状旁腺功能亢进（primary hyperparathyroidism，PHPT）很少在妊娠期诊断，发病率约为 1%。PHPT 导致的并发症发生率很高，孕产妇并发症发生率约为 67%，胎儿或新生儿并发症发生率约为 80%[1]。

PHPT 患病率可能更高。然而，血容量增加和血清白蛋白水平降低，可以掩盖妊娠期高钙血症[1, 2]。由于正常生理变化导致总血钙和甲状旁腺激素（parathyroid hormone，PTH）水平的降低，因此在妊娠期可能会延迟诊断。

在 109 例妊娠合并 PHPT 且接受过药物治疗（*n*=70）或手术治疗（*n*=39）的患者中，接受药物治疗的患者，新生儿并发症发生率为 53%，新生儿死亡的发生率为 16%；而接受甲状旁腺切除术的患者，新生儿并发症发生率为 12.5%，新生儿死亡发生率为 2.5%[3]。

二、病理生理学

（一）妊娠期钙稳态

在胎儿发育期，一个足月胎儿的骨矿化约需要钙 25～30g、磷 20g 和镁 0.8g[2-4]。在妊娠晚期至少需要积累 80% 的矿物质[2]。妊娠期肠道对钙的吸收会增加 1 倍，以满足胎儿发育需求；哺乳期通过增加骨骼钙释放以便为母乳提供足够的钙。

在整个妊娠期，即使血清钙下降了约 10%，但游离钙没有发生变化[2]。母体钙通过胎盘运输至胎儿保证胎儿血钙浓度比母体血钙浓度高 0.5～1mEq/L，这会导致胎儿分泌甲状旁腺激素被抑制，直到出生后才恢复。当妊娠合并 PHPT 时，胎儿分泌甲状旁腺激素会进一步被抑制，这会增加新生儿低钙血症和出生后手足搐搦的风险。

甲状旁腺激素相关肽（parathyroid hormone-related peptide，PTHrP）是一种前激素，在一种导致高钙血症的恶性肿瘤中被首次发现，其 NH2 端与 PTH 有部分同源性，使其能够激活常见的 PTH/PTHrP 受体，具有与 PTH 相同的功能。正常情况下，PTHrP 在成人体内检测不到，但妊娠期 PTHrP 会增加，尤其是妊娠晚期[5]。

- PTHrP 可能来源于胎盘、甲状旁腺、乳房、羊膜和胎儿组织。
- PTHrP 升高可能有助于维持妊娠期血浆钙离子浓度、增加骨化三醇，以及抑制 PTH[2]。它也会抑制破骨细胞引起的骨吸收，并可能保护母体骨骼在妊娠期不受骨吸收的过度影响[5]。
- 哺乳期 PTHrP 显著上升，可能来自乳腺组织。它释放到母乳中的水平是非哺乳或恶性肿瘤高钙血症的 10 000 倍。哺乳期 PTHrP 的作用是刺激母体骨骼钙的再吸收、肾小管钙的再吸收，以及抑制 PTH[5]。

甲状旁腺激素在妊娠早中晚三期均抑制到正常最低值（约为非妊娠值的 0%～30%）。在妊娠早期[2]，它降至正常范围的最低值，有时下降到无法检测的范围，然后在整个妊娠期逐渐升高到正常范围[5]。在一些研究中，甲状旁腺激素在妊娠期没有下降，反而在某些情况下上升，这可能是由于传统饮食中维生素 D 或钙含量低，而植物酸含量高（阻碍钙吸收），导致妊娠期代偿性继发性甲状旁腺功能亢进[2]。

在纯哺乳期，甲状旁腺激素维持在较低或无法检测的水平，然后在终止妊娠后逐渐升高[5]。

（二）病理状态

1. 原发性 PHPT

虽然 PHPT 在一般人群中常见，但在妊娠期罕见，育龄女性 PHPT 发生率约为 0.03%[6]。正常妊娠相关血清白蛋白和甲状旁腺激素水平降低可能会混淆诊断。

妊娠期 PHPT 的病因与非妊娠期相似，其中单个甲状旁腺腺瘤是最常见病因，其次是 4 个腺体增生。

症状与常见妊娠症状重叠，如恶心、呕吐、腹痛、肾绞痛、肌肉无力、骨骼疼痛或疲劳。这种重叠可能会延迟诊断 PHPT。

妊娠期吸收性高钙尿易导致肾结石，并可能因 PHPT 而加重，妊娠期 PHPT 表现为胰腺炎可能高达 15%，通常发生在妊娠中期或妊娠晚期[5]。

严重的高钙血症或甲状旁腺危象可能发生在妊娠晚期，更常见于产后。妊娠晚期，胎盘内钙快速转移可能有助于预防孕妇高钙血症，但这种作用在胎盘娩出后迅速消失，从而引发产后高钙危象[5]。

妊娠合并 PHPT 与不良结局相关，如死产和新生儿死亡（2%）和手足搐搦（15%）。这是由于胎儿和新生儿的甲状旁腺受到抑制，这种抑制可能会在出生后数月或在某些情况下持续终身[7]。

大多数 PHPT 病例是散发的，表现为单个甲状旁腺腺瘤。然而，遗传性综合征如多发性内分泌瘤、家族性低尿钙高钙血症（familial hypocalciuric hypercalcemia，FHH）和颌骨肿瘤综合征除外。虽然 PHPT 的遗传通常与腺体疾病相对应，但他们最初可能只表现为 PHPT。

2. 家族性低尿钙高血钙症

FHH 是一种常染色体显性疾病，由钙敏感受体（calcium-sensing receptor，CASR）失活突变引起，导致血钙过多、尿钙过少、甲状旁腺激素正常或升高。FHH 可表现为无症状，钙和甲状旁腺激素在妊娠期会持续升高。然而，妊娠期肠道钙吸收增加可引起高钙尿，这可使诊断复杂化。妊娠合并 FHH 对孕妇可能没有影响，但胎儿可能在子宫内发展为甲状旁腺功能减退症，胎盘钙转移增加，导致胎儿甲状旁腺抑制，这种抑制可在出生后持续数月[2]。因此，新生儿应监测有无低钙血症。

3. 假性 PHPT

假性 PHPT 被定义为 PTHrP 介导的高钙血症。妊娠期发生 PHPT 证实了乳房和胎盘在调节母体矿物质稳态方面的潜在生理重要性。如果是胎盘引起的，高钙血症通常会在分娩后数小时内恢复正常，而乳房产生的高钙血症更有可能导致产后持续的高钙血症。

三、诊断

怀疑妊娠合并 PHPT 的症状包括严重的恶心、呕吐、消化道溃疡、胰腺炎、肾结石、自然流产或新生儿死亡史。高钙血症是非特异性的，与一些妊娠相关症状相似。

- 一些患者偶尔会出现精神异常。
- 肾结石是妊娠期有症状的 PHPT 患者中最常见的表现[8]。
- 妊娠合并 PHPT 的一个可能的早期症状是妊娠剧吐[9]。
- 10% 病例合并高血压[10]。
- 骨折不常见，但有报道见于重度甲状旁腺功能亢进和甲状旁腺癌[2]。

PHPT 可通过甲状旁腺激素升高、白蛋白纠正或游离钙离子水平升高而诊断。

妊娠期为保证甲状旁腺激素测定的准确性，甲状旁腺激素应该只测量两个部位“完整”或“生物完整”。

由于妊娠期要避免放射性同位素标记扫描，甲状旁腺腺瘤定位比较困难。颈部超声在大多数病例中可提供病灶定位，但缺乏敏感性。10% 病例涉及 4 个甲状旁腺增生，这些病例连同异位甲状旁腺都会使定位更加困难。

四、治疗

为防止不良妊娠结局的发生，建议在妊娠中期对 PHPT 进行手术治疗，以避免在妊娠早期和晚期发生麻醉手术并发症[3]。

如果患者无症状，除了在分娩前和分娩后进行密切随访外，也应该保守治疗，但这些治疗仅限于水电解质平衡的情况。

妊娠期高钙血症的药物治疗尚未得到充分的研究和支持，药物治疗的临床经验仅限于个别病例报告，每种选择的相对益处和风险并不明确。因此，甲状旁腺切除术是治疗 PHPT 的唯一有效方法。

- 降钙素（妊娠 B 类药）不通过胎盘，其用于妊娠期抑制骨吸收和促进尿钙排泄。它可以在短时间内迅速起效，但由于快速耐受而失去疗效。
- 口服磷酸盐（妊娠 C 类药）已用于妊娠期，结合钙的疗效中等，最常见的不良反应是腹泻和低血钾。
- 妊娠期禁用二磷酸盐治疗，因为这些药物可穿过胎盘，可能会干扰胎儿软骨内骨发育[5]。
- 西那卡塞（妊娠 C 类药）已在至少 1 例妊娠中使用[5]。该药物作用于钙受体抑制甲状旁腺激素，刺激降钙素，从而降低血清钙水平。妊娠期使用会受到恶心等不良反应限制。此外，在胎盘和胎儿甲状旁腺中也有钙受体表达，因此西那卡塞也可抑制胎儿甲状旁腺，刺激胎儿降钙素，改变胎盘钙转移率。
- 高剂量镁也作用于钙受体，以降低甲状旁腺激素和钙。

手术时，术中监测甲状旁腺激素可提高治愈率和成功率。在术前准备时，降钙素可在术前与静脉补液一起使用，特别是在严重高钙血症的患者[11]。术后监测电解质很重要。建议在手术后补充钙和维生素 D 以纠正缺钙，特别是在切除大型甲状旁腺瘤后，应避免低钙血症。由于可能存在钾和镁缺乏，还应该监测钾和镁。

除了通过超声定期检查胎儿生物物理特征外，还应在妊娠期监测孕妇血清钙和甲状旁腺激素。

胎盘娩出后，血清钙水平增加。考虑产后需要做甲状旁腺切除的孕妇，妊娠期就应进行相关监测。

应监测新生儿是否有低钙血症。其血钙通常在呼吸开始 12h 内下降约 20%，在随后的 24～48h 上升到正常范围[5]。由孕妇甲状旁腺功能亢进引起新生儿甲状旁腺功能减退的情况通常是短暂的，可以用钙和骨化三醇治疗，同时新生儿还应喂养高钙低磷的配方牛奶，以尽量降低低钙血症风险。新生儿甲状旁腺功能减退可能是永久性的，因此应持续监测。

由于 PTHrP 和低雌二醇的共同作用，哺乳对骨吸收有显著影响；因此，进行母乳喂养的母亲高钙血症可能会进一步恶化。

在决定是进行主动监测还是产后甲状旁腺切除术时，应考虑其母亲潜在的高钙血症。

参考文献

[1] McCarthy A, Howarth S, Khoo S, et al. Management of Primary Hyperparathyroidism in Pregnancy: A Case Series. Endocrinol Diabetes Metab Case Rep. 2019;2019: 19–0039.
[2] Kovacs CS. Maternal Mineral and Bone Metabolism During Pregnancy, Lactation, and Post-Weaning Recovery. Physiol Rev. 2016;96(2):449–547.
[3] Beattie GC, Ravi NR, Lewis M, et al. Rare Presentation of Maternal Primary Hyperparathyroidism. BMJ. 2000;321(7255):223–224.
[4] Kelly TR . Primary Hyperparathyroidism During Pregnancy. Surgery. 1991;110(6):1028–1034.
[5] T ruong MT, Lalakea ML, Robbins P, Friduss M. Primary Hyperparathyroidism in Pregnancy: A Case Series and Review. Laryngoscope. 2008;118(11):1966–1969.
[6] Kovacs CS. Calcium and Bone Metabolism Disorders During Pregnancy and Lactation. Endocrinol Metab Clin North Am. 2011;40(4):795–826.
[7] H irsch D, Kopel V, Nadler V, Levy S, Toledano Y, Tsvetov G. Pregnancy Outcomes in Women with Primary Hyperparathyroidism. J Clin Endocrinol Metab. 2015;100(5): 2115–2122.
[8] Shangold MM, Dor N, Welt SI, Fleischman AR , Crenshaw MC Jr. Hyperparathyroidism and Pregnancy: A Review. Obstet Gynecol Surv. 1982;37(4):217–228.
[9] Mestman JH. Parathyroid Disorders of Pregnancy. Semin Perinatol. 1998;22(6): 485–496.
[10] P achydakis A, Koutroumanis P, Geyushi B, Hanna L. Primary Hyperparathyroidism in Pregnancy Presenting as Intractable Hyperemesis Complicating Psychogenic Anorexia: A Case Report. J Reprod Med. 2008;53(9):714–716.
[11] Nilsson IL, Adner N, Reihnér E, Palme- Kilander C, Edstrom G, Degerblad M. Primary Hyperparathyroidism in Pregnancy: A Diagnostic and Therapeutic Challenge. J Womens Health (Larchmt). 2010;19(6):1117–1121.

第二节 骨质疏松症和维生素 D 缺乏

Fiona J. Cook **著**
钟世林 **译** 樊尚荣 **校**

要 点

- 妊娠和哺乳相关骨质疏松症很罕见，也有可能诊断不足。它在有骨脆性潜在风险的女性中更常见。
- 骨质疏松症的临床表现包括脆性骨折，最常见的是椎体骨折，或者短暂性髋关节骨质疏松症，是与钙代谢或全身骨吸收无关的局部问题。
- 由于骨吸收增加，母体骨骼更加容易骨折。大多数情况下，在终止哺乳后 6～12 个月骨丢失会恢复。
- 治疗方法包括对任何已确诊的可逆转骨骼脆弱继发性原因进行管理，提供足够的钙和维生素 D，对正在哺乳期的患者考虑终止哺乳，对特殊病例进行药物治疗。
- 目前还没有随机对照试验来指导骨质疏松症药物治疗，但产后使用双磷酸盐的临床经验最多。
- 维生素 D 缺乏有不同的严重程度，在孕妇中越来越常见，肥胖、肤色较深或日照较少的患者风险会更高。
- 维生素 D 在为胎儿骨骼提供钙方面起着重要作用，但在妊娠期可能还有其他作用，如包括调节免疫反应。
- 维生素 D 缺乏与母体和胎儿并发症有关，其中包括子痫前期、妊娠期糖尿病、早产和胎儿骨骼发育和生长受限。
- 在妊娠期应考虑进行维生素 D 缺乏筛查，尤其是有危险因素的患者。

- 为满足孕产妇在妊娠和哺乳期钙增加的需求，建议每天补充至少 1400U 维生素 D。
- 母乳中维生素 D 含量很少，因此母乳喂养婴儿需要充足的阳光照射或每天补充 400U 维生素 D。

一、妊娠和哺乳相关骨质疏松症

（一）流行病学

Fuller Albright 在 1948 年首次描述了妊娠相关骨折，1955 年首次提出妊娠后骨质疏松症是一种综合征[1, 2]。

1985 年的一个综述，妊娠期骨质疏松症的患病率估计为 4/100 万～8/100 万，但由于椎体骨折（vertebral fractures，VF）的漏报和诊断不足，实际患病率尚不清楚，VF 可能无症状或只引起中度背痛，而后者被认为是妊娠晚期的常见症状[3-5]。

妊娠和哺乳相关骨质疏松症（pregnancy and lactation-associated osteoporosis，PLO）更常发生在可能导致低骨密度（bone mineral density，BMD）或妊娠前存在骨骼脆性的危险因素的女性中[4-7]（表 6-1）。

一般来说，产次和哺乳被发现对女性患骨质疏松性骨折的终身风险具有中性或保护性作用[4]。然而，关于 PLO 女性后续骨折风险的长期证据有限。一项对 PLO（继发性 PLO 原因除外）患者的

表 6-1　导致骨密度低或骨骼脆弱的危险因素

内分泌	• 原发性甲状旁腺功能亢进 • 甲状腺功能亢进症 • 下丘脑或垂体闭经 • 早发性卵巢功能不全 • 库欣综合征
营养	钙和维生素 D 缺乏症
体型	• 瘦小 • 低体重 / 体重指数
药物	• 促性腺激素类似物 • 长效醋酸甲羟孕酮 • 糖皮质激素 • 质子泵抑制剂 • 抗癫痫（苯妥英钠和卡马西平） • 癌症化疗药
胃肠道	吸收不良性疾病：乳糜漏、克罗恩病、囊性纤维化、减肥手术
肾脏	• 肾钙漏 • 慢性肾功能不全 • 肾小管酸中毒
遗传	• 成骨发育不全 • *LRP5* 灭活突变 • Ehlers-Danlos 综合征
生活方式	• 过度吸烟 • 过度饮酒

前瞻性队列研究（中位随访6年）显示，24.3%患者随后会发生脆性骨折。同样的研究发现，当诊断为PLO时，更多的VF可能与随后的骨折风险相关[5]。

（二）病理生理学

1. 妊娠期

足月胎儿骨骼的累积钙为30g，其中80%在妊娠晚期获得[4, 5]。胎儿血清钙比孕妇血清钙高，这与胎盘中的钙结合蛋白相关，胎盘钙的转移与浓度梯度相反[8]。

从妊娠12周开始，母体钙吸收效率翻倍，这导致妊娠中期母体钙出现正平衡[4]。钙吸收增加的部分原因是骨化三醇增加，特别是妊娠晚期[4, 8]。

在正常妊娠期可能会发生一定的骨释放，可能是与胎盘和乳房产生的PTHrP导致相关甲状旁腺激素增加相关[4]。

PTH在妊娠期往往较低，除非母体钙摄入量不足[4]。

一些研究表明，妊娠期骨密度会轻度下降，主要是在骨小梁丰富部位[4, 6]。椎体骨折的主要原因是小梁骨丢失及妊娠对脊柱的机械影响（体重增加和腰椎前凸）[5-7]。

2. 哺乳期

为了满足新生儿需求，产妇平均每天从牛奶中摄取钙约为210mg。6个月纯母乳喂养所需的矿物质是妊娠期4倍[4, 5]。

哺乳钙吸收和骨化三醇会下降到正常水平，抑制甲状旁腺激素，但骨吸收会显著增加，以提高乳汁中的钙[4, 5, 9]。

吸收增加的部分原因是雌二醇减少，这会导致核因子受体激活因子（receptor activator of nuclear factor kappa，RANK）介导的破骨细胞功能的增加[4, 5, 7, 8]。

哺乳期“脑－胸－骨回路”似乎与饮食中钙摄入量无关[4, 9]（图6-1）。

- 哺乳时乳房分泌PTHrP也会增加骨钙释放，增强肾小管中钙的再吸收[4, 5, 7, 8]。
- 哺乳期前6个月，骨密度每月下降1%～3%，主要是在骨小梁部位[4, 9]。骨密度下降与产生乳汁量有关[9]。
- 循环中降钙素会抑制破骨细胞骨吸收，以保

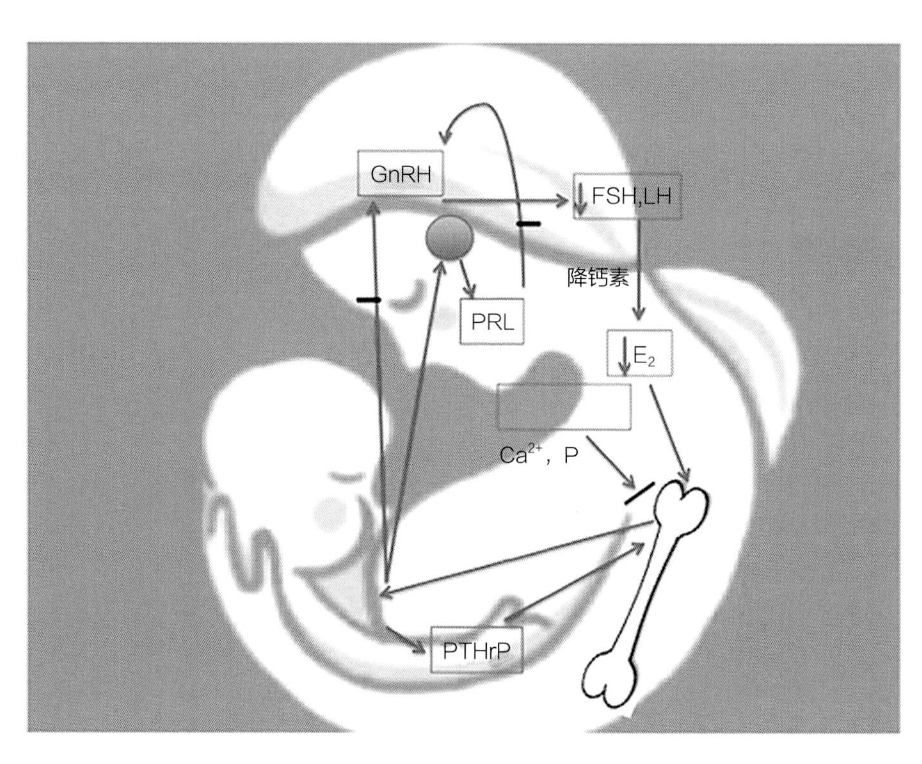

▲ 图6-1 脑－胸－骨回路

护母体骨骼免受过度骨丢失[4,9]。

- 哺乳期丢失的骨通常在终止哺乳后6～12个月恢复，随后可能是由PTHrP降低、雌二醇升高，以及PTH和骨化三醇增加所引起[4,5,9]。

3. 短暂性髋关节骨质疏松症

短暂性髋关节骨质疏松症，也称为反射性交感神经营养不良或复杂区域疼痛综合征1型，通常出现在妊娠晚期或分娩后早期[4,6]。患者主要表现为跛行、髋关节疼痛或髋关节骨折。

X线片和双能X线吸收仪（dual-energy X-ray absorptiometry，DXA）显示股骨头和股骨颈部骨质减少，磁共振成像（magnetic resonance imaging，MRI）显示股骨头和骨髓水肿。

病因尚不清楚，但提出的理论包括妊娠子宫对股静脉或闭孔神经的压迫[4]。

（三）诊断

PLO没有统一的诊断标准[7]。

最常见表现是在妊娠晚期或分娩后18个月哺乳期发生自发性、经常多发的椎体骨折[4,7]。大多数患者在分娩后早期出现背痛[7]。

通常情况下，骨钙释放标志物会增加，而骨密度Z评分会降低，特别是脊柱骨密度较低[4,5,7]。

如果是产后，应检查脊柱和（或）髋关节X线片及用双能X线吸收仪检查骨密度。MRI表现为髋关节受累可确诊为短暂性髋关节骨质疏松症[4]。

对潜在影响因素的实验室检查与患早发骨质疏松症非妊娠女性相似[4]（表6-2）。

（四）治疗

如有可能，任何影响可逆转骨质流失的因素都应予以处理[4]。

应确保每天钙和维生素D营养，每天钙总摄入量至少为1200mg，维生素D水平保持在30ng/ml或更高[4,10]。

避免搬运重物，但保持机动性很重要。可以考虑用短束腰支撑脊柱[4]。

对于哺乳期骨折，建议终止哺乳[5]。

在大多数情况下，药物治疗应推迟12～18个月，直到自然恢复的程度[4]。

表6-2 妊娠和哺乳期相关性骨质疏松症的实验室检查

分类	实验室评价
血液学	• 全血细胞计数 • 血清蛋白电泳* • 铁蛋白或铁
生物化学	• 电解质 • 肾小球滤过率 • 白蛋白校正的血清钙 • 磷酸盐 • 碱性磷酸酶 • 骨转化标志物 • 24h尿钙
内分泌	• 25-羟基维生素D • 总甲状旁腺激素 • TSH • PTHrP* • 24h尿游离皮质醇夜间唾液皮质醇*

*. 若临床有指征

TSH. 促甲状腺激素；PTHrP. 甲状旁腺激素相关肽

目前尚无针对 PLO 药物治疗的随机临床试验。

二磷酸盐穿过胎盘并可能干扰胎儿骨骼发育，因为它们在骨骼中半衰期较长，即使在后续妊娠中仍存在影响[4, 6, 7]。

- 一项对 12 例产后患者进行的前瞻性研究表明，在终止哺乳后同时服用阿仑膦酸盐或唑来膦酸盐，以及补充钙和维生素 D 的情况下，骨转化标志物降低，骨密度增加，但本研究缺乏安慰剂对照，因此尚不清楚二磷酸盐是否优于自然恢复[7]。
- 一项对 PLO 的研究总结，二磷酸盐治疗 1 年后，脊柱骨密度增加了 5%～28.3%，股骨颈增加了 2.6%～6.5%，髋关节增加了 1.1%～8%[7]。
- 对 78 例在妊娠期使用二磷酸盐病例的综述发现，大多数没有明显问题，但有 3 例婴儿在婴儿期出现短暂低钙，1 例婴儿马蹄内翻，2 例婴儿非骨骼畸形[11]。

在现有的研究中，使用特立帕肽治疗 PLO 导致治疗 1 年后全髋关节骨密度显著增加[7]。然而，在大多数情况下，特立帕肽使用期应该限制在 2 年，因此，谨慎的做法是将这种疗法保留给老年人。此外，如果母亲的骨骺是开放的，则禁止使用特立帕肽[4]。

地诺单抗会通过胎盘，导致宫内猴胎骨硬化表型[4]。少数病例报道了地诺单抗治疗产后 PLO 的结果是桡骨和胫骨骨小梁体积和厚度增加，但建议在最后一次用药剂量后 6 个月再受孕[7]。

脊椎或椎体后凸成形术的效果尚不清楚，但有证据表明，邻近椎体会受到机械应力。

短暂性髋部骨质疏松症是自限性的，但如果发生骨折，可能需要手术治疗。应该告知女性，这种情况可能会在随后妊娠中复发[4]。

二、妊娠期和哺乳期维生素 D 缺乏症

（一）流行病学

维生素 D 缺乏是一个全球日益严重的健康问题，主要原因是日照减少。[8] 面临风险的人群包括生活在日照较少的高海拔地区人群、肤色较深的种族和肥胖者[10, 12-14]。肥胖成人（BMI≥30kg/m^2）维生素 D 缺乏的风险很高，因为体脂隔离脂溶性维生素[14]。

妊娠期维生素 D 缺乏症发病率增加引起人们对相关不良后果的关注。关于这一主题的研究很多，但结果并不一致，这主要是由于研究人群和设计差异。目前还不清楚维生素 D 缺乏是导致某些妊娠并发症的原因还是伴随[8]。在妊娠期糖尿病发病率较高的肥胖女性中，维生素 D 缺乏发病率也增加，这使得因果分析更加复杂[10]。

（二）病理生理学

妊娠期维生素 D 最重要的作用是增加母体钙吸收和胎盘钙转运，以适应妊娠晚期胎儿骨矿物质积累需求[8]。

稳定情况下，血清 25- 羟维生素 D（25-hydroxy vitamin D，25-OHD）浓度在整个妊娠期相对恒定，但由于胎盘和肾脏 1-α 羟化酶活性、维生素 D 结合蛋白和胎盘维生素 D 受体增加，血清 1,25- 二羟维生素 D（骨化三醇）也会增加 2～3 倍[10, 13]。

25-OHD 可以通过胎盘，是胎儿维生素 D 的主要来源[7, 10]，胎肾表达 1-α 羟化酶[8]。

维生素 D 还有其他作用，其中包括免疫调节、抗炎和从胎盘释放抗微生物肽 - 抗菌肽[8, 13]。

骨化三醇作用于胎盘，刺激子宫内膜蜕膜化，控制雌二醇和孕酮合成，调节人绒毛膜促性腺激素（human chorionic gonadotropin，hCG）和人胎盘催乳素（human placental lactogen，HPL）的表达。

维生素 D 还能增强母体对胎儿同种异体抗原耐受性[8]。

对母体和胎儿结局的影响

- 一些研究表明，维生素 D 缺乏与子痫前期存在关联，理论上是通过维生素 D 在免疫稳态、血管生成、血管平滑肌和内皮细胞健康中的作用实现[8]。一项 Meta 分析显示，补充维生素 D 女性患子痫前期风险较低，同时补充维生素 D 和钙的女性患子痫前期

风险显著更低[15]。

- 妊娠期糖尿病和早产与维生素 D 缺乏有关，根据目前有限证据，应考虑补充维生素 D 以减少这些并发症[8, 10]。
- 剖宫产、复发性流产、细菌性阴道病和产后抑郁症与维生素 D 缺乏的关系已有研究，但结果相互矛盾[8, 10]。
- 孕妇维生素 D 缺乏与骨骼发育和胎儿生长受限有关。大多数研究表明，妊娠期补充维生素 D 对胎儿人体测量指标有积极影响，但对出生体重没有影响。
- 由于维生素 D 参与免疫调节，母亲维生素 D 缺乏在后代呼吸道感染、过敏和自闭症中的作用尚未得到明确的研究结论[8]。

（三）诊断

孕产妇维生素 D 缺乏的严重程度不一[12]。

血清 25-OHD＜20ng/ml 定义为维生素 D 缺乏，血清 25-OHD 为 20～30ng/ml 定义为维生素 D 不足[8, 14]。孕妇和非孕妇血清 25-OHD 正常范围相同。

严重维生素 D 缺乏的特点是肠道钙磷吸收不良、低钙血症、继发性甲状旁腺功能亢进和骨质脱矿（骨软化症），而维生素 D 不足可引起轻度 PHPT 和逐渐骨丢失[12]。

美国内分泌学会指南建议对大部分正常人群进行筛查，其中包括非裔美国人、西班牙裔美国人、肥胖者和孕妇[14]。然而，该建议存在争议，因为成本问题很难认为是合理的。由于慢性疾病，如肠道吸收不良（包括减肥手术）、肝脏或肾脏疾病，或使用糖皮质激素、抗惊厥药、抗真菌药或抗艾滋病毒药物等，导致维生素 D 缺乏风险增加孕妇应进行筛查[12]。

（四）治疗

妊娠期对维生素 D 需求更大[14, 16, 17]。美国内分泌学会指南建议，妊娠和哺乳期常规补充剂应包括含有 400U 产前维生素 D 和含有至少 1000U 额外维生素 D 补充剂[14]。一项随机对照试验显示，每天 4000U 的维生素 D_3 可减少妊娠并发症[18]。

维生素 D 补充剂可以通过处方药或非处方药购买。作为处方，维生素 D_2（麦角钙化醇）可制成含有 50 000U 的胶囊或含有 8000U/ml 的液体。多种剂量维生素 D_3（胆钙化醇）可以在药店购买[10]。

根据美国内分泌学会的指南，妊娠期和哺乳期 25-OHD 目标水平最低为 30ng/ml；根据医学研究所，目标水平最低为 20ng/ml。根据人群不同，更高水平可能更有利[14, 16]。

即使在产妇维生素 D 充足的情况下，母乳中维生素 D 含量也很低。为了满足纯母乳喂养婴儿的需要，母亲每天需要摄入 4000～6000U 维生素 D 才能将足够的维生素 D 转移到母乳中，或者母乳喂养的婴儿可以每天补充 400U 维生素 D[14]。

对于缺乏维生素 D 的非妊娠成人，一种推荐的治疗方法为每周补充 50 000U 维生素 D_2 或维生素 D_3，另一种推荐的治疗方法为每天补充 6000U 维生素 D_2 或维生素 D_3，持续 8 周，使 25-OHD 水平在 30ng/ml 以上，然后每天给予维生素 D_2 或维生素 D_3 1500～2000U 维持治疗[14]。没有证据表明妊娠期或哺乳期女性有任何不同的治疗方案。

如果需要，应同时提供钙补充剂，以确保每天钙的总摄入量至少为 1200mg[4]。

参考文献

[1] Albright F, Reifenstein EC. Parathyroid Glands and Metabolic Bone Disease. Williams & Wilkins, Baltimore, 1948.
[2] Nordin BE, Roper A. Post-pregnancy osteoporosis; a syndrome? Lancet 1955;268:431–434.
[3] Smith R, Stevenson JC, Winearls CG et al. Osteoporosis of pregnancy. Lancet 1985;1(8439):1178–1180.
[4] Kovacs CS, Ralston SH. Presentation and management of

osteoporosis in association with pregnancy and lactation. Osteoporos Int. 2015; 26:2223–2241.

[5] Kyvernitakis I, Reuter TC, Hellmeyer L et al. Subsequent fracture risk of women with pregnancy and lactation-associated osteoporosis after a median of 6 years of follow-up. Osteoporos Int. 2018;29: 135–142.

[6] Hardcastle SA, Yahya F, Bhalla AK. Pregnancy-associated osteoporosis: A UK case series and literature review. Osteoporos Int. 2019;30:939–948.

[7] Li L, Zhang J, Gao P et al. Clinical characteristics and bisphosphonates treatment of rare pregnancy- and lactation-associated osteoporosis. Clin Rheumatol. 2018;37:3141–3150.

[8] Agarwal S, Kovilam O, Agrawak DK. Vitamin D and its impact on maternal and fetal outcomes in pregnancy: A critical review. Crit Rev Food Sci Nutr. 2018;58(5):755–769.

[9] Wysolmerski JJ. Interactions between breast, bone, and brain regulate mineral and skeletal metabolism during lactation. Ann N Y Acad Sci. 2010;1192:161–169.

[10] Dovnik A, Mujezinovic F. The association of vitamin D levels with common pregnancy complications. Nutrients. 2018;10:867.

[11] Stathopoulos IP, Liakou CG, Katsalira A et al. The use of bisphosphonates in women prior to or during pregnancy and lactation. Hormones 2011;10(4):280–291.

[12] Gallagher, JC. Vitamin D Deficiency and Insufficiency. In: Rosen, CJ, editor. Primer on the Metabolic Bone Diseases and Disorders of Mineral Metabolism. 8th ed. Oxford: Wiley and Blackwell; 2013. p. 624–663.

[13] Karras, SN, Wagner CL, Castracane VD. Understanding vitamin D metabolism in pregnancy: From physiology to pathophysiology and clinical outcomes. Metabolism 2018;86:112–123.

[14] Holick MF, Binkley NC, Bischoff-Ferrari HA et al. Evaluation, treatment, and prevention of vitamin D deficiency: An Endocrine Society Clinical Practice Guideline. J Clin Endocrinol Metab 2011;96:1911–1930.

[15] De-Regil LM, Palacios C, Lombardo LK, Peña-Rosas JP. Vitamin D supplementation for women during pregnancy. Cochrane Database Syst Rev. 2016;1(1):CD008873.

[16] Mithal A, Kalra S. Vitamin D supplementation in pregnancy. Indian J Endocrinol Metab. 2014;18(5):593–596.

[17] Hollis, BW, Wagner, CL. Vitamin D and pregnancy: Skeletal effects, nonskeletal effects, and birth outcomes. Calcif Tissue Int. 2013;92:128–139.

[18] Hollis BW, Wagner CL. Vitamin D requirements during lactation: High-dose maternal supplementation as therapy to prevent hypovitaminosis D for both the mother and the nursing infant. Am J Clin Nutr. 2004;80:1752S–1758S.

第7章　特别注意事项

Special Considerations

第一节　变性人妊娠期和产后健康

Jessica Perini　著

刘春风　译　　樊尚荣　校

要　点

- 使用性别确认激素患者的生育力可能受损。
- 对于生殖器官完好无损的变性男性，可以完成生育功能，也可以妊娠至足月。
- 妊娠前应停止使用睾酮，直到分娩后才恢复使用。
- 变性男性妊娠期会使性别焦虑症严重恶化。
- 医疗服务提供者必须积极准备并教导其同事使用性别包容性和肯定性语言，并提供以患者为中心的保健。

一、流行病学

变性男性指生理上为女性但被当成男性的人。

只有8%的变性男性做过子宫切除术[1]。因此，大多数变性男性保留了女性生殖器官，从而保留了妊娠的可能性。

一份关于变性男性妊娠队列的报道，20%的变性男性在使用睾酮和闭经期妊娠[2]。

多达50%或更多的变性男性妊娠期不寻求分娩前保健[2]。

妊娠前使用睾酮与未使用睾酮的变性男性，在妊娠、分娩或分娩结果方面没有发现显著差异[2]。

缺乏产前、围产期或产后为变性男性提供性别确认和以患者为中心的保健最佳实践指南。

二、病理生理学

变性男性确认性别激素疗法（gender-affirming hormone therapy，GAHT）的预期效果是抑制内源性雌激素。

使用外源性睾酮通常会导致无排卵和闭经，这是变性男性普遍希望看到的结果。生育力由于下丘脑－垂体－卵巢轴受到抑制而受损。

睾酮也可增加胰岛素抵抗，这是一种与无排卵周期和生育能力受损相关的代谢异常[3,4]。

停止使用睾酮可能会恢复排卵。虽然GAHT会损害生育能力，但停止使用GAHT也可能会恢复月经周期和受孕能力[5,6]。一份报道指出，80%的变性男性在停止使用睾酮6个月内恢复月经周期[2]。

自青春期开始排卵便受到抑制的变性男性中，没有明确的证据表明停止GAHT后何时或是否会恢复自发排卵。

目前还没有关于该人群促排卵效果的报道[6]。

如果患者的子宫、阴道和卵巢功能正常，仍有可能妊娠[7]。

妊娠期的社会心理变化往往是变性男性面临

的最大挑战。

- 妊娠期由于身体变化（如乳房增大）可能加剧性别焦虑[8]。
- 公众对妊娠男性的态度可能会使其产生不适感。
- 医疗服务本身可能给患者带来敌意影响，导致获得产前医疗保健的机会减少[9]。一项研究指出，只有50%的变性男性接受了医生主导的产前医疗保健[2]。

三、治疗

应与所有变性患者讨论未来的生育计划。如果未来可能有生育需求，在开始GAHT之前，应依据生殖内分泌学讨论保留生育方案[10]。

应告知不希望妊娠的患者GAHT不是一种可靠的避孕方式，应使用其他避孕方式[2]。

（一）关于停用睾酮

在当前GAHT闭经患者中，睾酮的停用可能有助于下丘脑－垂体－性腺轴的恢复，并刺激排卵。

由于睾酮有胎儿男性化和致畸作用，妊娠期间禁止使用（妊娠X类药）。因此，最好是在备孕或受孕后停止使用睾酮。

停止使用睾酮与受孕没有推荐的时间间隔。

停止使用GAHT可能会导致严重的性别焦虑。

对于积极计划妊娠的患者，可使用患者自己或捐赠者的卵母细胞，以及配偶、伴侣或捐赠者的精子。

（二）考虑使用医疗和技术援助提高生育率

一项研究报道，7%的变性男性需要药物辅助才能妊娠，12%的变性男性需要辅助生殖技术，其中包括人工授精、体外受精－配子输卵管内移植[2]。

子宫移植已经在正常女性中成功开展，但迄今为止，还没有关于变性男性移植成功的病例报道。在未来，对曾接受过性别肯定子宫切除术的变性男性来说，这可能成为一种生育选择。

不建议异位胚胎植入，对胎儿和妊娠者都有重大风险[11]。

（三）社会心理保健

建议所有患有性别焦虑症的患者在过渡过程中与心理健康咨询师（mental health provider，MHP）合作。然而，对于许多已经转性的人来说，与MHP接触的频率可能已经降低。应鼓励患者接受转诊至合适的MHP，因为他们在妊娠期性别焦虑症会不断加重并经历性别确认激素水平的下降。

为变性患者提供医疗保健的所有服务提供者应咨询医院前台工作人员、护士及分娩团队，为保健变性孕妇的医疗和社会方面做好准备。

医务人员应建议所有与患者互动的医务人员（包括超声医生）使用中性语言，以避免歧视并提供肯定和包容性语言。

应询问患者在妊娠期是否愿意被称为父亲、母亲或其他称谓。

妊娠中晚期，医务人员应确认患者未来的生育计划、恢复GAHT时间和避孕方式选择。

（四）产后保健和哺乳

医务人员应与患者讨论首选的母乳喂养术语（如母乳喂养、胸乳喂养、护理或患者表达的其他术语）[12]。

接受过性别肯定顶尖手术的患者可能能够进行胸乳喂养，但可能需要补充配方奶粉。如果没有性别肯定的乳腺切除史，胸乳喂养有望成为可能。

乳房粘连会减缓或抑制乳腺和导管组织的乳汁供应，增加导管堵塞和乳腺炎的风险。

患者可以考虑使用捐献的乳汁。

哺乳期不建议使用睾酮治疗。一项研究表明，母乳中并没有检测到颗粒植入物中的睾酮[13]。

参考文献

[1] Hahn M, Sheran N, Weber S, Cohan D, Obedin-Maliver J. Providing patient-centered perinatal care for transgender men and gender-diverse individuals: A collaborative multidisciplinary team approach. Obstet Gynecol. 2019;134(5):959–963.

[2] Light AD, Obedin-Maliver J, Sevelius JM, Kerns JL. Transgender men who experienced pregnancy after female-to-male gender transitioning. Obstet Gynecol. 2014;124(6):1120–1127.

[3] Matsui S, Yasui T, Tani A et al. Associations of estrogen and testosterone with insulin resistance in pre- and postmenopausal women with and without hormone therapy. Int J Endocrinol Metab. 2013;11(2):65–70.

[4] Fica S, Albu A, Constantin M, Dobri GA. Insulin resistance and fertility in polycystic ovary syndrome. J Med Life. 2008;1(4):415–422.

[5] Cheng PJ, Pastuszak AW, Myers JB, Goodwin IA, Hotaling JM. Fertility concerns of the transgender patient. Transl Androl Urol. 2019;8(3):209–218.

[6] Steinle K. Hormonal management of the female-to-male transgender patient. J Midwifery Womens Health. 2011;56(3):293–302.

[7] Obedin-Maliver J, Makadon HJ. Transgender men and pregnancy. Obstet Med. 2016;9(1): 4–8. doi:10.1177/1753495X15612658.

[8] Dutton L, Koenig K, Fennie K. Gynecologic care of the female-to-male transgender man. J Midwifery Womens Health. 2008; 53(4):331–337.

[9] Beatie T. Labor of love. Advocate. March 2008. https:// www.advocate.com/ news/2008/03/26/labor-love

[10] Hembree WC, Cohen-Kettenis PT, Gooren L et al. Endocrine treatment of gender-dysphoric/gender-incongruent persons: An Endocrine Society Clinical Practice Guideline [published correction appears in J Clin Endocrinol Metab. 2018 Feb 1;103(2):699] [published correction appears in J Clin Endocrinol Metab. 2018 Jul 1;103(7):2758–2759]. J Clin Endocrinol Metab. 2017;102(11):3869–3903.

[11] Leith W. Pregnant men: Hard to stomach? The Telegraph, London. April 2008. https:// www.telegraph.co.uk/ men/active/menshealth/ 3354220/Pregnant-men-hard-tostomach. html

[12] MacDonald T, Noel-Weiss J, West D et al. Transmasculine individuals' experiences with lactation, chestfeeding, and gender identity: A qualitative study. BMC Pregnancy Childbirth. 2016;16:106. Published 2016 May 16.

[13] Glaser RL, Newman M, Parsons M, Zava D, Glaser-Garbrick D. Safety of maternal testosterone therapy during breast feeding. Int J Pharm Compd. 2009;13(4):314–317.

第二节 妊娠期内分泌肿瘤

Valerie B. Galvan Turner **著**
刘春风 **译** 樊尚荣 **校**

要 点

- 妊娠滋养细胞疾病是指来源于胎盘绒毛滋养细胞组织的相关性疾病[1]，包括良性葡萄胎妊娠（完全性和部分性）和恶性疾病（侵袭性葡萄胎、绒毛膜癌和胎盘部位滋养细胞肿瘤），这些恶性疾病又称为妊娠滋养细胞肿瘤。
- 葡萄胎妊娠症状包括阴道出血、子宫大小与孕周不成比例，以及人绒毛膜促性腺激素水平显著升高。
- 妊娠物清除后动态人绒毛膜促性腺激素监测是妊娠滋养细胞疾病治疗的关键。
- 绒毛膜癌是一种罕见的侵袭性恶性肿瘤，属于妊娠滋养细胞疾病亚型，通常发生于有葡萄胎妊娠史的患者。
- 绒毛膜癌的主要治疗方法包括化疗 ± 手术治疗。

一、葡萄胎妊娠

（一）流行病学

葡萄胎妊娠患病率与多种风险因素相关，包括孕妇年龄（年龄>40 岁时风险最大）和既往葡萄胎史。既往葡萄胎史再次发生葡萄胎妊娠的风险为 1%～2%，第三次葡萄胎妊娠风险则进一步增加为 25%[2]。其他风险因素包括地理位置、饮食因素、营养不良和社会经济状况[3]。

美国完全性葡萄胎发病率为 1/1000～1/1500[1, 2]。其中居住在新墨西哥州的美国土著女性是妊娠滋养细胞疾病（gestational trophoblastic disease，GTD）最高风险人群[3, 4]。

随着纳入整个北美、南美和欧洲，GTD 发病率增加到 1/500～1/1000。东亚发病率更高，接近 1/120[3]。

部分葡萄胎妊娠发病率尚不清楚[5]。这可能是由于缺乏自然流产和人工流产组织学及核型分析，导致诊断不足。

（二）病理生理学

1. 完全性葡萄胎

完全性葡萄胎是父系同源染色体自我复制的结果。发生于单个精子（90%）或双精子（10%）与无DNA卵子授精时[1, 2]。最常见核型为46XX（85%），其次为 46XY[6]。

结局是大量滋养层细胞增生和绒毛间质水肿。所有绒毛膜都无血管，呈水泡状。此外，还缺乏羊膜和胎儿组织[7]（表 7-1）。

2. 部分性葡萄胎

大多数部分性葡萄胎妊娠都是三倍体核型。发生于一个卵子与多个精子受精，产生 69XXY 或 69XXX（或罕见的 69XYY）核型。

结局是滋养层细胞局部轻度增生，正常绒毛和水泡样绒毛混合，羊膜和胎儿组织都存在，但是鉴于三倍体性质，胎儿发育受先天性异常阻碍，通常无法存活[5, 6, 8]（表 7-2）。

（三）诊断

阴道出血是葡萄胎妊娠最常见症状，其他初始症状包括体格检查发现子宫大小超过对应妊娠周、人绒毛膜促性腺激素（human chorionic gonadotropin，hCG）水平显著升高（通常超过 100 000mU/ml）[1]。

超声检查在诊断葡萄胎妊娠中非常重要。

- 随着超声技术的常规应用和改进，葡萄胎妊娠常在妊娠早期诊断。
- 由于滋养层增生和绒毛膜囊样改变，完全性葡萄胎妊娠具有典型的“暴风雪”征象。
- 其他超声表现包括均匀的多囊宫腔，其内呈弥漫透明回声和包含葡萄状小泡的致密回声结构[1, 7]。

由于存在胎儿组织，部分性葡萄胎妊娠更难诊断，但与三倍体相关的胎儿异常很常见[7, 8]。

一旦确诊，评估与 GTD 相关妊娠期并发症非常重要，其中包括子痫前期、妊娠剧吐及由此引

表 7-1 葡萄胎妊娠的特征

特 点	完全性葡萄胎	部分性葡萄胎
核型（最常见）	二倍体（46XX）	三倍体（69XXY）
起源	父方	母方和父方
胎儿组织 / 羊膜	缺乏	存在
绒毛水肿	弥漫	局限，大小不一
滋养细胞增生	弥漫	局限
恶性结局	6%～36%	<5%

起的电解质紊乱、贫血和甲状腺功能亢进症[1, 9]。此外，继发于卵巢黄素化囊肿的双侧附件包块进一步导致hCG水平升高，其生理学特征与卵巢过度刺激相似。卵巢增大会导致腹部不适、蒂扭转，但很少导致梗死或出血[6, 7]。

由于存在妊娠滋养细胞肿瘤（gestational tropho-blastic neoplasia，GTN）的风险，推荐行胸部X线检查以评估转移。考虑到可能存在与葡萄胎妊娠相关的一系列并发症，GTD诊断后应进一步检查以下项目[1, 9]。

- 血清hCG水平。
- 盆腔超声。
- 血常规。
- 血型。
- 甲状腺功能。
- 血清生化检查。
- 肾脏和肝脏功能。
- 胸部X线检查。

（四）治疗

1. 清宫是治疗的关键

清宫方式的选择取决于患者的生育要求，但最常见的方法是在超声引导下吸宫，尤其是在子宫大小大于妊娠14周时。

考虑到40岁以上患者GTN风险增加（54%），如果以后不再生育，特别是对于高龄产妇，子宫切除术被视为安全的清除手术。

不推荐药物引产和子宫切开术，强烈反对将其作为清宫手段[1, 8, 9]。

鉴于hCG与促甲状腺激素（thyroid-stimulating hormone，TSH）在结构上的相似性，如果hCG水平显著升高（＞500 000mU/ml），或者有证据表明先前存在甲亢，在清宫和手术治疗时可能出现甲亢危象。

在麻醉诱导时建议服用β肾上腺素受体拮抗药，与麻醉团队的协商和沟通至关重要。

2. 潜在的术中并发症[9]

- 出血。
- 继发于补液后的呼吸窘迫。
- 滋养细胞肺栓塞。
- 子痫前期。
- 继发于甲亢危象的高输出量心力衰竭。

缩宫素可用于清宫后促进子宫收缩控制出血。为降低滋养层组织栓塞的风险[2]，建议在刮宫时和吸引术后使用。

Rh阴性患者应在清宫术后立即使用Rho（D）免疫球蛋白[1, 8, 9]，如果选择子宫切除术则不必。

无论是通过清宫或子宫切除术来清除妊娠组织，术后都应密切监测血清hCG。

- 血清hCG应每周检查1次，直到连续3周低于参考范围。
- 在hCG水平连续3周正常化后，应继续每月监测血清hCG至少6个月，以确保不会进展为GTN[1, 2, 8, 9]。

子宫切除术本身并不能消除GTN发展机会。在至少6个月监测期内，可靠的避孕措施对于避免将新妊娠与进展为GTN混淆起来至关重要。

不建议在清宫时用甲氨蝶呤或放线菌素D进行预防性化疗，预防性化疗并不能减少低风险患者进展为GTN[5]。只有高危患者和无法进行长期hCG监测患者才考虑预防性化疗[1]。

二、葡萄胎后GTN

至少6个月监测期内，出现以下任何一项需怀疑GTN恶性进展[10]。

- 血清hCG值升高或平台状态；如果这种情况从本周持续到下周，则应继续每周监测，而不是降低到每月监测。
- 连续4次监测hCG值处于平台期≥3周。
- 3次测hCG上升≥10%超过2周。
- 初次手术后4周，hCG＞20 000mU/ml。
- 6个月监测后，持续性hCG＞5mU/ml，即使已经出现持续下降。
- 持续或严重阴道出血。
- 任何转移性疾病证据，转移可能发生在肺部（最常见部位，影像显示肺部阴影＞2cm）、大脑、肝或胃肠道。

- 腹部或胃肠道出血。

根据上述任何标准确认 GTN 诊断后，患者应接受 GTN 专业人员评估，如妇科肿瘤专家。此外，应进一步检查以下项目[10]。

- 复查血常规。
- 复查血清 hCG。
- 复查血清生化分析。
- 复查肝脏、肾脏和甲状腺功能。
- 重复影像学检查。
  - ◇ 胸部 / 腹部 / 盆腔 CT 增强扫描。
  - ◇ 如果有肺转移，需行颅脑 MRI（首选）或 CT 增强造影。
  - ◇ 盆腔超声或 MRI。

总 hCG 和高糖基化 hCG 增加与细胞滋养层侵袭有关，有助于区分 GTN 和静止 GTD，后者与高糖基化 hCG 无关。

血清中至少可以检测到 6 种 hCG 主要变体，大多数机构使用快速、自动化的放射性标记单克隆抗体夹心分析法来测量 hCG 分子各种混合物。如果临床怀疑有假阳性结果，应通过检测尿液 hCG、血清系列稀释或将血清和尿液送往 hCG 参考实验室来排除假性 hCG。临床医生还应排除 hCG α 亚单位与垂体产生促黄体生成素（luteinizing hormone，LH）的交叉反应，后者如果升高，可能导致 hCG 水平假性升高[1]。

三、绒毛膜癌

（一）流行病学

绒毛膜癌发病率在世界各地各不相同[1, 11]。具有亚裔、美洲土著和非裔背景的女性风险增加[1, 12]。

在欧洲和北美，约有 1/40 000 的孕妇和 1/40 的葡萄胎患者发展为绒毛膜癌。东南亚和日本发病率明显较高，分别有 9.2/40 000 的孕妇和 3.3/40 的葡萄胎患者发生绒毛膜癌。

非妊娠期绒毛膜癌极其罕见，占卵巢恶性肿瘤（生殖细胞肿瘤）的 0.1% 以下[13]。与其他生殖细胞肿瘤一样，非性腺绒毛膜癌通常发生在儿童和青年人中，一些研究指出青春期前儿童占 50%[12]。

（二）病理生理学

妊娠期绒毛膜癌是由异常滋养层细胞发展而来，滋养层细胞发生增生和间变，从而导致恶性转化。这在葡萄胎妊娠后最常见，然后是流产或正常妊娠[12, 14]。

非妊娠期绒毛膜癌起源于多功能生殖细胞。它可以发生在女性和男性，但更常见于女性。

绒毛膜癌通过血行扩散，大体标本检查显示大量出血和坏死。显微镜下可见多核合体滋养层细胞和细胞滋养层细胞丛状结构[14]。hCG 由细胞滋养层细胞合成、合体滋养层细胞分泌。免疫组织化学标记物包括人胎盘催乳素（human placental lactogen，hPL）、β-hCG、Ki-67，有时还包括 Mel-CAM（CD146）[10]。

绒毛膜癌的发病机制尚不完全清楚，尽管研究发现 p53 和 MDM2 过度表达，但没有证据表明存在体细胞突变。绒毛膜癌中见高水平 HLA-G（一种非经典 MHC Ⅰ类分子）表达，其功能是使局部免疫系统失活并促进肿瘤生长。此外，绒毛膜癌侵袭和转移能力可能由于其表达的基质金属蛋白酶（matrix metalloproteinases，MMP）浓度增加和金属蛋白酶组织抑制药（tissue inhibitors of metalloproteinase，TIMP）水平降低[15]。

（三）诊断

绒毛膜癌常继发于葡萄胎妊娠，经过连续性 hCG 监测后诊断。

绒毛膜癌是排除性诊断，首先应排除正常妊娠或多胎妊娠；但对于血清 hCG 水平非常高的患者，应考虑绒毛膜癌的可能性。

由于 hCG 水平升高，患者可能出现异常子宫出血、乳腺增生症（男性和儿童）或甲状腺功能亢进症[11, 13]。

首先应进行详细的病史采集和体格检查，重点询问产科病史，特别注意生育史，注意任何可能增加绒毛膜癌发病风险的葡萄胎妊娠、人流或自然流产史。

应进行充分系统回顾，详细记录可能提示转

移到肺、肝、胃肠道和脑等常见器官的症状。

体格检查应包括盆腔检查在内的能够评估提示转移的所有检查。

其他检查[16]

- 血常规。
- 凝血功能。
- 生化常规。
- 肝肾功能。
- 血型。
- 定量 hCG。
- 胸部、腹部和盆腔 CT（如果患者符合指征，则进行增强检查）。
- 颅脑 MRI，如果无法行 MRI 检查，则行 CT 检查。

绒毛膜癌常在 hCG 升高并伴有转移性疾病后诊断。

四、分期

GTN 分为四期（表 7–2）。

（一）治疗

对于低风险 GTN 或妊娠绒毛膜癌患者，建议采用甲氨蝶呤或放线菌素单药全身化疗。

对于高危 GTN，以及妊娠期或非妊娠期绒毛膜癌的患者来说，应接受多药全身化疗或联合手术治疗[12]。

目前正在进行免疫疗法治疗难治性绒毛膜癌的有效性临床试验。

放射治疗在绒毛膜癌治疗中的作用有限，通常用于控制脑和肝脏转移病灶出血等并发症[12]。

（二）预后

绒毛膜癌具有高度转移性，如果不治疗，很可能导致死亡。随着化疗的使用，许多患者可以治愈。

接受化疗的患者，低风险妊娠绒毛膜癌存活率几乎为 100%。

高危妊娠绒毛膜癌患者无论是否采用多模式治疗，采用多药化疗均能获得 91%～93% 的生存率[16]。

由于非妊娠期绒毛膜癌化疗敏感性低，其预后差。不良预后因素包括分期为Ⅳ期或累积风险评分＞12 分[16]（表 7–3）。

FIGO 预后评分（世界卫生组织评分）

- 低风险：＜7 分。
- 高风险：≥7 分。

表 7–2 GTN* 的 FIGO 分期系统

分　期	标　准
Ⅰ	肿瘤局限于子宫
Ⅱ	肿瘤通过转移或直接侵犯其他生殖器官（卵巢、输卵管、阴道和阔韧带）
Ⅲ	转移至肺
Ⅳ	所有其他远处转移

*. 改编自 AJCC 癌症分期手册，第八版，2017 年

表 7-3 GTN[a] 预后评分指数

因素	风险评分			
	0分	1分	2分	4分
年龄（岁）	<40	≥40	—	—
前次妊娠	葡萄胎	流产	足月妊娠	—
距前次妊娠时间（月）	<4	4~6	7~12	>12
治疗前血 hCG（U/L）	$<10^3$	10^3~10^4	10^4~10^5	$>10^5$
最大肿瘤大小 [包括子宫（cm）]	<3	3~4	≥5	—
转移病灶数量	0	1~4	5~8	>8
先前失败化疗	—	—	单药	两种或更多药物
总分[b]	—	—	—	—

a. 改编自 AJCC 癌症分期手册，第八版，2017 年
b. 将每个预后因素的个人得分相加，得出患者的总得分
hCG. 人绒毛膜促性腺激素

参考文献

[1] Lurain JR. Gestational trophoblastic disease I: Epidemiology, pathology, clinical presentation and diagnosis of gestational trophoblastic disease, and management of hydatidiform mole. Am. J. Obstet. Gynecol. 2010; 203:531–9.
[2] Salani R, Eisenhauer EL, Copeland LJ. Malignant Diseases and Pregnancy. Obstetrics Normal and Problem Pregnancies. Sixth Edition. Philadelphia:Elsevier; 2012.
[3] Brown J, Naumann RW, Seckl MJ et al. 15 years of progress in gestational trophoblastic disease: Scoring, standardization, and salvage. Gynecol Oncol. 2017; 144:200–7.
[4] Smith HO, Hilgers RD, Bedrick EJ et al. Ethnic differences at risk for gestational trophoblastic disease in New Mexico: A 25-year population-based study. Am. J. Obstet. Gynecol. 2003; 188(2):357–66.
[5] Li AJ. Danforth's Obstetrics and Gynecology. Tenth Edition. Philadelphia: Lippincott Williams & Wilkins; 2008.
[6] Cunningham FG. Williams Obstetrics. Twenty-Third Edition. New York: McGraw-Hill Education; 2010.
[7] Resnik R, Lockwood CJ, Moore TR, Greene MF, Copel JA, Silver R.M. Creasy and Resnik's Maternal-Fetal Medicine: Principles and Practice. Philadelphia: Elsevier; 2018.
[8] Berkowitz RS, Goldstein DP. Molar pregnancy. N Engl J Med. 2009; 360:1639–45.
[9] Elias KM, Berkowitz RS, Horowitz NS. State-of-the-art workup and initial management of newly diagnosed molar pregnancy and postmolar gestational trophoblastic neoplasia. J Natl Compr Cancer Netw. 2019; 17:1396–1401.
[10] Mutch D, Diver E, Reynolds RK. National Comprehensive Cancer Network (NCCN) Guidelines Version 2.2020 Gestational Trophoblastic Neoplasia [Updated 2020 May 19]. Available from: www.nccn.org [Accessed 2020 Sep 23].
[11] Bishop BN, Edemekong PF. Choriocarcinoma [Updated 2020 Jul 14]. StatPearls [Internet]. Treasure Island, FL: StatPearls Publishing. Available from: www.ncbi.nlm.nih.gov/books/NBK535434 [Accessed 2020 Sep 01].
[12] DiSaia PJ, Creasman WT, Mannel RS, McMeekin DS, Mutch DG. Clinical Gynecologic Oncology. Ninth Edition. Philadelphia: Elsevier; 2018.
[13] Ulbright M. Germ cell tumors of the gonads: A selective review emphasizing problems in differential diagnosis, newly appreciated, and controversial issues. Mod Pathol. 2005; 18(Suppl 2):S61–79.
[14] Barakat RR, Markman M, Randall ME. Principals and Practice of Gynecologic Oncology. Fifth Edition. Baltimore: Lippincott Williams & Wilkins; 2009.
[15] Shih IeM. Gestational trophoblastic neoplasia—pathogenesis and potential therapeutic targets. Lancet Oncol. 2007; 8(7):642–50.
[16] Lurain JR. Gestational trophoblastic disease II: Classification and management of gestational trophoblastic neoplasia. Am. J. Obstet. Gynecol. 2011; 204(1):11–8.

第三节　多囊卵巢综合征、代谢综合征和妊娠期肥胖

Laura Davisson　著
刘春风　译　　冯俏丽　校

要　点

多囊卵巢综合征

- 多囊卵巢综合征在女性中很常见，其特征是雄激素过多、排卵功能障碍和多囊卵巢。
- 治疗因患者个人目标而异。
- 一些多囊卵巢综合征患者还患有代谢综合征和肥胖，这可能导致妊娠困难；可以通过减肥来诱导排卵和帮助成功受孕。
- 某些治疗多囊卵巢综合征的药物可能需要在妊娠时停用。
- 多囊卵巢综合征患者有妊娠期糖尿病的风险，因此建议进行早期筛查。

代谢综合征

- 指一组与动脉粥样硬化性心血管疾病和（或）2 型糖尿病风险相关的代谢异常。
- 重要的是应明确诊断代谢综合征患者，以便实施积极的生活方式来调整体重管理和体力活动，以降低心血管疾病和 2 型糖尿病的风险。
- 代谢综合征需满足以下 5 个特征中的 3 个，即腰围增加、低高密度脂蛋白、高甘油三酯、高血压和高血糖。
- 代谢综合征孕妇发生妊娠期糖尿病和子痫前期的概率比正常孕妇高 2～4 倍。

肥胖

- 肥胖会降低妊娠能力并在妊娠期带来风险。因此，应该建议女性在妊娠前尽量达到健康体重。
- 肥胖女性推荐的妊娠期体重增长目标低于孕前体重正常的女性，但体重增长超过推荐值的风险较高。
- 肥胖女性应就营养、体育活动和行为改变进行咨询，以避免妊娠期体重过度增加。
- 妊娠期不应使用减肥药物。
- 在做过减肥手术的孕妇进行医疗保健时，需要考虑到一些特殊的问题。

一、概述

多囊卵巢综合征（polycystic ovarian syndrome，PCOS）、代谢综合征和肥胖常常并存，并在女性生殖健康中发挥重要作用。PCOS 的特点是雄激素过多、排卵功能障碍和多囊卵巢。代谢综合征是一组与心血管疾病和 2 型糖尿病的发展相关的代谢异常，常出现胰岛素抵抗，并与皮赘和黑棘皮病有关。

在育龄女性中，肥胖率为 34%，PCOS 患病率为 10%～18%[1, 2]。超重和肥胖女性 PCOS 的患病率更高，达 28%[3]。PCOS 的高危因素包括家族史、特殊种族（墨西哥裔美国人和澳大利亚土著人）及服用抗癫痫药物（特别是丙戊酸）的女性。

PCOS 患者中有 50%～80% 患有肥胖症和（或）胰岛素抵抗，到 40 岁时有 50% 以上患糖尿病。PCOS 患者代谢综合征患病率也较高[4]。

代谢综合征患病率随着体重增加而增加，肥胖者中有 60% 存在代谢综合征。虽然许多代谢综合征患者患有肥胖症，但在一些没有肥胖的患者和体重指数（body mass index，BMI）较低的种族群体中，也可能出现代谢综合征[5]。

如果患者在用药治疗 PCOS、代谢综合征或肥胖症，则应评估所用药物在妊娠期使用的安全性。

- 如果是妊娠期禁用药物，如螺内酯（安体舒通）、他汀类药物和某些降压药，应采取充分避孕措施。
- 建议在备孕时停用任何非必需药物，停用妊

娠期禁用的任何药物，最迟在确定妊娠后停止使用。

妊娠期应继续健康饮食和适当体育活动。

鼓励 PCOS 和代谢综合征女性产后母乳喂养，可以提高葡萄糖耐量和胰岛素敏感性、降低高血压和 2 型糖尿病的患病风险，并具有长期心脏保护作用。母乳喂养时间越长，女性受益越大。

肥胖女性婴儿未来发生肥胖的风险增加，但母乳喂养可以降低这种风险。

剖宫产与低母乳喂养率有关，因此剖宫产的女性可能需要额外的哺乳支持。

大多数药物不影响母乳喂养，可以参考 LactMed® 数据库，以确认特定药物的安全性。

诊断为 GDM 女性应在产后 2～4 周行糖耐量试验。

鼓励妊娠女性在分娩后努力减肥达到健康体重，建议女性在下次妊娠前尽量减掉前次妊娠增加的体重，并进行终身体重管理。

二、妊娠期多囊卵巢综合征

（一）定义

PCOS 是女性常见的内分泌疾病，其特征是雄激素过量、排卵功能障碍和卵巢多囊样改变，常伴有不孕。

该综合征症状通常包括多毛症、痤疮和男型脱发[2]。

多囊卵巢综合征女性常出现肥胖、胰岛素抵抗和代谢综合征。除此之外，还增加子宫内膜癌、非酒精性脂肪肝（nonalcoholic fatty liver disease，NAFLD）、血脂异常、抑郁和阻塞性睡眠呼吸暂停的发病率[6]。

（二）诊断

诊断 PCOS 采用 3 种诊断标准中的 1 种：鹿特丹标准、美国国家卫生研究院（National Institutes of Health，NIH）标准或雄激素过量和多囊卵巢综合征学会（Androgen Excess and PCOS Society，AE PCOS）标准。这些标准利用 PCOS 的三种特征的不同组合来诊断。

- 卵巢多囊样改变，由经阴道超声证实的卵泡数量和大小（而非囊肿）增加来界定，是诊断标准中一个特征，但并不是诊断的必要条件。
- 高雄激素血症，由临床、生化或两者共同确定。高雄激素血症临床表现为多毛症、痤疮和男型脱发，生化异常有雄激素水平升高，包括总睾酮和（或）DHEA-S。
- 排卵功能障碍常通过不规律的月经周期来确定，即月经周期间隔<21 天或>35 天，通常每年少于 9 个月经周期。尽管黄体生成素（luteinizing hormone，LH）与卵泡刺激素（follicle-stimulating hormone，FSH）的比值已用于诊断 PCOS，但它从未成为 PCOS 的诊断标准[2-6]。

鹿特丹标准因具有广泛性和包容性而成为首选标准。要求 3 个特征中满足 2 个：高雄激素血症、排卵功能障碍或卵巢多囊样改变。表 7-4 对诊断标准进行了比较[2]。

PCOS 是一种排除性诊断

- 非典型先天性肾上腺增生：由于部分 21- 羟化酶缺乏，非典型先天性肾上腺增生可与 PCOS 相似，因此首先应排除，通过早卵泡期血浆 17- 羟孕酮水平低于 200ng/dl 来排除。
- 应排除妊娠、高催乳素血症、甲状腺功能减退、原发性卵巢功能不全（通过测量 FSH、LH、雌二醇和抗苗勒管激素进行评估）和低促性腺激素性性腺功能减退（通过测量 FSH 和 LH 评估功能性下丘脑闭经）。
- 突发、迅速进展或严重的高雄激素血症患者应考虑分泌雄激素的卵巢或肾上腺肿瘤。
- 具有可疑临床特征的女性应考虑库欣综合征[2]（见第 4 章第四节）。

（三）病理生理学

PCOS 是一种复杂遗传病。暴露于环境或后天因素的易感基因型可能导致高雄激素血症，最终发展成 PCOS。卵巢是 PCOS 雄激素过多的主要来源，少部分由肾上腺产生。卵巢雄激素

表 7-4　PCOS 诊断标准

PCOS 的特点	NIH 标准	AE POCS 标准	鹿特丹标准
卵巢多囊样改变[a]	需要高雄激素血症和排卵功能障碍同时存在	需要高雄激素血症和其他 2 个特点之一	需要 3 个特点中的任意 2 个
高雄激素血症[b]			
排卵功能障碍[c]			

a. 根据卵泡数量和大小增加的证据进行定义
b. 临床（多毛症、痤疮、男型脱发）或生化（血清雄激素水平升高）
c. 由不可预测的月经周期定义，月经周期间隔＜ 21 天或＞ 35 天
PCOS. 多囊卵巢综合征

分泌过多与促性腺激素释放激素（gonadotropin-releasing hormone，GnRH）脉冲频率增加、高浓度 LH 和 FSH 分泌不足有关[2]。

胰岛素抵抗和高胰岛素血症可降低性激素结合球蛋白（sex hormone-binding globulin，SHBG）水平，提高雄激素生物利用度，从而增强卵巢雄激素生成。

胰岛素抵抗导致高血糖和胰腺 β 细胞胰岛素分泌增加。这种高胰岛素血症通过激活 IGF-1 引起皮肤（棘皮病）和卵巢（间质细胞增生症）发生变化。

肥胖会加重胰岛素抵抗和高胰岛素血症，但目前尚不清楚肥胖是否为病因，因为 PCOS 可能更大倾向地引起肥胖和体重增加[2]。

（四）治疗

PCOS 患者中许多人患有肥胖症，且难以妊娠。因此，可以通过改变生活方式和减肥来诱发排卵和受孕。

可以通过解决诸如血糖、血压、吸烟、酒精、睡眠和心理健康等因素来提高生育能力，体重减轻 5%～10% 即可改善月经和生育能力[2, 6]。

螺内酯通常用于缓解 PCOS 女性的雄激素效应，但由于存在男性胎儿女性化的风险，这种药物（妊娠 C 类药）应在妊娠前停用。

二甲双胍常用于 PCOS，但不建议作为无排卵性不孕的一线药物。二甲双胍能够穿过胎盘进入胎儿，PCOS 患者应在妊娠后停用[7]。

来曲唑是目前 PCOS 患者促排卵的一线药物，优于氯米芬，可以与二甲双胍联用，也可以单用。

对于口服药物治疗后仍无排卵的女性，可考虑通过 FSH 注射或腹腔镜手术破坏雄激素生成细胞（卵巢打孔）来诱导排卵。

可考虑体外受精（in vitro fertilization，IVF）或胞质内单精子注射（intracytoplasmic sperm injection，ICSI）。应告知 PCOS 患者，接受 IVF 或 ICSI 会导致卵巢过度刺激综合征（ovarian hyperstimulationsyndrome，OHSS）风险增加。

减肥手术可以减轻体重，改善 PCOS 的许多代谢影响，能够提高生育力，但不作为 PCOS 不孕症的一线治疗方法[6, 8]。

妊娠期密切监测母胎健康非常重要，因为 PCOS 患者母胎不良结局风险增加，其中包括 GDM、妊娠高血压、子痫前期和早产。

- 因为高血糖风险高，口服葡萄糖耐量试验（oral glucose tolerance test，OGTT）应作为所有 PCOS 患者在备孕时或妊娠<20 周时的筛查方式，同时还应在妊娠 24～28 周的正常时间重复筛查。
- PCOS 患者应避免妊娠期体重增长过度（gestational weight gain，GWG）[6, 9]。

三、妊娠期代谢综合征

（一）定义和诊断

代谢综合征指与代谢性疾病［主要是心血管疾病（cardiorascular disease，CVD）和 2 型糖尿

病］发生风险相关的一系列代谢异常（腹部肥胖、高血糖、血脂异常和高血压）。为了降低这些风险，诊断的关键意义在于确定需要积极改变生活方式的患者，主要是减轻体重和增加体力活动。

代谢综合征患者发生心血管疾病的风险比正常人高2倍，发生2型糖尿病的风险高5倍[5]。与代谢综合征相关的胰岛素抵抗与多种代谢紊乱相关，包括非酒精性脂肪肝、高血压、慢性肾病、多囊卵巢综合征、阻塞性睡眠呼吸暂停和痛风。妊娠期糖尿病和子痫前期发生在代谢综合征中的可能性是正常妊娠的2～4倍，患有代谢综合征的孕妇更容易发生早产[7, 10]。

2001版国家胆固醇教育委员会（National Cholesterol Education Panel，NCEP）成人治疗委员会Ⅲ（Adult Treatment Panel Ⅲ，ATP Ⅲ）关于代谢综合征的诊断标准使用最广泛，需要具备5个特征中的3个[11]。

- 腹部肥胖，腰围男性≥40英寸（101.6cm）、女性≥35英寸（88.9cm）。
- 男性HDL＜40mg/dl（2.2mmol/L），女性HDL＜50mg/dl（2.8mmol/L）。
- 甘油三酯≥150mg/dl（8.3mmol/L）。
- 血压≥130/85mmHg。
- 空腹葡萄糖≥110mg/dl（6.1mmol/L）。

以上标准也适合因上述任一特征已经使用药物治疗的情况。

代谢综合征通常应在妊娠前诊断，因为妊娠期无法将腰围作为诊断标准之一而使诊断变得复杂。

代谢综合征的风险因年龄、种族、体重、绝经后状况和家庭收入而异，家族史和遗传因素增加患病风险。以下为其他风险因素[12-15]。

- 使用非典型抗精神病药物，尤其是氯氮平。
- 吸烟。
- 高糖类饮食和摄入含糖饮料。
- 缺乏酒精摄入。
- 体力活动缺乏。

（二）病理生理学

代谢综合征的潜在病理生理学尚不清楚，导致其诊断不确定。

除代谢综合征外，还有许多因素影响肥胖者发生糖尿病或心血管疾病的可能性，其中包括遗传倾向、缺乏锻炼和体脂分布。

肥胖与脂联素降低相关。

脂肪组织分泌的脂联素具有胰岛素敏感性保护、抗动脉粥样硬化和抗炎作用。低水平脂联素会导致胰岛素和甘油三酯处于高循环水平、高血压和血管炎症，所有这些都会促进遗传易感个体动脉粥样硬化性CVD的发展[16]。

（三）治疗

健康饮食、锻炼和体重管理是代谢综合征唯一推荐的干预措施。治疗还包括控制综合征的组成部分及吸烟、高血压、高血糖和高脂血症等心血管危险因素。如果可能的话，在发现妊娠后应该停止使用任何妊娠禁忌药物。

四、妊娠期肥胖

（一）定义和诊断

非孕妇肥胖诊断通常基于BMI≥30kg/m^2，或者男性腰围≥40英寸（101.6cm），女性腰围≥35英寸（88.9cm）。

有3种肥胖级别：1级（BMI 30+）、2级（BMI 35+）和3级（BMI 40+）。

由于妊娠期体重增加通常在第一次产前检查之前就开始了，并且不能使用腰围，因此妊娠期肥胖的诊断基于妊娠前体重。与妊娠期体重增加相比，妊娠前体重与母胎不良结局的关系更为密切[17]。

肥胖与糖尿病、高血压、阻塞性睡眠呼吸暂停、心血管疾病、代谢综合征、多囊卵巢综合征、非酒精性脂肪肝和子宫内膜癌相关。

妊娠期肥胖与多种不良结局相关

- 早期妊娠丢失。
- 妊娠期糖尿病。
- 妊娠期高血压疾病。
- 子痫前期。

- 早产。
- 过期妊娠。
- 剖宫产。
- 巨大儿。
- 静脉血栓栓塞。
- 感染。
- 产后抑郁症。
- 先天性发育异常。
- 死胎。
- 大于孕龄儿。
- 产后体重维持及肥胖加重。

孕产妇发病率随着肥胖程度的增加而增加。不良结局包括心脏和呼吸系统疾病、休克以及“严重孕产妇发病率或死亡率”的综合结果 [18-20]。

（二）病理生理学

肥胖由多因素引起，其中包括遗传、激素异常、饮食、体力活动、压力、心理因素、食物环境、睡眠、药物和社会经济状况。

肥胖可能产生导致代谢疾病的致病性脂肪组织，当遗传和环境易感个体发生正热量平衡时就会导致不良临床后果（代谢性疾病）。

肥胖与胰岛素抵抗相关，增加 2 型糖尿病发病风险。

胎儿由于暴露于高水平葡萄糖、胰岛素、脂类和炎性细胞因子，从而引起表观遗传改变，妊娠期肥胖女性的后代患儿童和成人肥胖的风险增加。

相同的家庭生活方式也会增加后代肥胖的风险 [21]。

（三）治疗

肥胖与生育力下降有关。减肥有助于提高生育能力，应宣传女性在妊娠前达到健康体重的益处。

美国医学研究所（Institute of Medicine，IOM）2009 版指南建议，所有女性在妊娠时应努力保持 BMI 在正常范围。除其他标准的妊娠前建议外，这也应该包含在妊娠前咨询中 [1]。

妊娠前减少 10% 的体重可能会降低与肥胖相关的风险，如子痫前期、GDM、早产、巨大儿和死胎 [20]。

医务人员应提供基于循证医学证据的工具帮助患者在妊娠前和妊娠期进行体重管理。

虽然所有女性都应在 24～28 周通过 OGTT 进行 GDM 筛查，但对于高度怀疑糖尿病的肥胖女性，应尽早进行筛查。

超声筛查可能在肥胖孕妇更为困难，可能需要进行技术调整。经阴道超声检查可提高 NT 测量准确性。神经管和其他缺陷也可能难以通过超声进行评估，产科超声对胎儿心脏的评估可能不太理想，应该向孕妇告知这些测试的局限性，可以考虑进行其他筛查，如孕妇血清甲胎蛋白或胎儿超声心动图，尽管它们不是常规检查 [20]。

包括羊膜穿刺术和绒毛膜取样在内的诊断技术在肥胖孕妇中更具技术挑战性，可能需要特殊技术来提高成功率。

对于肥胖女性来说，在妊娠晚期通过腹部触诊和宫底高度评估胎儿生长具有挑战性，每隔 4～6 周用超声评估有助于评价胎儿生长状况。

一些专家建议在预产期前终止妊娠以降低死产风险，但这有争议性 [22]。

1. 分娩期肥胖女性需考虑的情况

- 产房和分娩单位应配备合适的设备和衣物，以适应任何体型孕妇。
- 体外多普勒超声换能器监测胎儿可能很难使用，因此可能需要胎儿头皮内部电极行内监测。
- 肥胖患者的麻醉并发症风险也可能更高 [20]。

2. 妊娠期体重增长

防止妊娠期体重过度增加很重要，因为肥胖女性妊娠期体重增加过多的风险较高，这对母亲和胎儿的健康都有不良影响。但是妊娠期体重增加不足会引起小于胎龄儿（small for gestational age，SGA）的风险。

妊娠期体重减轻与不良结局相关，不应鼓励。妊娠期不应使用减肥药物。

肥胖孕妇妊娠期体重增加目标推荐值低于妊娠前体重正常孕妇，但存在体重增长高于推荐值的风险（表 7-5）。建议 2 级或 3 级肥胖女性使用范围下限为目标[1, 23]。

只有少数接受调查的女性报道，她们得到了关于妊娠期体重增加多少或体重增加不当风险的正确建议[24]。一项对产科医生的调查表明，37% 的产科医生不知道诊断肥胖的最低 BMI，大多数建议的妊娠期体重增加与当时有效的 IOM 指南不一致[17]。

肥胖女性应就营养、体育活动和行为改变进行咨询，以避免妊娠期体重过度增加。

- 生活方式干预可以预防 20% 的妊娠期体重增加过量[1,25]。
- 建议女性在妊娠中晚期之后才需要增加热量摄入，每天仅需增加 300 千卡，使每周体重增加 1 磅（约 0.45kg）即可。对于肥胖女性来说，需要的热量增加更少。
- 孕妇可以安全地继续大多数孕前锻炼计划，甚至启动新的运动计划，因为这可能会改善妊娠结局。运动可能有助于防止体重过度增加，一项针对优化妊娠期体重增加干预措施的 Meta 分析指出，注重运动可能效果不如注重营养[1]。

3. 减肥手术注意事项

减肥手术后，由于胰岛素抵抗降低、雄激素水平降低和排卵恢复，生育力增加。生育能力恢复可能很快，据报道，月经过少的女性在术后 3～4 个月恢复正常月经周期。

一些女性不知道减肥手术后会增加妊娠概率，如果她们不想妊娠，应该建议她们使用避孕措施。接受过减肥手术的女性应该考虑，在妊娠结束后使用宫内节育器或其他非口服避孕药避孕，口服药物可能会吸收不良。

专家建议在减肥手术后将妊娠推迟 12～24 个月，以巩固减肥效果，减少营养缺乏对新生儿结局的潜在不利影响[26]。

4. 妊娠前减肥手术的潜在危害

- 小于胎龄儿。
- 早产。
- 婴儿死亡率增加。

5. 潜在好处包括减少以下情况

- 大于胎龄儿。
- 妊娠期糖尿病。
- 妊娠期高血压疾病。

接受过减肥手术的女性剖宫产率高于普通产科人群，但与未接受减肥手术的肥胖女性相比，剖宫产率相似或更低[6, 26]。

之前接受过减肥手术的女性在妊娠期的最佳体重增加尚无相关研究，因此，目前的建议是基于 IOM 指南和妊娠前 BMI。

妊娠晚期通常每 4 周进行 1 次超声检查以评估胎儿的生长情况，特别是体重增加不明显，或者在减肥手术后 2 年内妊娠的女性。

减肥手术可分为限制性手术，如腹腔镜可调节胃绑带术、袖式胃切除术或吸收不良手术，如 Roux-en-Y 胃分流术、胆胰分流并十二指肠转位术，吸收不良手术后更容易出现营养不足，药物吸收能力也可能受损。

为了防止体重减轻和吸收不良而导致营养

表 7-5　美国医学研究所（IOM）2009 年妊娠期（单胎）体重目标

妊娠前 BMI（kg/m^2）	建议妊娠期体重增加（kg）
＜18.5	12.5～18
18.5～24.9	11.5～16
25～29.9	7～11.5
30+	5～9

BMI. 体重指数

不良，术后通常需要补充维生素。接受过减肥手术的孕妇应继续服用孕前服用的复合维生素补充剂，或者应用妊娠前维生素替代复合维生素。根据补充剂的不同，可能需要额外的铁和叶酸。患者接受的维生素 A 不应超过 5000U，以免发生视网膜样胚胎病。

进行过减肥手术的孕妇应尽早行营养素缺乏筛查，之后每 3 个月筛查 1 次，以便为其制订个体化补充方案。以下为具体的实验室检查。

- 血常规。
- 铁蛋白。
- 铁。
- 维生素 B_{12}。
- 维生素 B_1。
- 叶酸盐。
- 钙。
- 维生素 D。

应每月纠正和监测缺乏的营养素。

如果需要补铁，静脉补充通常优于口服补充剂，以确保充分置换并避免胃肠道毒性。如果口服，应每天或隔天服用铁剂 [26]。

如果有胃旁路手术史的女性出现呕吐，需考虑由维生素 B_1 缺乏引起的 Wernicke 脑病。

应建议有减肥手术史患者出现腹痛时主动向医生报告。胆结石在快速减肥期很常见，并且在妊娠期发病率增加。肠梗阻是减肥手术罕见的晚期后遗症。减肥手术后也有胃溃疡的风险，因此，分娩后应避免使用非甾体抗炎药（nonsteroidal anti-inflammatory drugs，NSAID）治疗产后疼痛。

哺乳不会受到减肥手术的不利影响，应予以鼓励，但接受胃旁路手术的母亲可能因为营养缺乏未曾发现，母乳喂养的婴儿可能会出现营养不足。

接受过减肥手术并行母乳喂养的女性应继续遵循营养剂补充指南。

6. PCOS、代谢综合征和肥胖症的体重管理

患有 PCOS、代谢综合征和（或）肥胖的孕妇应遵循高质量全食物饮食的基本原则。饮食选择可以根据个人因素和食物偏好进行个性化选择 [6]。

如果患者回到最初导致体重增加的饮食模式，很容易发生体重反弹。

应鼓励体育锻炼。运动除了对减肥有益外，还可能有益于腹部肥胖和降低心血管疾病风险。

运动对体重管理的主要好处是维持体重，而不是减轻体重，体重减轻受摄入食物的影响更大。

有助于改善生活方式的行为策略包括目标设定、自我监控和刺激控制（控制食物环境）[21]。

其他有助于控制体重的因素包括充足睡眠、限制减肥药物，以及改善可能影响体重的心理因素。

无论采用何种策略来实现目标体重，当对患者进行频繁随访（最好每月 1 次）时，体重管理结果都会得到改善 [21, 27]。

妊娠期禁用减肥药物，但可在妊娠前或分娩后使用 [6]。分娩后使用时，可用选项见表 7-6[27]。

分娩后可进行减肥手术。如果在妊娠前考虑进行减肥手术，术后应推迟 12～24 个月妊娠。

表 7-6 已批准长期使用的减肥药物

药 物	剂 量	主要禁忌证[a]
芬泰明 – 托吡酯	首次剂量：前 14 天，每天 3.75/23mg，然后每天 7.5/46mg；每天最多 15/92 mg	心脏病、肾结石
安非他酮钠曲酮 8/90 mg	第 1 周，每天 1 片；第 2 周，每天 1 片，每天 2 次；第 3 周，早上 2 片，晚上 1 片，持续 1 周；之后每天 2 次，每次 2 片	癫痫发作，积极使用麻醉品
利拉鲁肽	从每天皮下注射 0.6mg 开始，每周增加 0.6mg，直到每天 3mg（最多剂量）	胰腺炎、甲状腺髓样癌或 MEN 综合征的个人史或家族史
司美格鲁肽	第一个 4 周，每周皮下注射 0.25mg×4 周；第二个 4 周，每周皮下注射 0.5mg×4 周；第三个 4 周，每周注射 1mg×4 周；第四个 4 周，每周 1.7mg×4 周；往后每周注射 2.4mg	胰腺炎、甲状腺髓样癌或 MEN 综合征的个人或家族史

a. 妊娠是任何减肥药物的禁忌证
MEN. 多发性内分泌肿瘤

参考文献

［1］ Craemer, KA, E Sampene, N Safdar, KM Antony, and CK Wautlet. 2019. “Nutrition and Exercise Strategies to Prevent Excessive Pregnancy Weight Gain: A meta-analysis Nutrition and Exercise.” AJP Reports 9 (1): e92–e120.

［2］ McCartney, C. 2016. “Polycystic Ovary Syndrome.” NEJM 375: 54–64.

［3］ Alvarez-Blasco, F, B Botella-Carretero, JL San Millan, and HF Escobar-Morreale. 2006. “Prevalence and Characteristics of the Polycystic Ovary Syndrome in Overweight and Obese Women.” Archives of Internal Medicine 166: 2081–2086.

［4］ Chandrasekaran, S, and H Sagili. 2018. “Metabolic Syndrome in Women with Polycystic Ovary Syndrome.” The Obstetrician & Gynaecologist 20: 245–252.

［5］ Kip, KE, OC Marroquin, DE Kelley, and BD Johnson. 2004. “Clinical Importance of Obesity Versus the Metabolic Syndrome in Cardiovascular Risk in Women: A Report From the Women’s Ischemia Syndrome Evaluation (WISE) Study.” Circulation 109(6):706–713.

［6］ Teede, HJ, ML Misso, MF Costello, A Dokras, J Laven, L Moran, T Piltonen, RJ Norman, and International PCOS Network. 2018. “Recommendations from the International Evidence-Based Guideline for the Assessment and Management of Polycystic Ovary Syndrome.” Fertility and Sterility 110 (3): 364–379.

［7］ American Diabetes Association. 2020. “Standards of Medical Care in Diabetes—2020 Abridged for Primary Care Providers.” Clinical Diabetes 38 (1): 10–38.

［8］ Gadalla, MA, RJ Norman, CT Tay, DS Hiam, A Melder, J Pundir, S Thangaratinam, HJ Teede, BW Mol, and LJ Moran. 2020. “Medical and Surgical Treatment of Reproductive Outcomes in Polycystic Ovary Syndrome: An Overview of Systematic Reviews.” International Journal of Fertility and Sterility 13 (4): 257–270.

［9］ Zheng, W, W Huang, L Zhang, Z Tian, Q Yan, T Wang, L Zhang, and G Li. 2019. “Early Pregnancy Metabolic Factors Associated with Gestational Diabetes Mellitus in Normal-Weight Women with Polycystic Ovary Syndrome: A Two-Phase Cohort Study.” Diabetology & Metabolic Syndrome 11(71): 1–9.

［10］ Chatzi, L, E Plana, V Daraki, P Karakosta, D Alegkakis, C Tsatsanis, A Kafatos, A Koutis, and M Kogevinas. 2009. “Metabolic Syndrome in Early Pregnancy and Risk of Preterm Birth.” American Journal of Epidemiology 170 (7): 829–836.

［11］ Expert Panel on Detection, Evaluation, and Treatment of High Blood Cholesterol in Adults. 2001. “Executive Summary of the Third Report of the National Cholesterol Education Program (NCEP) Expert Panel on Detection, Evaluation, and Treatment of High Blood Cholesterol in Adults.” JAMA 285(19): 2486–2497.

［12］ Park, YW, Zhu S, and Palaniappan L. 2003. “The Metabolic Syndrome: Prevalence and Associated Risk Factor Findings in the US Population from the Third National Health and Nutrition Examination Survey.” Archives of Internal Medicine 163(4): 427–436.

［13］ Carnethon, MR, CM Loria, JO Hill, S Sidney, PJ Savage, and K Liu. 2004. “Risk Factors for the Metabolic Syndrome. The Coronary Artery Risk Development in Young Adults (CARDIA) Study, 1985–2001.” Diabetes Care. 27(11): 2707–2715.

［14］ Al-Qawasmeh, R, and R Tayyem. 2018. “Dietary and

Lifestyle Risk Factors and Metabolic Syndrome: Literature Review." Current Research in Nutrition and Food Science. 6(3): 594–608.

[15] Lamberti, JS, D Olson, JF Crilly, T Olivares, GC Williams, X Tu, W Tang, K Wiener, S Dvorin, and MB Dietz. 2006. "Prevalence of the Metabolic Syndrome Among Patients Receiving Clozapine." American Journal of Psychiatry. 163(7): 1273–1276.

[16] Grundy, SM, HB Brewer, JI Cleeman, SC Smith, and C Lenfant. 2004. "Definition of Metabolic Syndrome." Circulation. 109(3):433–438.

[17] Herring, S, DN Platek, P Elliott, and LE Riley. 2010. "Addressing Obesity in Pregnancy: What Do Obstetric Providers Recommend?" Journal of Women's Health 19 (1): 65–70.

[18] Lisonkova, S, GM Muraca, J Potts, J Liauw, WS Chan, A Skoll, and KI Lim. 2017. "Association Between Prepregnancy Body Mass Index and Severe Maternal Morbidity." JAMA. 318(18): 1777–1786.

[19] Stubert, J, F Reister, S Hartmann, and W Janni. 2018. "The Risks Associated with Obesity in Pregnancy." Deutsches Ärzteblatt International. 115(16): 276–283.

[20] American College of Obstetrics and Gynecologists. 2015. "Practice Bulletin No. 156 Obesity in Pregnancy." Obstetrics & Gynecology 126(6): e112–126.

[21] Bays, HE, W McCarthy, S Christensen, J Tondt, S Karjoo, L Davisson, J Ng et al. 2020. Obesity Algorithm eBook. www. obesityalgorithm.org.

[22] Denison, FC, NR Aedla, O Keag, K Hor, RM Reynolds, A Milne, and A Diamond. 2018. "Care of Women with Obesity in Pregnancy. Green-top Guideline No. 72." BJOG. 126(3): e62–e106.

[23] Rasmussen KM, AL Yaktine, Institute of Medicine (US) and National Research Council (US) Committee to Reexamine IOM Pregnancy Weight Guidelines, eds. Weight Gain During Pregnancy: Reexamining the Guidelines. Washington (DC): National Academies Press (US); 2009.

[24] McDonald, SD, E Pullenayegum, VH Taylor, E Pullenayegum, O Lutsiv, K Bracken, C Good, E Hutton, and W. Sword. 2011. "Despite 2009 Guidelines, Few Women Report Being Counseled Correctly About Weight Gain During Pregnancy." American Journal of Obstetrics and Gynecology. (6): CD007145.

[25] Muktabhant, B, TA Lawrie, P Lumbiganon, and M Laopaiboon. 2015. "Diet or Exercise, or Both, for Preventing Excessive Weight Gain in Pregnancy." Cochrane Database of Systematic Reviews 205(4): 333. e1–6

[26] Kominiarek, MA. 2011. "Preparing for and Managing a Pregnancy After Bariatric Surgery." Semin Perinatol. 35(6): 356–361.

[27] Apovian, CM, LJ Arrone, DH Bessesen, ME McDonnell, H Murad, U Pagotto, DH Ryan, and CD Still. 2015. "Pharmacological Management of Obesity: An Endocrine Society Clinical Practice Guideline." Journal of Clinical Endocrinology & Metabolism. 100(2): 342–362.

相 关 图 书 推 荐

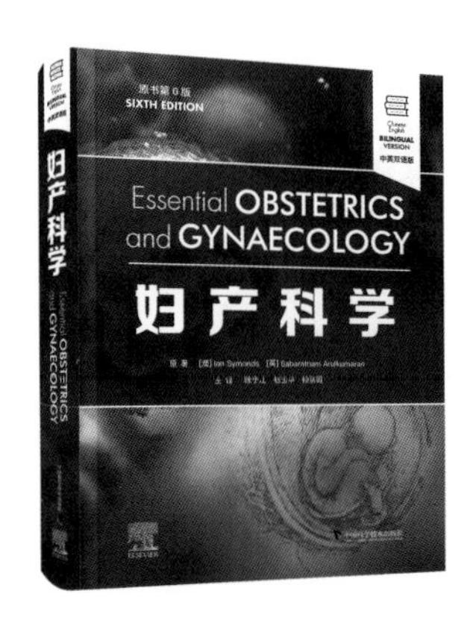

原著 ［澳］Ian Symonds

［英］Sabaratnam Arulkumaran

主译 陈子江 石玉华 杨慧霞

定价 458.00 元

本书是教科书级别的妇产科著作，主要有三个部分，既有基础科学的简要描述，又有产科和妇科独立成篇。内容全面、翔实，丰富多彩，详细程度恰到好处。临床场景贴近诊疗一线，要点突出，图片和表格丰富。

本书结构合理，是初级住院医师掌握基础知识，了解临床常见问题的必读专著，也是临床考试复习必备指南，每个主题都非常有价值，将产科、妇科和生殖科学相关的部分分开，要点难点清晰，使读者更容易理解和通读。

全书内容清晰简洁，为中英双语版，对医学本科生、助产士和妇产科专业的住院医师具有很高的吸引力，是 DRCOG 备考著作。

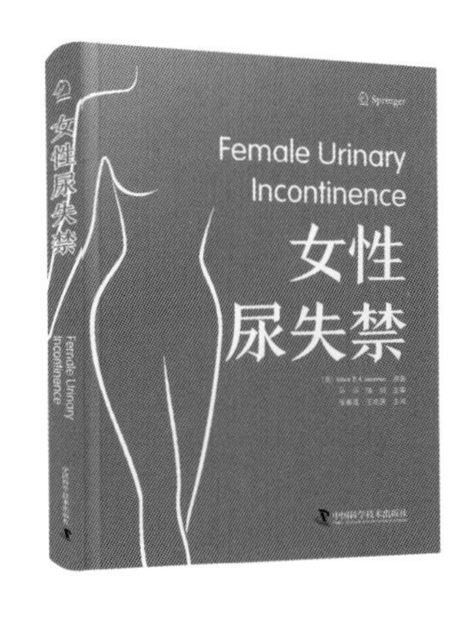

原著 ［美］Anne P. Cameron

主审 马 乐 陈 娟

主译 张春莲 王忠民

定价 258.00 元

本书的作者是一群在尿失禁领域经验丰富的专家，她深入研究了尿失禁的各种类型、原因和治疗方法。她以简洁明了的语言，结合丰富的临床案例和最新的研究成果，向读者介绍了尿失禁的病理机制、诊断方法和治疗选择。无论您是正在经历尿失禁问题，或是对这一话题感兴趣，本书都将为您提供宝贵的知识和实用的建议。

在翻译本书的过程中，我深深感受到自己对女性健康的关注和责任。我希望通过将本书引入国内读者的视野，能够为更多的女性提供帮助和支持。尿失禁是一个敏感的话题，很多女性因为羞于启齿而忍受了很多不必要的困扰和痛苦。我希望这本书能够打破沉默，让更多的女性意识到，尿失禁是可以被理解和解决的，她们不必孤单面对这个问题。